全国高等职业院校护理类专业第二轮教材

护理伦理与法律法规

第2版

（供护理、涉外护理、助产等专业用）

主　编　张绍异　彭　骅
副主编　朱晓卓　赵旭敏
编　者　（以姓氏笔画为序）
　　　　王园园（邢台医学高等专科学校）
　　　　朱晓卓（宁波卫生职业技术学院）
　　　　刘菲菲（福建卫生职业技术学院）
　　　　吴　凯（长沙卫生职业学院）
　　　　张显碧（重庆三峡医药高等专科学校）
　　　　张绍异（重庆医药高等专科学校）
　　　　赵旭敏（遵义医药高等专科学校）
　　　　周露露（重庆医药高等专科学校）
　　　　钟代曲（重庆医药高等专科学校附属医院）
　　　　彭　骅（长沙卫生职业学院）
　　　　蔡文华（重庆医药高等专科学校）

中国健康传媒集团
中国医药科技出版社

内 容 提 要

　　本书为"全国高等职业院校护理类专业第二轮教材"之一,全书共17章,主要包括护理伦理的基础、临床实践中的护理伦理规范和护理伦理品质的培养以及常用的卫生法律法规的基本知识、护士临床中涉及的法律法规。每章设置学习目标、情境导入、拓展阅读、知识链接、目标检测等板块,符合高职护生认知、学习特点,强调理论与实践紧密结合。本教材为书网融合教材,即纸质教材融合电子教材、教学配套资源、题库系统、数字化教学服务。

　　本教材供全国高等职业院校护理、涉外护理、助产等专业教学使用,也可供健康伦理与护理伦理法律法规的爱好者和研究者参考。

图书在版编目(CIP)数据

护理伦理与法律法规/张绍异,彭骅主编. — 2版. —北京:中国医药科技出版社,2023.1(2025.1重印)

全国高等职业院校护理类专业第二轮教材

ISBN 978 - 7 - 5214 - 3525 - 2

Ⅰ.①护… Ⅱ.①张… ②彭… Ⅲ.①护理伦理学 - 高等职业教育 - 教材 ②卫生法 - 中国 - 高等职业教育 - 教材 Ⅳ.①R47 - 05 ②D922.16

中国国家版本馆 CIP 数据核字(2023)第 002423 号

美术编辑　陈君杞
版式设计　友全图文

出版	**中国健康传媒集团** | 中国医药科技出版社
地址	北京市海淀区文慧园北路甲 22 号
邮编	100082
电话	发行:010 - 62227427　邮购:010 - 62236938
网址	www.cmstp.com
规格	889 × 1194mm $^1/_{16}$
印张	13 $^1/_2$
字数	391 千字
初版	2018 年 8 月第 1 版
版次	2023 年 1 月第 2 版
印次	2025 年 1 月第 5 次印刷
印刷	北京印刷集团有限责任公司
经销	全国各地新华书店
书号	ISBN 978 - 7 - 5214 - 3525 - 2
定价	**49.00 元**

版权所有　盗版必究

举报电话:010 - 62228771

本社图书如存在印装质量问题请与本社联系调换

获取新书信息、投稿、为图书纠错,请扫码联系我们。

为贯彻落实《国家职业教育改革实施方案》《职业教育提质培优行动计划（2020—2023年）》《关于推动现代职业教育高质量发展的意见》等有关文件精神，不断推动职业教育教学改革，对标国家健康战略、对接医药市场需求、服务健康产业转型升级，支撑高质量现代职业教育体系发展的需要，中国医药科技出版社在教育部、国家药品监督管理局的领导下，在本套教材建设指导委员会主任委员西安交通大学医学部李小妹教授，以及长春医学高等专科学校、江苏医药职业学院、江苏护理职业学院、益阳医学高等专科学校、山东医学高等专科学校、遵义医学高等专科学校、长沙卫生职业学院、重庆医药高等专科学校、重庆三峡医药高等专科学校、漯河医学高等专科学校、皖西卫生职业学院、辽宁医药职业学院、天津生物工程职业技术学院、承德护理职业学院、楚雄医药高等专科学校等副主任委员单位的指导和顶层设计下，通过走访主要院校对2018年出版的"全国高职高专院校护理类专业'十三五'规划教材"进行了广泛征求意见，有针对性地制定了第二版教材的出版方案，旨在赋予再版教材以下特点。

1. 强化课程思政，体现立德树人

坚决把立德树人贯穿、落实到教材建设全过程的各方面、各环节。教材编写应将价值塑造、知识传授和能力培养三者融为一体，在教材专业内容中渗透我国医疗卫生事业人才培养需要的有温度、有情怀的职业素养要求，着重体现加强救死扶伤的道术、心中有爱的仁术、知识扎实的学术、本领过硬的技术、方法科学的艺术的教育，为人民培养医德高尚、医术精湛的健康守护者。

2. 体现职教精神，突出必需够用

教材编写坚持现代职教改革方向，体现高职教育特点，根据《高等职业学校专业教学标准》《职业教育专业目录（2021）》要求，以人才培养目标为依据，以岗位需求为导向，进一步优化精简内容，落实必需够用原则，以培养满足岗位需求、教学需求和社会需求的高素质技能型人才准确定位教材。

3. 坚持工学结合，注重德技并修

本套教材融入行业人员参与编写，强化以岗位需求为导向的理实教学，注重理论知识与岗位需求相结合，对接职业标准和岗位要求。在教材正文适当插入临床案例，起到边读边想、边读边悟、边读边练，做到理论与临床相关岗位相结合，强化培养学生临床思维能力和操作能力。

4. 体现行业发展，更新教材内容

教材建设要根据行业发展要求调整结构、更新内容。构建教材内容应紧密结合当前临床实际要求，注重吸收临床新技术、新方法、新材料，体现教材的先进性。体现临床程序贯穿于教学的全过程，培养学生的整体临床意识；体现国家相关执业资格考试的有关新精神、新动向和新要求；满足以学生为中心而开展的各种教学方法的需要，充分发挥学生的主观能动性。

5. 建设立体教材，丰富教学资源

依托"医药大学堂"在线学习平台搭建与教材配套的数字化资源（数字教材、教学课件、图片、视频、动画及练习题等），丰富多样化、立体化教学资源，并提升教学手段，促进师生互动，满足教学管理需要，为提高教育教学水平和质量提供支撑。

本套教材凝聚了全国高等职业院校教育工作者的集体智慧，体现了凝心聚力、精益求精的工作作风，谨此向有关单位和个人致以衷心的感谢！

尽管所有参与者尽心竭力、字斟句酌，教材仍然有进一步提升的空间，敬请广大师生提出宝贵意见，以便不断修订完善！

数字化教材编委会

主 编　张绍异　彭　骅
副主编　朱晓卓　赵旭敏
编 者　（以姓氏笔画为序）
　　　　王园园（邢台医学高等专科学校）
　　　　朱晓卓（宁波卫生职业技术学院）
　　　　刘菲菲（福建卫生职业技术学院）
　　　　吴　凯（长沙卫生职业学院）
　　　　张显碧（重庆三峡医药高等专科学校）
　　　　张绍异（重庆医药高等专科学校）
　　　　赵旭敏（遵义医药高等专科学校）
　　　　周露露（重庆医药高等专科学校）
　　　　钟代曲（重庆医药高等专科学校附属医院）
　　　　彭　骅（长沙卫生职业学院）
　　　　蔡文华（重庆医药高等专科学校）

前言 PREFACE

随着我国医疗卫生事业的不断发展，社会对护理事业的要求越来越高，护理理念及其服务内容发生了重大变化。近年来，国内外出台了一些有关生命伦理和护理伦理的新法规和制度，健康中国理念使得护理伦理的内容和观点出现了许多新变化。党的二十大报告指出，我们坚持人民至上、生命至上的理念，最大限度保护了人民生命安全和身体健康。特别是《中华人民共和国民法典》中关于医疗责任相关章节的新规定等，为了对接这种新要求，自2021年6月起开始对第一版《护理伦理与法律法规》教材进行修订。

再版教材尽量体现以下特点：一是突出"新"字。教材从护理伦理的基础理论、护理伦理的规范和护理伦理的实践三个部分进行编写。尽量把近几年护理伦理研究的新成果吸收进来，涉及护理工作新的伦理方面的内容，如健康中国理念，常态化疫情防控的伦理纳入新教材。二是突出"适"字。教材考虑高职高专护理类专业学生学习能力的特点，文字通俗简练，选材适度，深浅适宜。三是突出"实"字。坚持现代职教改革方向，体现高职教育特点，以岗位需求为目标，以就业为导向，以能力培养为核心，培养满足岗位需求、教学需求和社会需求的高素质技能型人才。做到教材内容将价值塑造、知识传授和能力培养三者融为一体，让学生在学习专业理论的同时，潜移默化地养成良好的职业道德精神，体现课程思政的时代特色。四是突出"用"字。教材每章有学习目标、情境导入、拓展阅读、知识链接和目标检测，符合高职护生认知、学习特点。强调理论与实践紧密结合，使护士所学伦理理论在护理实际工作中能用得上。帮助学生更有针对性地去学习，进而提高护生的护理道德修养，养成良好的护理道德品质。

本版教材从结构看，全书共17章。主要内容包括护理伦理的基础、临床实践中的护理伦理规范和护理伦理品质的培养以及常用的卫生法律法规的基本知识、护士临床中涉及的法律法规。本教材为书网融合教材，即纸质教材有机融合电子教材、教学配套资源（PPT、微课、视频等）、题库系统、数字化教学服务（在线教学、在线作业、在线考试）。本教材配套数字资源放于"医药大学堂"在线学习平台上，读者可通过封底获取图书免费增值服务的步骤说明，登录平台，激活教材并进行学习。

在修订中，第二版教材在内容上作了以下增减：增加了自我护理及健康教育的相关内容，符合我国老龄化问题的需要。第八章增加了护理科研道德的意义和护理科研道德要求，使章节结构更加完善。在理论教学环节中增加情景教学实践活动。附录中精选了护理伦理学相关文献资料。

第二版教材编写组成员有重庆医药高等专科学校的张绍异、周露露、蔡文华，长沙卫生职业学院彭骅、吴凯，宁波卫生职业技术学院的朱晓卓，重庆三峡医药高等专科学校张显碧，遵义医药高等专科学校赵旭敏，重庆医药高等专科学校附属医院钟代曲，邢台医学高等专科学校王园园，福建卫生职业技术学院刘菲菲，他们都是长期从事护理伦理与卫生法律法规教学、临床和研究的教师。教材章节经各位编者交叉审稿后，最后由张绍异统稿、修改、定稿。本教材主要供全国高等职业院校教学使用，同时也可供生命伦理、护理伦理与法律法规的爱好者教学和研究参考。

在编写本教材的过程中，我们借鉴吸收了国内外有关专家和学者的一些研究成果；各参编学校也给予了大力支持，在此表示感谢。由于编写人员水平所限，教材难免存在缺点和不足，我们恳请有关专家、同行及读者予以批评、指正，以便再版时时修订提高。

编　者
2023年6月

CONTENTS 目录

第一章 绪 论

PPT

学习目标

知识目标：

通过本章学习，重点把握护理伦理学及其学科性质、研究对象与内容；中外医护理伦理学的历史主要人物及其著作；医学模式转变带来的护理职业角色与护理服务理念的变化。

能力目标：

通过对护理伦理学的研究对象及主要内容的学习，初步运用护理伦理学的相关理论，具备解决护理实践中护理问题的常用思维方法。

思政目标：

学习护理伦理学的研究对象和内容后，树立护理职业使命感和光荣感。

护理伦理学（nursing ethics），作为源于护理实践活动，又服务于护理实践活动的文化观念、群体意识和护理人员应遵循的道德行为准则，涵盖了护理人员与护理实践活动、与服务对象、与同行、与社会之间的关系。随着医学模式发展变化，引发了护理理念的重大变化，护理伦理学的研究内容越来越丰富，整个社会对护理人员的职业观念意识、职业态度与技能、职业纪律与作风的要求越来越高。学习护理伦理可以指引护理人员如何负起护理专业上的义务，使护理人员的权利和义务相配合，并获得社会大众对护理专业的信赖。

情境导入

情境描述　赵庆华是重庆医科大学附属第一医院护理部主任。从一名护士到如今重医附一院护理学科建设的带头人，30多年来，赵庆华始终在护理行业精心耕耘。结合多年临床经验，赵庆华提出了"接待热心、治疗细心、护理精心、解释耐心、征求意见虚心"这一"五心"护理理念。从2005年起，"五心"护理理念在重医附一院全面推行，护理服务流程渐趋规范。很快，对于护理的投诉大大减少，护理意外事件发生率明显降低，患者满意度大幅提升。

2003年"非典"，赵庆华冒着危险深入一线，筹备隔离病房、制定接诊流程、现场救护患者，连续奋战五昼夜。2008年汶川地震，她接到命令要求2小时内准备好有着50张病床的应急病房。实现了156名伤员"零感染、零截肢、零缺陷"的目标。

2020年抗疫，赵庆华热心倾听一线声音，关心前线每一名队员及亲属，开展谈心交心及时发现问题苗头，化解矛盾，加强医者仁心、博爱奉献的职业教育。

为此，她荣获了"全国三八红旗手""南丁格尔奖""全国学雷锋岗位标兵"等荣誉。

讨论　从赵庆华的护理事业中，谈谈你应该如何为成为一名优秀的护理工作者而努力。

第一节　伦理学与护理伦理学

一、道德、伦理、伦理学

（一）道德的含义

1. 道德的含义　许慎在《说文解字》中说："道，所行道也。"也就是说，"道"原本是道路，后演化为"事物运动变化所必须遵循的普遍规律"或法则，人际之间的君臣、长幼秩序等。"德"字与"得"字相通。所以，德，也就是人们对所谓最高原则有所得，内得于己，外施与人。以上只是词语解释。如果把道德作为一种事物或现象，学界关于道德概念较为集中的表述是：指在一定社会经济条件下，用善恶作为评价标准，依靠社会舆论、内心信念和生活习俗调节人与人之间、个人与社会之间关系的行为准则和规范的总和。

2. 道德的结构　关于道德定义所包含的内容结构主要有以下几个方面。

（1）道德的起源问题　马克思主义道德起源论认为：道德的起源是一个过程。它与人类及人类的两种生产活动（即社会物质资料和人类自身的生产）及其人类维护社会秩序的需要联系在一起；道德就是人们对自身行为在社会关系中的"应当"和"不应当"的一种自觉意识。马克思主义从这一基本思想出发，认为任何道德原则和规范，都是以社会经济关系中所表现的利益关系为内容的，社会经济关系的性质，决定道德的性质。

（2）道德的本质问题　道德的本质，是指道德区别于其他社会现象的一般性质。道德的本质分为一般本质和特殊本质，道德的一般本质，即道德属于上层建筑，是由经济基础决定的。道德的一般本质显示：有什么样的社会经济结构就会有什么样的道德体系及其性质。有什么样的社会经济利益关系，就需要有与之相适应的道德原则和规范。道德的特殊本质：即道德的特殊调节规范形式和实践精神。

（3）道德的评价标准　道德的体现形态是社会意识或社会态度，因此，道德的评价标准是善恶、好坏、公正与偏私、诚实与虚伪等。

（4）道德的评价方式　道德的评价方式包括社会舆论、内心信念和传统习俗三个方面。

（5）道德的功能　是指道德现象在社会生活领域中的特定作用。包括道德调节功能、道德教育功能和道德认识功能。基于道德功能发生的方式是舆论约束，是道德自律。自律性是道德最显著的特征，自律性与他律性的统一是道德的重要特征。因此，道德作为人类的行为规范，既不同于行政法规，也不同于一般法律条文。

在我们讨论道德的定义问题时，还有两个概念需要我们认识，即道德类型和道德现象问题。关于道德的类型，按照应用领域划分，分为社会道德、宗教道德、自然道德、个人道德。按照社会生活的结构划分，包括恋爱婚姻家庭道德、社会公德、职业道德。道德现象是人类社会生活特有的一种现象，指人们之间道德关系和个人道德行为的表现形态。道德现象包括道德意识现象、道德规范现象和道德活动现象。

（二）伦理

"伦理"也是一个历史概念。许慎在《说文解字》中解释说："伦，辈也；从人，仑声。一曰道也。""理，治玉也；从王，里声。"这些只是作为词语的历史意义。而作为一种客观存在和现代伦理学意义上的"伦理"则是指人际关系的法则、秩序。

由上可见，"伦理"和"道德"两个概念，从词源来看，可视为同义异词，都是指的社会道德现象。但它们又有所不同，道德较多地指人们之间的实际道德关系，伦理已不再是道德的代名词了，伦理发展为一门科学，从总体上研究各种道德现象，并从哲学的高度去揭示道德的本质、职能及其发展规律。

（三）伦理学及其研究对象

"伦理学"这个词源于希腊文 ethikos，与 ethos（品格）有关。伦理学又称道德哲学。我们认为，伦理学是研究道德现象的起源、本质及其发展变化，揭示人类社会道德规律的科学，是一门关于人的品质、修养和行为规范的科学。简言之，伦理学是以道德作为研究内容的，是对人类道德生活进行系统思考和研究的一门科学。

（四）伦理学的分类

伦理学在类型上分为规范伦理学（normative ethics）、元伦理学（meta-ethics）和描述伦理学（descriptive ethics）。如果从理论功能上分析，描述性伦理学主要是对社会道德状况进行客观描述，以再现道德实际来建立伦理的伦理学类型；规范伦理学则侧重于道德规范的论证和说明，总结、创新和建立伦理道德规范体系，并在伦理理论和道德实践的相互作用中形成理论伦理学和应用伦理学；元伦理学则是从分析道德语言（概念、判断）的意义和逻辑功能入手对道德进行研究的伦理学。元伦理学也称为分析伦理学。

二、护理学与护理伦理学

护理，从人类初始的伤痛救护实践活动开始，经过了漫长的历史发展过程。尤其是一百年来经过无数护理工作者的努力已成为一门由自然科学（如生物学、化学、物理学及医学科学等）与人文社会科学（如心理学、伦理学、社会学等）相互渗透的综合性应用学科。护理学已从简单的从属于医学的辅助学科，成为一门现代的具有一定深度和广度的有独特研究范畴和内容的学科。护理伦理学随着护理学的产生而产生，并伴随着护理学的发展而发展。

（一）护理与护理学的产生发展

护理，由于历史背景、社会发展、环境、文化以及教育等不同的缘故，护理的定义在不同的历史阶段有不同的代表性定义。我们可根据时代的进程，分析其服务目标、服务对象、服务场所和内容，以观察护理的演变及趋势。

随着人类护理实践活动的发展及其人们对护理工作普惠性和重要性的逐步认识，护理作为医疗服务工作的一部分乃至一种职业，逐渐被人类接受并寄予更多的人类祈求。1980 年美国护士协会将护理定义为：护理学是诊断和处理人类对现存的或潜在的健康问题的反应的科学。这是迄今为止最新的护理定义。这一定义明确了护理是为人类的健康服务的专业。它限定了护理的对象不是单纯的疾病，而是完整的人。护理对象不仅仅是已经生病的人，还包括未生病但可能会生病的人，既包括在生理方面确有疾病的人，也包括未患病但存在健康问题的人。护理工作的任务是诊断和处理人类对健康问题的反应，是促进健康，预防疾病，协助康复和减轻痛苦。它要求护士具有识别健康问题的能力，制定处理方案的能力，实施处理措施和判断处理结果的能力。

英国人南丁格尔（1820—1910）被公认为是现代护理的奠基人。她是第一个提出护理专业并阐述护理专业需要其独特的知识体系的人，她对护理事业的贡献体现在改善军队卫生、开创护理教育、建立护理理论体系等方面。从南丁格尔开始，护理不再是一种简单的技术和照顾行为，而是一门严谨的科学，一种精细的艺术。

此后，护理专业随着社会文明进程的加速以及医学科学的进步也得到了长足的发展。护理学正日益成为一门实用的科学，一门处理人类需要和问题的艺术。从全球的护理学发展来看，现代护理概念的发展大致经过了三个阶段。

在护理的第一阶段是以疾病为中心的功能制护理阶段。护士的服务理念完全是单纯的业务或任务观念，护士以完成本职本班的工作为己任，不关心服务对象的需求，是一种见病不见人的工作方法。此阶段护理工作的特点不仅表现在护理已开始成为一门专门的职业，护理从业人员——护士在从业前必须经过专业培训，而且，在长期的疾病护理过程中护理人员已积累了一套较规范的疾病护理常规与护理技术操作规程，为护理学的发展奠定了坚实的基础。

现代护理概念发展的第二个阶段是以病人为中心的整体护理阶段。整体护理是以现代护理观为指导，以护理程序为框架，根据病人身心、社会、文化的需求而提供优质的全方位的、护理。于是护理工作者将人视为一个整体，开始关注人的身心健康，在护理实践中不仅注意到人的躯体变化，还对人的心理状态、情绪反应、性格特征以及社会文化背景等作了深入了解。此阶段护理工作的特点表现在护理学已逐渐形成了自己独特的知识体系，实现了以病人为中心的整体护理，护理人员懂得了运用护理程序，解决病人的健康问题，但此时护理工作仍然局限在医院内，尚未扩展到社区，未涉及群体保健及全民保健。

现代护理概念发展的第三个阶段是以人的健康为中心的护理阶段。世界卫生组织提出"2000年人人享有卫生保健"的目标，其中人人不仅仅是指患有疾病的人，还包括所有健康的人都要实现这个宏伟目标，护士必须走出医院，走进社区，为健康人群服务，于是，护理的范畴从护理疾病逐步向预防疾病、促进健康发展，护理服务的对象也从个体向家庭和群体延伸，护理从强调提供照顾向协助病人自我照顾靠拢。此阶段护理工作的特点表现在护理人员的工作方法以护理程序为主，护理学已发展成为一门在自然科学和社会科学指导下的综合性应用科学，护理工作的范畴已扩展到了人类生命周期的全过程。

至此，护理学探讨的已不仅仅是护理工作的内容与方法，而是对护理教育、护理科研、护理理论、护理管理、护士素质与护士角色等有了更深入全面的研究。护理学已真正成为一门独立的、有独特业务领域和服务内容、有专业制度保证和专业性组织的学科，护理理论建设得到了飞速进展，如奥瑞姆的自理理论化（dorothea elizabeth orem and self–cage），是指个人为维持生命和健康而需要自己进行自我照顾活动，其自我照顾内容包括一般自理需要、发展的自理需要和健康不佳时的自理需要。金氏的互动系统理论（imogene king and system theory）是基于人是一个开放系统的观点提出的护士与病人间互动关系的学说。罗伊适应模式（callista roy and adaptation model）即人对环境的应激原进行适应的理论，它强调人是身、心、社会的复合体，是一个适应系统。马斯洛的人的基本需要层次论（abraham maslow and hierarchy of human basic needs theory）即将人的基本需要分成高低不同的层次，一个层次的需要满足了就将向高一层次发展，高层次需要满足了，低层次需要仍然存在等护理理论，这些护理理论都对护理实践、护理教育及护理科研具有深远的指导意义。

（二）护理伦理学及其特点

1. 护理伦理学概述　护理伦理学是研究护理道德科学，是运用一般伦理学原理和道德原则来解决和调整护理实践中人与人之间相互关系的一门科学，是由护理学与伦理学相结合而形成的一门边缘科学。

这里应当明确，护理伦理学与护理道德既有区别又相联系。护理道德是护理伦理学的基础，护理伦理学是护理道德的系统化与理论化，并且它又反过来促进良好的护理道德的形成与发展。护理伦理学已成为当代实践伦理学中发展较快、影响较大、人们较为关注的一门学科。

2. 护理伦理学的特点和作用　护理道德是整个医德体系中的一个组成部分，但护理工作的特点决定着护理道德又与一般的临床医学道德有些不同，具有它的特殊性，在临床工作中，护理道德具有以下几方面的特殊性。

（1）治疗和护理的协调一致性　护理工作的服务决定着在执行治疗和护理过程中，护士必须时时配合治疗的需要，尽力为病人创造适合于治疗的环境和条件，使治疗和护理得到协调。

（2）护理工作的严格性　护理工作的科学性，要求护理工作必须以医学、科学理论为指导，严格执行操作规程和医嘱。护士是否严格遵守护理制度，认真做好各项护理工作，做到准确、及时、无误，直接关系到医疗质量，关系到病人的生命安危。

（3）护理工作的灵活性　护理道德在强调严格性同时，护士还要有灵活性、积极的主动性，尤其在一些特殊情况下，如重危病人的抢救，急诊病人的临时安置处理时，不能消极等待医生，等待医嘱，而要灵活机智、果断采取措施，主动承担一定的治疗、抢救任务，这是特殊情况下，对护士的特殊道德要求。

护理伦理学与护理学有着极为密切的联系，两者都以维护、促进人类的健康为目的，但两者又都有各自特定的研究对象和内容，只能互相影响、互相渗透、互相补充而不能相互取代。护理伦理学在护理学基础上依据一定社会、职业道德要求建立起来的，担负着教育培养护理人员高尚道德的主要任务。旨在研究护理领域中的道德现象，是揭示人们在探索人类生命以及与疾病作斗争过程中，人们相互关系的道德准则与规范的一门应用性科学。护理学是一门生命科学中综合自然、社会及人文科学的应用性科学。是以人的生命为对象，研究人类生命过程及如何同疾病作斗争。这里不难看出，护理学的发展，护理事业的振兴，必须有护理伦理学给予支持和保证；而护理学的发展，也为护理道德奠定了新的物质基础和科学技术基础，并对护理道德提出更高的要求，以解决新技术提出的新的伦理难题。

拓展阅读

单靠科学和技术，不能把人类带向幸福与高尚的生活。人类有理由将崇高道德准则的发现置于客观真理的发现之上。

——爱因斯坦

第二节　护理伦理学的研究对象和研究内容

一、护理伦理学的研究对象

任何一门独立的科学，都有其自身特定的研究对象和研究领域，否则就不能称其为独立的科学。特定的研究对象是由特定的矛盾决定的，护理伦理学的研究对象主要是护理领域中的道德现象，它是由医学领域和护理实践中的特殊人际关系所决定的。这种特殊的人际关系概括起来有以下几个方面。

（一）护理人员与患者之间的关系

在护理工作中，护理人员与患者之间的关系是最基本、最首要的关系。只要存在护理活动，就必然发生护患关系。从总体上说，这种关系是服务与被服务的关系。这种关系和谐、正常与否，直接制约着临床护理实践活动的进行。进一步说，这种关系处理得好坏将直接关系到患者的生命安危和护理质量的高低，影响到医院或社区的护理秩序、医疗质量和社会的精神文明建设。现代护理伦理学不仅强调重视护理人员的道德素质，还规定患者的就医要求，认为护患关系是一种相互促进、相互制约的双向人际关系。协调维持正常的护患关系是双方的责任。因此，护理人员与患者的关系是护理伦理学的核心问题和主要研究对象。

（二）护理人员与其他医务人员之间的关系

护理人员与其他医务人员之间的关系，包括护理人员与医生、医技人员、行政管理人员以及与后勤人员之间多维关系。在护理活动中，护理人员与上述人员间有着广泛的关系，是构成医院人群的一个有机整体。彼此之间相互尊重、支持与密切协作，既是关心病人利益的体现，也是护理工作正常开展、提高医院诊疗、护理质量的重要保障。当前，护士与其他医务人员之间的关系中需要探讨、研究的问题涉及方方面面，从护士的角度看，有如何对待医护之间的分工与协作关系，如何对待医疗差错中医护的责任，护理人员如何尊重医技人员、行政后勤人员及其劳动等问题。在护理道德基本原则指导下，处理好护理人员与其他医务人员之间的关系是至关重要的，尤其是医护关系，它直接影响着医生、护士、患者三者正常关系的确立。

（三）护理人员与社会的关系

护理人员是医务人员的一分子，也是社会的一员，医疗卫生单位是社会的组成部分。一切医疗护理活动都是在一定社会关系中进行的。因此，护理人员在为病人康复、为社会保健服务过程中，不仅要照顾病人的局部利益，更要照顾到整个社会的公共利益。当病人的局部利益与社会的公共利益发生矛盾时，诸如计划生育、严重缺陷新生儿的处理、卫生资源的分配等，绝不能顺应某个人的旧观念，而损害社会公共利益，要从国家、社会的公益出发，把计划生育、优生优育放在首位，认真落实。

（四）护理人员与医学科研的关系

在临床护理中，作为一名护理人员，既担负着整体护理的任务又有参与医学科研的权利和责任。随着护理学的发展和医学高新技术在临床的广泛应用，现代医学出现了许多伦理难题，如人体实验、生殖技术、安乐死等，都需要我们去研究探讨。因此，严谨的治学态度，实事求是的工作作风，对人民健康负责的精神，是护理人员在医学护理科研工作中遵循的基本道德准则。

二、护理伦理学的研究内容

护理伦理学的研究内容十分广泛，概括起来说，主要包括护理道德的基本理论；护理道德的基本原则、规范和范畴；护理道德的基本实践。这三个部分存在着逻辑的一贯性，构成了护理伦理学的主要内容。

（一）护理道德的基本理论

1. 护理道德的产生、发展及其规律。

2. 护理道德的本质、特点及其社会作用。

3. 护理道德的理论基础。

（二）护理道德的基本原则、规范和范畴

1. 社会主义护理道德的基本原则及临床诊疗活动中的护理道德原则。

2. 护理人员与医、患、护等之间的基本道德规范。

3. 护理人员在不同领域（临床医疗、护理、预防保健、计划生育等）、不同方式（基础护理、责任制护理、心理护理、整体护理、特殊护理等）和不同学科（内科、外科等）的具体道德规范。

4. 临终护理和尸体料理中的特殊道德规范。

5. 护理道德的基本范畴。

（三）护理道德的基本实践

1. 护理道德评价。

2. 护理道德教育。

3. 护理道德修养。

护理伦理学是一门发展着的科学，随着人类实践和认识的提高，护理伦理学的内容必将不断丰富。

第三节 中外医护伦理学的概述

护理伦理学有漫长的过去，短暂的历史，辉煌的未来。说它有漫长的过去，是因为护理伦理学研究对象有几千年漫长的过程，短暂的历史是指护理伦理学真正成为一门学科是在近代，辉煌的未来是指随着社会的发展，伦理问题将越来越多，促进护理伦理学的进步与发展势在必行。所以辩证地、历史地、全面地了解、考察和分析护理道德的发展史，吸收其中合理的成分，对于丰富和发展有中国特色的社会主义护理伦理学，促进社会主义精神文明建设和护理事业的发展具有十分重要的意义。

知识链接

不同的年代中，因社会背景不同，人们对健康需要的程度也不同，其所产生的伦理问题也不同。

在南丁格尔女士从事护理工作的年代，人们并不懂护理，只认为护理病人是女性的工作。而南丁格尔女士认为解除患者的痛苦，必须具备温柔、同情及忍耐的性格，同时要有专业的技术，才能使病人平安。在 1893 年，由格瑞特儿（Lystya Gyetter）写成南丁格尔誓言（Nightingale Piedge），作为维持护理水准的规则，南丁格尔誓言可作为现代护理最早的伦理规则。今天我们研究护理就不能不谈伦理。

一、我国护理道德的发展

（一）我国护理道德的萌芽时期

我国优良的护理道德萌芽于原始社会，他是劳动人民在长期同疾病作斗争的过程中逐渐形成的。我国是一个具有五千多年历史的文明古国，有着优秀丰富的文化遗产，作为整个道德思想体系重要组成部分的传统护理道德，当属中华民族灿烂文明历史的一份珍贵遗产。

原始社会，在生产力水平极其低下，生活条件极为艰苦的情况下，人类常常受到野兽、毒蛇、饥饿、风雪、寒暑等大自然的威胁，受伤成为死亡和疾病的常见原因。原始人在同死亡和疾病斗争的漫长岁月里，逐渐从生产实践中观察掌握了治疗伤痛的简单方法。如烤火可抗风湿，按压可治疼痛，裹敷可疗外伤，草药可医内疾等。人们在长期的医疗实践中，逐渐产生了对病人的同情观念、互助观念、生命神圣观念、生命质量观念和保健观念。这些传说反映了人类早期医疗保健活动史实，表明护理道德观念随医疗实践活动的产生而开始萌芽。此时期人类的自救和互救的护理行为，同时也是相互关系、相互同情的道德规范在原始护理活动中的具体体现，其特点是积极探索治病的方法，解除疾病给人们带来的痛苦。

（二）我国古代护理道德的发展

随着医疗实践活动的不断丰富和发展，医疗护理实践经验的不断积累，我国传统护理道德理论和思想自殷周时期开始形成，到春秋战国时期便有了很大发展。

战国时期的《黄帝内经》是我国最早的一部医学经典著作，明确提出了医生应有的医德内容，其中的"疏五过论篇","征四失论篇"就是将医生在行医中常见的五种过错和医生在临诊工作中易犯四种过失提出来进行专门讨论，以警示后人行医。战国时期还有一名杰出的民间医生扁鹊，根据病人的气色、声音、形貌，就能诊断出病的病证所在。他不仅医术高明，而且医道高尚。主要表现在三个方面：一是随俗而变；二是谦虚谨慎；三是反对迷信，坚持科学的态度。汉代司马迁在《史记·扁鹊仓公列传》中记载了扁鹊的科学态度和光辉的医学思想。

从上述史实可知，在整个奴隶社会时期，特别是到了奴隶社会末期，护理道德思想已基本形成，并为后世护理道德思想的研究、完善和发展奠定了坚实的理论基础，也是对义务论，美德论的丰富和发展。

（三）我国护理道德的成熟期

当历史发展到封建社会以后，我国的医学科学发展很快，并取得了很大成就。从秦朝到清朝两千多年里，众多医学家著书立说，提出了三大方面的医德内容，即以人为本，普济众生；精勤不倦，博极众长；无私为医，清廉淳正。它标志着我国护理道德趋于完善。

东汉著名医学家张仲景"勤求古训，博采众方"，努力钻研医学，结合社会和临床实践写下巨著《伤寒杂病论》，创建了祖国医学辨证论治体系，其序言就是一篇具有极高研究价值的医德文献。尤其是阐明了自己济世救人的从医目的，强调诊治疾病要严肃认真，不能马虎草率的医疗作风，这些论述为后世的医德思想产生了深远的影响。后人为纪念他在医学上的成就，尊称他为"医圣"。东汉末年华佗，医术高超，品德高尚，不慕名利，不攀权贵，一心为百姓治病，对病人关怀备至。"药王"孙思邈生活在封建社会的鼎盛时期，他对医德修养的各个方面作了深入研究，是我国医德传统中影响最大，最具有代表性的人物。他积五十余年的临床经验，潜心研究历史的许多医学著作。在所著《千金要方》中的《大医精诚》和《大医习业》篇，比较全面地论述了医护品德，专业学习，对病人态度，与同道的关系等一系列护理道德问题，进一步发展了我国古代护理道德思想，使之更加系统化。在对病人的态度上，他指出："凡大医治病，必当安神定志，无欲无求，先发大慈恻隐之心，誓愿普救含灵之苦"；他强调对待病人要一视同仁，"若有疾厄来求救者，不得问其贵贱贫富，长幼妍媸，怨亲善友，华夷愚智，普同一等，皆如至亲之想"；他强调处理同行关系上，要谦虚谨慎，尊重同行，反对"道说是非，议论人物，炫耀声名，訾毁诸医，自矜己德"；他强调医护人员仪表方面要"望之俨然，不皎不昧，不得多语调笑，谈谑喧哗"。要求医家应有渊博的医学知识和精湛的医疗技术，即做到"精"和"诚"。主张只有做到"精"和"诚"，才是"大医"。"大医"即医术精湛、医德高尚的医家。这些道德规范，成为我国传统医德中的一份宝贵遗产，同时在医学界也享有很高的声誉，他的医德思想被赞誉为"东方希波克拉底誓言"。他是我国医学史上医德理论和医德规范的开拓者。明清时期医学家们论及医德的名著更是从未间断过，龚廷贤在《万病回春》中提出"医家十要""病家十要"，陈实功在《外科正宗》中指出"医家五戒十要"，对我国古代医德做了系统总结。具体提出了医德规范的若干条例，反映了祖国医学的医德规范、医德教育和医德理论发展到明代已日趋成熟，此书被美国1978年出版的《生命伦理学百科全书》列为世界古典医德文献之一，与希波克拉底誓词和迈蒙尼提斯祷文并列。这种把护理道德寓于护理实践之中的论述，是对祖国护理道德史的一次重大突破。

（四）我国近现代护理伦理学的发展现状

宋国宾（1893—1956）所著的《医业伦理学》是我国西医学界第一部现代的医护伦理学著作。他在该书中对医师与病人、医师与同行、医师与社会的关系做了系统的论述，并首次对医生保守病人秘密作了论述，这在我国现代医德史上具有重要意义，他是我国现代医学伦理学的先驱者。

我国的现代医学伦理学萌发于新民主主义革命时期。在这个时期我们党培养了大批的医务工作者，同时许多医务工作者响应党的号召，自觉投身到新民主主义革命的伟大斗争中去。他们在马列主义，毛泽东思想的指引下，继承和发扬了我国传统医德的精华，不断总结经验，萌发了适应斗争需要的新型医德原则和规范。早在 1931 年，我党就创办了红色卫生学校，确定了"培养政治坚定，技术优良的红色医生"的方针。抗日战争时期，主要以白求恩为医德楷模。毛泽东同志在《纪念白求恩》一文中高度评价了白求恩的国际主义精神、共产主义精神、对技术精益求精的精神。指出"在一切事情中，要把病人放在最前头"，号召共产党员和医务工作者向白求恩同志学习。1941 年毛泽东同志在延安为中国医科大学题词："救死扶伤，实行革命的人道主义。"1947 年解放战争时期，毛泽东同志在延安卫生展览会题词"为全体军民服务"，强调了全心全意为病人服务这一医学伦理学原则。同时我党还提出"一切为了伤病员"的口号，特别是对来自国民党统治区的医务人员进行系统的思想教育，帮助他们树立正确的人生观和道德观。新民主主义时期的医德是医护工作者在医疗实践活动中，批判地继承和发扬传统医德所形成。其主要内容有四个方面：一是忠诚于医药卫生事业，全心全意为保障军民健康服务；二是救死扶伤，实行革命的人道主义；三是刻苦钻研，对技术精益求精；四是团结互助，发扬集体主义精神。由于在新民主主义革命时期，社会主义的经济基础未能形成，因此这一时期的医德未能成为整个社会医务工作者的行为准则，仅仅是新型社会主义医德的萌芽。

1949 年后，党对旧的医药卫生事业进行了整顿改造，规定了医药卫生工作人员为广大人民服务的方向，确定了卫生工作的四大方针，对广大医务工作者进行广泛的思想政治教育，提高了他们的思想道德水平，各级医院纷纷制定了"医德规范""服务公约"等。广大医务工作者在医疗实践活动中，批判地继承了我国传统医德，发扬革命战争年代的光荣传统，救死扶伤，实行革命的人道主义。潘恩良，林巧稚，张孝骞，周礼容，李月华等就是其中的杰出代表。他们急病人所急，帮病人所需，不图名不为利，全心全意为病人，送医送药到缺医少药的老、少、边、穷地区。在党的卫生工作方针指引下，通过广大医务人员的努力，建立健全了各级医院，极大地提高了广大人民群众的健康水平。

党的十一届三中全会以来，我国社会主义医德随着医疗卫生事业的蓬勃发展，被作为一门学科专门加以研究。1981 年，《医学与哲学》第一期发表了钱信忠《研究医学伦理学，提高医学道德水平》的文章。就医学伦理学的研究任务、内容等问题作了比较系统的分析。同年原卫生部颁发了《中华人民共和国医院工作人员守则和医德规范》，要求所有医务工作人员救死扶伤，实行革命的人道主义精神，同情和尊重病人，全心全意为病人服务。1981 年首次全国医学伦理学会议在上海召开，拉开了我国医学伦理学研究的新的一幕，它标志着我国医学界、伦理界开始认识医学伦理学理论建设与医学发展的关系，从而开始了我国自己的具有中国特色的社会主义医学伦理学理论的建设。1982 年又在大连召开了全国第二次医学伦理学会，会上就人工授精、试管婴儿、安乐死、器官移植等新领域中的伦理问题进行了探讨。1983 年由原上海第二医学院集体编写了一本《医德学概论》，它的问世标志着医学伦理学体系的基本确立。1984 年全国第三次医德讨论会在福州召开，除了理论问题向纵深发展外，全国医药院校成立德育教研室，开设医学伦理学课，并纳入必修课，进一步推动了医德理论研究。1986 年全国第四次医德讨论会在南宁召开，会议从理论上回答了医学伦理学研究所面临的新问题。1986 年 10 月，全国第五次医德讨论会暨中华医学会医学伦理学会成立大会在西安召开，会上还成立了若干专门委员会。这次大会标志着中国医学伦理学的理论研究队伍已经形成并走上正轨。1988 年原卫生部颁发了《医务人员医德规范及施实办法》。1991 年 6 月我国第六次医德讨论会在成都召开，会议总结了前十年医德建设情况，提出了今后 10 年的展望。

1998 年 8 月，中华医学会医学伦理学会第四届全国中等卫校医学伦理学教学研究学术会在呼和浩特召开。会议主要研讨了在市场经济条件下医德理论的更新和如何加强医德医风建设，使医学伦理学更好地为医学实践服务等课题，会上收集筛选了 156 篇论文并印成《全国中等医学教育论文集》，该书向全国公开发售。这标志着我国卫生中等医德教育研究已步入正轨。随着医学模式的转换，目前在研究上出现了新的局面，形成了以生理、心理和社会医学模式为基础，以"公益论"和"公正论"为主导的现代医学伦理学；其理论研究已从单学科发展为多学科研究，形成了新的研究格局；对现代西方医学伦理学进行分析、借鉴；由狭义医学伦理学的以医患关系为中心，扩展为以改善生命质量为中心的生命伦理学领域，使研究范围进一步扩大。

今天的护理人员，随着社会大环境的改变，在健康体系中角色功能不断扩展，他们面临一些前所未有的新的伦理问题，需要更高层次的专业知识及技能，以及了解什么是护理专业伦理，才能在每日所执行的护理服务中，面对病人个案时，做出伦理的思考和判断。

二、我国护理道德的优良传统和历史局限

我国护理道德的优良传统是先辈留给我们的一份宝贵遗产，他们高尚的护理道德及其实践也世世代代被护理工作者传颂，在中国伦理学史上闪耀出灿烂夺目的光彩，但护理道德作为意识形态，必然要受到当时社会生产、科技发展水平及作为其反映伦理思想的影响，辩证地、历史地总结这些珍贵的民族文化遗产，继承和发扬祖国护理道德的优良传统，具有十分重要的现实意义。

（一）我国护理道德优良传统内容

1. 仁爱救人，赤诚济世　"仁"是儒家的基本概念。孔子说"仁者爱人"。"爱人"是指"关怀人"，是对他人的同情和关怀，是一种指向他人的感情和关心他人的道德能力。我们关怀和同情他人不是因为我们能从这种关怀和同情中得益，而是我们有"不忍之心"（孟子），不能忍受别人受苦。这种关怀、同情是我们自然的、内在的"不忍之心""恻隐之心"的流露，而"仁"是当看到别人在危难和不幸时每个人都会感觉到的自然同情心的延伸。也就是说，"不忍之心"是自然的，而我们自觉地延伸、扩展这种自我感情，就是"仁"。

仁爱救人，赤诚济世，是传统医德的核心，古代许多医者和护理者都强调医家要具有"仁爱"的崇高思想境界。如明代陈实功在《外科正宗》中指出，贫富之家及游食僧道衙门役人等，凡来看病，不可要他药钱，只当奉药。再遇贫难者，当量力微赠，方为仁术，不然有药而无伙食者，"命亦难保也"。清代医家费伯雄也明确指出"欲救人而学医则可，欲谋利而学医则不可"。这些思想告诉后人要做一名护理人员应当具有关心、爱护、同情、帮助病人解除疾苦的崇高思想道德境界。

2. 精勤不倦，博极众长　历代医家都强调知识是否广博，医术是否高明，直接关系到人的生命。《黄帝内经》指出医生，必须上知天文，下知地理，中知人事。作为医家应该知识渊博，不但要精通医术，还要了解天文地理和人情世故，做到无不通晓，将这些知识与医学理论融会贯通，可以达到更高的医术境界。药王孙思邈认为，一个立志行医者，必须用心研读前人留下的医学典籍。

3. 行为端庄，温雅宽和　行医者言行举止，直接影响到病人，关系到是否深得病人信任，一个合格的医者应保持端庄稳重的仪表风度，言谈文雅有礼，举止温和可亲。《黄帝内经》中指出医家应"入国问俗，入家问讳，上堂问礼"。其意是说医者在诊疗护理中应尊重乡土风俗，尊重病家，做到彬彬有礼。唐代孙思邈对医家的仪表有过精辟的记述，他认为"夫大医之体，欲得澄神内视，望之俨然；宽裕汪汪，不皎不昧"。医者应做到"纵绮罗目，勿左右顾盼；丝竹凑耳，无得似有所误；珍馐迭荐，食如无味，醽醁兼陈，看有若无"。强调不能在病家面前"谈谑喧哗，道说是非，议论别人，炫耀声名，訾毁诸医"。历代医家还强调，医家必须尊重女性，绝不能利用诊察之机，调戏或奸污妇女。"医家五戒十要"中明确指出"凡视妇女及孀妇尼僧人等，必候侍者在旁，然后入房诊视。倘傍无伴，不可自看。假有不便之患，更宜真诚窥睹"。

4. 淡泊名利，廉洁正直　历代医家都反对借医技贪图名利。三国时代的名医董奉，长期隐居庐山，专为贫民治病，不取报酬。病家康复后一定要表示谢意者，董奉就让他们种杏树，病轻者种杏树一棵，

病重者种杏树五棵，几年功夫，成了繁茂的杏林，他又将收获的杏果换取粮食，用以赈济贫困者。这就是"杏林春暖"典故的来历。唐代孙思邈指出"医人不得恃己所长，专心经略财物，但作救苦之心"。明代龚信在其《明医箴》中提出"今之明医，心存仁义。不计其功，不谋其利，不论贫富，药施一例"。外科鼻祖，麻沸散的发明者华佗，一生三次放弃功名利禄，甘愿行医民间，四处奔波，解除病人疾苦。他不慕富贵，不畏强暴，宁可被杀，也不愿只为少数人服务。

（二）我国传统护理道德的历史局限性

我国护理道德是在奴隶社会中产生的，又在封建社会得以发展，它的形成与发展不可能超越那个特殊的历史时代。因此，传统的护理道德由于儒家、道家、佛家的思想影响具有明显的历史局限性。

1. 受封建等级制度的思想影响明显 周秦曲礼就有所谓"君有疾饮药，臣先尝之；亲有疾饮药，子先尝之"。渗透着浓厚的封建忠孝伦理观念。所谓"身体发肤，受之父母，不敢毁伤，孝之始也"，严重阻碍了医学的发展，尤其是外科学的发展。

2. 受宗教"因果报应"思想的影响 例如孙思邈在《千金要方》中指出"老君曰，人行阳德，人自报之；人行阴德，鬼神报之。人行阳恶，人自报之；人行阴恶，鬼神治之""一方济之，德愈于此"，把行医救人看成行善积德的手段。

3. 受"三从四德"重男轻女封建思想的影响 规定医者对妇女的体格检查只限于诊脉、舌诊，尤其忌讳检查妇女的生殖系统，甚至规定诊治时不能直接接触妇女的肉体。明代医家李梴在《医学入门·习医规格》中指出"如诊妇女，须在其至亲先问证色与舌，及所饮食，然后随其所便，或症重而就床隔帐诊之，或症轻就门隔帷诊之亦必以薄纱罩手。贫家不便，医者自薄纱"。《习医规格》中在针刺妇女身体的某些穴位时，要隔衣下针等，这些制约和限制都是封建社会的产物，影响了医疗护理的效果。

三、国外护理道德的形成与发展

（一）古代医护道德

1. 古希腊的医学道德 古希腊医学形成于公元前6～4世纪，后来成为欧洲医学的基础。被欧洲人称为"医学之父"的西方医德奠基人希波克拉底，创立了医学体系和医德规范。《希波克拉底誓词》是国外古代医德著述中较早期的作品。"为病人利益着想"是医生行医的唯一目的。希波克拉底在《誓词》中指出："我愿尽我之所能与判断为病人利益着想而救助之，永不存一切邪恶之念。"强调敬重同道和保守职业上的秘密。《誓词》中写道"我当尊业师亲如父母，与之同甘苦，共有无；视其子女如昆季；如彼等愿从我学医，我当尽心传以业而无须酬报与契约；对于吾子及师之子，以及凡照医法与我预约宣誓之声徒，我均将以口授、书传及其他方式尽心而传之""凡我执业或社交，所见所闻，无论与我之医业有无关系的，凡不应宣泄者，我当永守秘密"。总之，《希波克拉底誓词》集中论述了医生与病人、医生与病人家属和医生之间应具有的行为准则，为西方医德思想的形成奠定了基础，是一份经典的医德文献。希波克拉底对护理工作也非常重视，指出"今命令你的学生护理病人时要按照你的指示执行，并要进行治疗，要选择有训练的人担任护理，以便在施行治疗时应采取应急措施，以免危险，而且能在你诊治病之后的短短时间里帮助你观察病人，否则，如果发生医疗事故，则是你的责任"。但由于历史的局限性，希波克拉底的医德观念中也存在一些消极因素。比如不为妇女实施堕胎术；主张不要接治那些濒于死亡的病人，以免引起麻烦。

2. 古罗马的医护道德 古罗马对医学道德很早就提出了要求。公元前450年颁布的"十二铜表法"中记载"禁止将死者埋葬于市之外壁以内""孕妇死亡时应去除腹中之活婴"等，还规定医生手术疏忽而使奴隶死亡时要赔偿。古罗马时代医学的主要代表人物盖伦（129—199），继承和发展了古希腊医学中的伦理道德思想，为古代医德作出了贡献。

公元前 2 世纪，古罗马人占领了古希腊地区，故罗马时代的医学同古希腊医学有着密不可分的联系性和继承性。到了公元 1~2 世纪，希波克拉底的学说虽被各学派所接受，但却处于死板的形式中，有些假说很少有确切的解剖知识做基础。而盖伦在继承了希波克拉底的体液学说的同时，发展了肌体的解剖结构和器官生理概念，创立了医学和生物学的知识体系。医德方面，指责当时的医生贫乏，道德低劣，只关心发财致富。盖伦认为"作为医生，不可能一方面赚钱，一方面从事伟大的艺术——医学"从而提出了轻利的伦理思想。但由于他的学说贯串着唯心论和目的论的观念，如认为自然界中所进行着的一切都是有目的的，人们各部器官都与一种预先固定好的目的相配合，灵魂是生命的要素，身体不过是灵魂的工具。这种唯心主义世界观被基督教神学所利用，在中世纪长达一千多年的时间里被奉为信条，这些护理道德思想都是在古希腊医学思想的基础上发展起来的。

3. 古印度医护道德　印度是人类文明的发祥地之一，医学发展具有悠久的历史。古印度医学经典《阿输吠陀》形成于公元一千年以前，书中将医学分为八种。约在公元前 6~公元前 1 世纪，印度名医阗食著有《阗食食集》。外科鼻祖妙闻著有《妙闻集》。内科鼻祖阇罗迦著《阇罗迦集》中指出"护士必须心灵手巧，必须有纯洁的心身，必须掌握药物配制和调剂的知识，以及对病人的忠心"。古代印度这些名医，对医学本质，医师专业和医学伦理作了很精辟的论述，是医学伦理学传统中的一个重要组成部分。如《妙闻集》中指出："医生要有一切必要的知识，要洁身自持，要使患者信仰，并尽一切力量为患者服务。甚至牺牲自己的生命，亦死所不惜。"阇罗迦说："使人健康者即正确之医学，除人病苦者即最好的医生。"特别是极力反对医学商业化，指出"医生治病既不为己，亦不为任何利欲，纯为谋人类幸福，所以医业高于一切；凡以治病谋利者，有如专注于砂砾，而忽略金子之人。"这些论述体现了医学人道主义精神。

4. 古阿拉伯医护道德　阿拉伯的医学道德形成并发展于公元 6~13 世纪，其代表人物是迈蒙尼提斯（1135—1204），他是犹太族医学家、神学家和哲学家，著有许多医书，《迈蒙尼提斯祷文》是其中最能反映他的医德思想的著作。《祷文》说："永生之上天既命予善顾世人之生命之健康，惟愿予爱护医道之心策予前进，无时或已。毋令贪欲、吝啬、虚荣、名利侵扰予怀，盖此种种胥属真理与慈善之敌，足以使予受其诱惑而忘却为人类谋幸福之高尚目标。愿吾视病人如受难之同胞。"这段论述的大意是为了人类生命与健康，要时刻有医德，不要为贪欲、虚荣和名利所干扰而忘却为人类谋幸福的高尚目标。《祷文》还说："启我爱医术，复爱世间人，愿绝名利心，尽力为病人，无分爱与憎，不问贫与富，凡诸疾病者，一视如同仁。"这种终生献身于医学事业，热爱病人，不图名利的医德思想成为后世的宝贵财富。他的《祷文》是与《希波克拉底誓词》相媲美的重要医德文献之一。

在西方长达一千多年的历史中，医学和宗教联系在一起，神学渗透到医学领域的各个方面，把自己的医术看作是神授予的，把护理康复成绩归功于神的功劳。使古代医学道德被深深地蒙上了宗教迷信的色彩。

（二）近代医护道德

1. 以实验医学为主的时期　公元 14~16 世纪的欧洲文艺复兴运动，冲破了封建宗教的黑暗统治。先进的思想家们提出了人道主义口号，以人为核心批判以神为中心的观念，在使医德脱离宗教禁锢和经院哲学的束缚中起了重要作用，使医学有了显著进步，演变为实验医学。一些医学家开始对人体进行深入的研究。比利时医学家维萨里 1543 年发表的《人体结构》一书，他以科学事实验斥了宗教神学关于上帝造人的无知妄说，动摇了传统的宗教伦理观念，纠正了盖伦解剖学中的许多错误观点，为现代人体解剖学奠定了基础。同时西班牙医生赛尔维特发现了肺循环。17 世纪上半叶，建立在近代自然科学和思维科学基础上的实验医学开始出现。英国医生哈维用实验方法发现了血液循环，从而成为血液循环学的奠基人，并标志着近代医学的开始。随着医学的发展，对医德也提出了新的要求。德国医学家胡佛兰德根据医生从医的目的、医患关系、医疗同事关系，以及查房、会诊、医德修养等问题提出了"医德十二篇"，它是《希波克拉底誓词》在新的历史条件下的继承和发展。胡佛兰德认为：不应拒绝那些濒临死亡的病人。他说："即使病入膏肓，无药救治时，你还应该维持他的生命，为解除当时的痛苦来尽你的义务。如果放弃，就意味着不人道。当你不能救治他时，也应该去安慰他。争取延长他的生命，哪怕是很短的时间，这是作为一个医生的应有表现。"医学道德中的人道主义原则的提出，标志着医学伦理学进入了一个新的发展阶段。

2. 以人道主义为主的时期 16 世纪后，在先进的资产阶级思想家们提出的人道主义口号下，医学人道主义便应运而生。它的主要特点是：明确提出了为人道主义而行医，强调医学要以人为出发点，把为病人治病，保护人的健康和生命放在自己职业的首位。麻醉法、消毒法、外科防腐法，都是在为人体健康和减轻病人痛苦的人道主义宗旨下相继创建和发明的，摆脱了神和宗教的影响与束缚。18 世纪法国的医学家，精神病学创始人比奈尔首先提出应以人道主义态度对待精神病人。他认为要尊重精神病人的人格，摒除不文明的言语和行为，要给他们良好的治疗。

（三）国外近现代护理伦理学发展现状

由于医学科学的发展，医德在规范医务人员的行为，促进医学科学发展，保障人类健康中的作用引起许多国家政府、医疗卫生机构和公众的高度重视。一些国家相继建立了医学伦理学会和研究机构，制定伦理学大纲、守则，加强宣传教育，发表文章，出版专著。1791 年英国医生帕茨瓦尔著有《医学伦理学》（1803 年出版）以来，在继承和发扬的原理上，医学伦理学逐渐发展成科学。原苏联在十月革命后，对医学伦理学研究很重视，将医德作为一门课程在医学院校开设，先于 1969 年，1970 年，1980 年三次召开全苏医德讨论会。美国于 1947 年通过了医学伦理学的原则，后来又修改了五次；1973 年召开了"保护健康和变化中的价值"讨论会。日本于 1965 年建立了医师伦理委员会，并经常开展医德研究活动和讲座，1966 年通过医德纲要，对人类生命的尊重、医学传统的继承和发扬、医师的良心和名誉、医疗保健的社会使命和医疗实践都提出了进一步要求。英国于 1972 年成立了医学伦理学研究会，并建立了医学和伦理学研究所。

世界卫生组织重视医德建设。随着社会进步，医学发展和传统观念的改变，世界医学会等团体组织，在继承《希波克拉底誓词》基础上，1949 年制定了《日内瓦宣言》，作为医务界人士的共同守则。之后通过并发布了一系列宣言。如确定死亡标准的《悉尼宣言》，人体试验道德准则的《赫尔辛基宣言》和对待拘留犯、囚犯时，医师的行为准则的《东京宣言》等。为规范护士行为，还制定了《国际护士协会护士伦理规范（2005 年修订）》和《护士伦理学国际法》。

医德理论研究不断深化。由于医学生物科学技术的突破，对医疗领域产生了重大影响，给医学伦理学研究提出了许多新课题和新要求。1983 年在日本召开的生命与伦理恳谈会上，对脏器移植、体外受精、基因工程等问题的伦理原则进行了深入研讨。1981 年 10 月在悉尼召开了第 22 届国际医院协会会议，就医院与初级卫生保健、医疗评价、医院与残疾者等问题进行了讨论。1983 年 6 月，第 23 届国际医院会议在瑞士洛桑召开，对大城市的保健规划以及医院的效率、经济等问题进行了交流讨论。近年来国外医学伦理学研究取得了一些成果，特别是在医德研究的系统化、规范化、理论化和国际化等方面取得了显著成效。但所面临的任务还非常艰巨，需要广大医务工作者在实践中努力开拓，不断进取，丰富和发展医德理论。

第四节 护理伦理学与相关学科的关系

一、护理伦理学与护理心理学

护理心理学与护理伦理学是"姊妹学科"。护理心理学主要是研究人的心理因素在人类健康与疾病转化过程中的作用和规律，进而有效地施行心理护理，使病人尽快康复，促进人类健康的一门科学。护理伦理学是对护患关系、护际关系等伦理道德的研究。尽管二者研究的侧重点不同，前者侧重于研究护理活动中的各种环境因素对人们身心健康的影响，后者侧重研究护理道德规范。然而，二者又不可分离，护理伦理学研究的这些关系是人们心理的变化的客观条件，护理伦理学所涉及的关系直接影响患者及其他社会人群的心理变化。同时，护理心理学是提供的良好的心理状态，也是护理伦理学确定的护患关系的重要依据。进一步说，护理心理学对病人心理的了解和研究，必须以良好的护患关系为前提，而良好的护患关系有助于护理心理学的研究，而护理伦理学也需要护理心理学的支持和补充。

二、护理伦理学与护理美学

护理美学家与护理伦理学密切相连不可相互替代。护理美学的研究对象是护理职业生活中的美与丑，是在为病人、为社会提供的过程中，护理人员、病人和社会人群三者之间的审美关系及由此产生的护理审美意识、审美实施、审美评价和审美教育等。护理伦理学是论述护理职业道德的科学，主要是研究探讨护理人员行为的善与恶。前者以美丑为评价标准要求从美学的角度去体验和满足病人的审美需求。后者以相互联系，护理道德认为是善的，一般地也是美的；护理道德认为是恶的，一般地也总是丑的，反之亦然。善与恶，美与丑是相比较而存在的，既没有离开善的美，也没有离开恶的丑。

三、护理伦理学与卫生法学

卫生法学和护理伦理学都是调节人们行为的准则和规范，其目的都是为了维护社会正常秩序，保证医疗护理实践活动的顺利开展。二者虽然都以规范形式出现，目的一致，但其起作用的方式及研究的对象则不同。卫生法学是运用法学理论和原则，研究解决护理理论和实践中与法律相关的一门护理学和法学交叉的学科，侧重研究护理理论和实践中引申出的一些法律问题，使医疗事故和医疗纠纷等按照相应的法律得到仲裁。其特点是通过法律手段，使医学中许多超越伦理的问题得到强制性的制约和无条件的依法解决。护理道德则不同，它是通过社会舆论、传统习惯和人们的内心信念发挥作用的。护理道德作用的范围比护理法学广泛得多，因为在医疗护理实践中发生的许多问题，虽然影响很坏，但尚未触及到法律，这些问题只能受到护理道德的谴责，而法学则无能为力。然而二者也是在内容上互相吸收，在功能上互相补充的，凡是法律要惩罚的，都是护理道德所谴责的；凡是不符合护理道德规范的行为，都是卫生法学所反对的。

第五节 学习护理伦理学的意义和方法

一、学习护理伦理学的意义

（一）有利于弘扬护理事业的优良道德传统

学习护理伦理学，可以使我们了解护理道德的历史发展轨迹，感受历史上国内外的护理工作者热爱献身护理事业、全心全意为病人服务的新风尚医学道德，坚定投身护理事业、全心全意为人民健康服务的信念。

（二）有利于提高护理人员的道德素质

护理职业是崇高的道德职业。护理人员要胜任护理工作必须具备三个条件，即精湛的护理技术、高尚的护理道德、必备的医疗护理设备。而能否充分发挥医疗技术和先进设备的作用，则取决于护理人员道德水平的高低，高尚的护理道德是一个不可缺少的基本条件。就护理人员的素质而言，道德素质是护理人员整体素质中举足轻重的组成部分。只有道德高尚的人，才能正确地、自觉地处理好护患关系、护际关系、护社关系，才能刻苦钻研专业知识，提高技能，才能抵御不正之风的侵袭，才能认真履行为患者解除痛苦的义务。准备以护理为职业的同学们，在学好护理专业知识的同时，必须认真学习护理伦理学，使自己的知识结构更加合理。古今中外，凡是护理学上做出重大贡献，深受人民爱戴的专家、学者，都是护德高尚的人。

（三）有利于提高医疗护理质量

护理工作是医疗工作中不可缺少的重要组成部分，护理人员在医院各类人员中比例最大。护理质量如何，直接关系到整个医疗质量的好坏。护理人员树立了良好的护德新风就会以高度的社会责任感，以优质的服务去对待各项护理工作，促进病人的康复，增进病人的健康，力争取得最佳治疗效果。护理实践证明，护理人员的服务态度和语言对疾病的发展和转归有很大的影响，既可以治病，又可以致病。良好的护理、美好的语言、和蔼可亲的态度可稳定病人的情绪，坚定病人治疗信心并自觉与医护配合，有利于提高医疗护理质量。同时，护理人员具有良好的道德素质就会自觉地维护医院各项管理制度，使医院的各项护理工作井然有序，促进医院各系统的功能得以充分发挥，以提高医疗卫生工作的社会效益。

（四）有利于促进社会精神文明建设

在建设社会物质文明的同时，努力建设社会的精神文明，是全国人民在新的历史时期的共同任务。道德建设是社会主义精神文明建设的重要内容，而护理道德作为一种职业道德是构成整个社会道德体系的一个重要方面。做好护理道德教育，把护德护风建设好，就为社会主义精神文明做出了贡献。从另一个角度讲，医疗护理工作是一个特殊的职业，涉及千家万户，关系到每个人的生老病死和家庭的悲欢离合，与人民群众有着密切的关系，具有广泛的社会性。因此，护理人员以精湛的技术和高尚的护理道德，一丝不苟地为病人护理，不仅能使病人获得安全感、安慰感，从而使病人早日康复，而且患者和家属还可以从高尚的护理道德、优质的服务中得到启迪，受到感染，产生感情上的共鸣，并通过他们把这种感情传递到家庭、单位和社会，促进全社会的精神文明建设和安定团结。

（五）有利于推动医学护理科学的发展

护理伦理学的道德观念与医学护理科学的发展总是相互影响、相互制约、相互促进的。护理道德观念的转变受医学护理科学发展水平的制约；医学护理科学的发展又受旧的护理观念的束缚。新的护理观念的提出和建立，必然推动医学护理科学理论和医疗护理实践的发展，而医学护理科学的发展和新的医疗技术的应用，又对传统的医德、护理观念提出了挑战。而且在医学护理科学研究中，也经常遇到一些和传统伦理相矛盾的问题，例如人工流产、器官移植、严重缺陷新生儿的处置等。正确解决这些问题，将有利于加快医学发展进程。

当今医学科学的飞速发展，影响和改变着人们的护理伦理道德观念，提出了许多伦理新课题。如人工授精、试管婴儿的成功带来的家庭伦理问题，优生学、遗传学的发展提出的缺陷儿的标准及对待问题，脑死亡新概念引起的死亡标准和安乐死问题等等。护理伦理学只有不断汲取医学科学发展的新成果，建立和形成伦理观念，才能具有活力，并对医学科学产生有益的影响，推动医学科学的发展。

二、学习护理伦理学的方法

科学的方法是科学研究的重要手段，学习护理伦理学必须坚持以辩证唯物主义和历史唯物主义的观点为指导，具体方法如下。

（一）坚持辩证唯物史观的方法

护理伦理学以护理道德为研究对象和内容，护理道德作为职业道德在内容上有较强的时代性和历史性，护理道德作为上层建筑，受一定的经济关系和政治制度的制约。同时，护理道德又是护理科学的直接产物，必然与当时的护理科学水平相适应。还必须看到，现有的任何一个护理伦理观念，都是以往的道德思想发展的继续。所以，必须把应接不暇道德问题放在相应的历史条件下加以客观的考察，根据当时的经济、政治、风俗习惯和医学护理科学发展水平等历史现状，具体地分析和研究各种不同的伦理观念和行为规范，以区别良莠。既不能否定一切，也不能肯定一切，应采取"扬弃"的态度。

（二）坚持理论联系实际的方法

理论联系实际是马克思主义活的灵魂，也是学习和研究护理伦理学的根本原则和方法。一方面，我们要认真学习和研究护理伦理学的基本理论及相关学科的知识，同时要注意了解护理学的发展动态；另一方面，要把所学的护理道德理论、规范运用到护理实践中去，以指导自己的行动，避免学用"两张皮"。同时要紧密联系我国卫生界的护理道德状况，注意调查研究护理实践中产生的新道德问题，不断更新道德观念，以适应医学模式转变的要求，推动护理科学的发展。

（三）坚持案例分析讨论的方法

案例分析讨论的方法是就具体的护理道德案例进行医学的、护理的、伦理的、法律的、经济的、文化的分析讨论，并进而作出综合的评判。还可以将每个案例编辑直播，以增强案例教学讨论分析的直观性。由于它具体、形象、可操作性强，不失为学习研究护理伦理学的一个有效方法。

目标检测

答案解析

一、选择题

【A 型题】

1. 南丁格尔认为，护理是（　　）

    A. 简单的技术　　　　　　　B. 简单的照顾行为　　　　　　C. 严谨的科学和精细的艺术

    D. 有道德的技术　　　　　　E. 有道德的科学

2. 护理伦理学的研究对象包括（　　）

    A. 护理人员与患者之间的关系　　　　　　B. 护理人员与其他医务人员之间的关系

    C. 护理人员与社会的关系　　　　　　　　D. 护理人员与医学科研的关系

    E. 护理人员与领导的关系

3. 护理伦理学的主要内容主要包括（　　）

    A. 护理道德的基本理论　　　B. 护理道德的基本原则　　　　C. 护理道德的基本规范和范畴

    D. 护理道德的基本范畴　　　E. 护理道德的基本实践

4. 被誉为"西方医学之父"的希波克拉底的医学著作是（　　）

    A. 医家五戒十要　　　　　　B. 迈蒙尼提斯祷文　　　　　　C. 希波克拉底誓词

 D. 千金要方　　　　　E. 杏林春暖

二、简答题

1. 简述护理伦理学的概念及其研究对象。

2. 简述学习护理伦理学意义和方法。

三、护理职业角色训练

（一）角色训练理念

在对护理伦理学知识理论学习、感悟乃至面对具体临床护理情境中伦理价值判断、选择应激能力提高的过程中，作为护生的我们需要牢牢记住四个问题：根在护理职业生活，贵在知行统一，重在德艺双馨，难在慎独修养。只有这四个方面都做好了，才能在当今临床护理环境下朝着好护士的目标行进。只有在护理职业生活中，始终不渝地遵守护理职业道德规范，履行自己的护理职业责任与义务，才能终成德艺双馨的好护士。

（二）角色训练目标

通过组织护生进行一定形式的护理职业角色训练，使护生认识到在护理职业实践中，培养自己良好的职业道德品性和提高面对具体医疗情境时的伦理应激能力的重要意义，进而将伦理要求与智慧转化为指导自己职业活动的伦理道德实践，完成知与行的最终统一。

（三）角色训练计划

护理伦理学课程"绪论"部分的学习，旨在要求护生从总体上领会护理伦理学的学科性质、内容体系、研究对象与内容；了解医学模式转变带来的护理职业角色与服务理念的变化；明白学习护理伦理学课程的目的意义和方法。职业角色训练方案围绕上述知识点进行编制。

1. 角色训练形式　计划组织一个"我谈护理与伦理"为主题的演讲比赛。老师给出如下指导性演讲题目：①我谈护理与道德之不解之缘；②回顾宣誓《医学生誓词》；③选择医学护理与学习医学护理的我；④临床见习悟伦理。学生也可以在不偏离"主题"的情况下自选题目。

2. 角色训练要求　时间：护理伦理学课程"绪论"部分学习结束的下一次课堂用30分钟时间进行演讲比赛。要求学生课后自学绪论部分给出的相关知识链接资料和习题资料，结合"绪论"部分教学的知识重点，完成一个课堂演讲稿，800字以内。以教学班为单位，人人撰写演讲稿，最终每个小组筛选（推举）一名学生代表小组参加班级演讲。教学班内的小组组稿由组长具体负责。

3. 成绩评定　演讲比赛计入平时成绩。完成演讲稿写作的学生每人记入实践成绩1分；被小组推选参加班级演讲的学生在此基础上加1分；演讲获得第1、2、3名的同学在前两项的基础上分别再加1分。

（四）角色训练小结

整个角色演练活动结束，教师就"职业角色训练活动"进行小结与点评。

（张绍异）

书网融合……

本章小结　　　　　　　　　题库

第二章　护理伦理学的理论基础

PPT

◎• 学习目标

知识目标：

通过本章学习，重点把握生命论、人道主义论、美德论、义务论、公益论的概念、内容。

能力目标：

学会辩证思维，正确看待生命。

思政目标：

具有良好的人文关怀精神，提升品德品质。

　　近年来，由于极个别的医务人员对伦理知识的欠缺和伦理意识的淡漠而诱发的医疗纠纷不断发生，使得护理伦理知识在临床护理工作中的重要性得到广泛认可。护理伦理思想来源于中西方伦理学，它吸收了东西方现代伦理学、生命伦理学和哲学等理论成果，在多元文化的交融碰撞中形成了生命论、人道主义论、美德论、义务论、公益论等有代表的理论，构成了护理伦理的理论框架。

>> 情境导入

　　情境描述　1975 年 4 月 15 日，21 岁的美国人卡伦·昆兰在朋友的生日聚会上突然昏倒，之后一直处于昏迷状态，靠呼吸机和药物维持生命，医院诊断卡伦将不再可能恢复意识。其父亲约瑟夫·昆兰申请作为卡伦的监护人，提出取走卡伦维持生命的呼吸机，并向当地州法院提出申请，申请书中附有患者关于终止治疗的意愿。新泽西州高等法院法官缪尔认为一个监护人必须保护其被监护人的利益，在没有预先判断卡伦是否仍然是一个人之前，不会任命约瑟夫·昆兰为卡伦的监护人，并任命另一位律师丹尼尔·科伯恩为卡伦的法定监护人，驳回了约瑟夫的请求。

　　1975 年 11 月，卡伦入院 7 个月后，缪尔法官决定科伯恩继续作为卡伦的监护人，呼吸机不可被取掉。1976 年 1 月，在 2 个月的审议之后，新泽西州最高法院下达了赞同昆兰一家的一致裁决。宪法所含有的个人隐私（自由）权允许一个临终的无行为能力的病人家庭决定拆除维持生命的手段而让病人死亡。

　　卡伦·昆兰案件成为美国生命伦理学历史上的重要里程碑，使公众面对了许多原本只是困扰医生的问题：如果一个人只有在机器支持下其躯体才得以生存，可以看做死亡吗？决定医疗干预是有效治疗还是折磨时，家属的权利是什么？主动协助病人死亡与不给予延续其生命所必需的医疗措施在道德上有什么区别？在做出这些决定时，法院、医生以及家属各自所扮演的角色是什么？

　　讨论　请对卡伦·昆兰案进行伦理分析。

一、生命论

　　如何正确认识人的生与死，如何合理处理人的生与死的矛盾，不同时代、国家和生活背景的人对生命有不同的看法，这也是护理人员必须认真面对的伦理问题。人们对生死的认识理论，从最初认为生命是至高无上的、神圣不可侵犯的生命神圣论，发展到后来人们更加理性、全面、客观地对待生命，逐渐形成了生命质量论、生命价值论等不同的生命论观点。

（一）生命神圣论

1. 生命神圣论的内容 生命神圣论是一种医学伦理学观点。认为生命是神圣不可侵犯的，具有至高无上的价值。认为一切人为终止生命的行为都是不道德的，有着至高无上和不可侵犯的道德价值的一种伦理观念。

据史料记载，在中西方医学史上都有过关于生命神圣的论述。中国最早的医学著作《黄帝内经》中指出"天覆地载，万物备悉，莫贵于人"；唐代孙思邈的《备急千金要方》中谈到"人命至重，有贵千金，一方济之，德逾于此"等等。西方最早的医德文献《希波克拉底誓言》里也讲到"我要保护自己生命和技艺的纯洁和神圣"，如此等等，不一而足。都体现重视人的生命，反映了生命神圣论的主要观点。

2. 正确看待生命神圣论 生命神圣论主张无条件地尊重生命和关爱生命，从道德角度强化了医学救死扶伤的宗旨，推动了医学的发展和医德的进步。但是，由于生命神圣论主张尊重生命和关爱生命的无条件性，从而忽略了人的社会学生命和生命质量。

何为社会学生命？马克思、恩格斯等哲人对此作出了科学的回答。马克思指出："人的本质不是单个人所固有的抽象物。在其现实性上，它是一切社会关系的总和。"恩格斯在《劳动在从猿到人转变过程中的作用》一文中指出劳动创造了人本身。是劳动将人和动物区别开来。劳动充分体现了人的知识性、主体性和创造性，人因此能征服自然和改造自然，使自然成为自己"无机的身体"。这就充分体现了人的价值和尊严，体现了生命的神圣。由此可见，人的本质不是抽象的，而是由人所处的各种社会关系决定的。

由此可见，生命神圣的根基在于人具有"属人的"知识、情感、意志；在于人的主体性和创造性；在于人因此而具有的潜在的和现实的价值；在于作为道德主体的人所具有的特定意义的人格和尊严。没有这一切，单纯的人的生物学生命是难以有什么神圣可言的。

因此，今天我们仍然要高举"生命神圣"的大旗。但我们所张扬的"生命神圣论"既不同于古老的生命神圣论，也不同于为了一部分人的利益而牺牲掉另一部分人的利益的道德相对主义或功利主义，而是对生命的敬重。

（二）生命质量论

1. 生命质量论的内容 生命质量论的基本内容是强调人的生命价值在其质量而非生命本身，应追求生命质量而非其数量。以人的体能和智能等必然素质的高低、优劣为依据，衡量生命对自身、他人和社会存在的价值。

生命质量表现为三个层面：一是主要质量，是指个体的身体或智力的状态，是判别生理、心理健康与否的重要标准，是一种低级的生命状态。二是根本质量，是指生命的意义和目的，是在与他人和社会的相互作用关系中体现出来的生命活动的质量。三是操作质量，是指运用智力测定方法和诊断学标准来测定智能、生理方面的人的质量。如按照国际标准，通过智力测试智商：天才得分为 140 以上；70~80分为临界正常；轻度智力落后得分为 60~70；得分 25 以下为白痴。生命质量也可用患者痛苦和意识丧失的程度来衡量，如癌症晚期患者、不可逆性的昏迷患者、植物人等，可认为其生命质量是非常低下的。

2. 正确看待生命质量论 生命质量论比生命神圣论更加辩证，它把动机与效果统一起来作为护理伦理的主要判定标准。生命神圣论是以医务人员的善良动机为基点，并作为道德的主要评价标准，而很少考虑行为的后果。生命质量论是在生命神圣论的基础上对生命伦理问题的进一步认识与思考，弥补了生命神圣论的部分缺陷，为护理伦理提供新的研究方法和角度。这对计划生育中有关绝育、遗传咨询等问题，对是否延长、维持、结束挽救治疗等问题，对先天性残畸儿如何处理等临床救治中的许多问题的处理和有关卫生政策、新技术利用提供了理论支撑。

但是生命质量论主要从人的生命自然素质判断生命存在的价值，容易造成将生命质量与生命价值混为一谈的误区。认为有质量的生命必有价值，质量高则价值就高。其实这不符合实际。例如，利用高科技犯罪的犯罪嫌疑人生命质量是很高的，但没有实现人生的价值；而身体高度残疾者或智力水平一般者其的生命质量并不是很高，但如果为国家作出了很大贡献，价值就比较高。生命质量是个中性范畴，只能作事实评价而不能作价值评价。

（三）生命价值论

1. 生命价值论的内容　所谓生命价值论，是指根据生命对自身和他人、社会的效用如何，而采用不同的对待方式的生命伦理观。根据生命价值主体的不同，生命价值分为内在价值和外在价值。根据生命价值是否已经体现出来，生命价值分为现实的生命价值（现实价值）和潜在的生命价值（潜在价值）。根据生命价值的性质，生命价值分为正生命价值、负生命价值和零生命价值，即对自身、他人和社会有积极效用、有消极效用、既没有积极效用又没有消极效用。

2. 正确看待生命价值论　生命价值论是在生命神圣论、生命质量论的基础上对生命伦理意义的进一步思考。生命价值量高低大小与社会需要、医疗需要、生命质量、治愈率、预期寿命成正比，而与维护其生命所花的代价成反比。生命价值论把生命质量和生命价值两者统一起来衡量生命的价值，比生命质量论更加全面和辩证，有利于我们更全面认识生命存在的意义。但是需要注意生命价值是个关系范畴，判定人的生命价值应当把内在价值和外在价值相结合，不仅重视生命的内在质量，更应重视生命的社会价值。同时关注生命潜在价值与现实价值。潜在的价值能否转化成现实的价值，关键在于一个人的价值取向是否符合社会主义核心价值主导的价值目标。

（四）正确认识生命神圣论、生命质量论和生命价值论

要全面、正确地认识生命神圣论、生命质量论和生命价值论之间的关系，了解生命伦理问题发生的历史背景及发展过程，把三者辩证统一起来认识，才能对生命有比较准确和全面的看法。生命之所以神圣，是因为它有质量、有价值，离开了生命质量和价值的生命并不是神圣的生命。

二、人道主义论

人道主义与医学同时存在，经历了一个从不自觉到自觉、从不完整到比较完整的发展过程。医学人道主义是指以救治病人的苦痛与生命，尊重病人的权利和人格为中心的医学道德的基本原则之一。传统医学人道主义包括古代朴素的医学人道观念和近代医学人道主义，在对传统医学人道主义取其精华，去其糟粕，并加入新的内涵后形成了现代医学人道主义，现代的医学人道主义强调医学及其人道主义的全人类性、无阶级性和非政治性。

在护理伦理领域的人道主义是指一种发扬同情心，救死扶伤，爱护和尊重伤病员，维护患者利益和幸福的伦理思想，其内容非常广泛，主要体现在以下方面。

1. 尊重患者的生命　尊重患者的生命是人道主义最基本的思想。尊重生命是一种朴素的道德观念，也是当代世界各国医务人员所崇奉的道德宗旨。护理人员应当尊重生命、关爱生命、敬畏生命，尽力照护患者，维护健康。

2. 尊重患者的生命价值　不仅尊重患者的个体生命，而且要从生命的自身价值和社会价值来统一衡量生命的意义。对那些已丧失生命存在意义且不可逆转的、躯体和精神上遭受巨大痛苦与折磨的患

者，医务人员取消达不到医疗目的的治疗或在患者、家属的要求下终止或撤消治疗是不违背人道主义的，也是对他人生命质量和价值的尊重。

3. 尊重患者的人格 对患者要表现出同情、关心、爱护和体贴，根据患者不同的文化背景、经济状况、宗教信仰、不同的身心、社会情况，提供平等、优质、人性化的服务。当代医学人道主义特别强调要尊重精神病患者、残疾人等特殊患者的人格和尊严。

4. 尊重患者的权利 患者不仅享有普通公民的权利，而且还有一些特殊权利应得到尊重和维护，如平等医疗权、获得医疗信息权、知情同意权、保守隐私权、监督权、因病获得休息和免除社会义务的权利等等，对战俘、囚犯等特殊患者也应给予必要的医疗措施，体现人道主义精神。

 知识链接

白求恩事迹

1938 年初，白求恩不远万里，冲破重重阻挠，来到延安。4 月，他前往晋察冀边区，带着战地医疗队转战多个战场，冒着枪林弹雨，在极端艰难的环境中抢救了成千上万的伤病员，培养了大批的革命医疗战士，为中国人民的解放事业做出了重大贡献。1939 年 11 月，白求恩同志以身殉职。白求恩的这种共产主义、国际主义精神激励了几代医学人。

三、美德论

美德论是研究人应该具有的优秀道德品质以及如何培养和形成优秀的道德品质的伦理理论。护理美德论研究护理人员应当具备的护理美德以及如何养成这些护理美德，从而把护理人员培养为具有良好护理品德的高素质护理人才的理论。对于护士，美德论认为在护理工作中不仅做出正确的行为是重要的，拥有成为好人、做出正确行为的性格倾向、动机和特性也同等重要。长期的护理实践使护士继承和培养了许多高尚的护理品德，主要有以下内容。

1. 仁慈 即仁爱慈善，对患者要有恻隐之心，同情、尊重、关心患者，热情为患者服务。医务人员是仁慈的化身，仁慈是护士的人格特征，仁慈最能体现医学人道主义的思想和道德要求。

2. 审慎 行动之前周密思考，行动之中小心谨慎，行动之后反思提高。

3. 廉洁 医风严谨正派，不图谋私利。

4. 诚实 讲真话，办实事，实事求是，有了差错事故敢于承认并吸取教训。

5. 公正 公平合理地协调医学伦理关系，一视同仁地对待服务对象，合情合理地分配卫生资源，坚持原则，不抱成见，不徇私情。

6. 协作 在工作中能与其他医务人员密切配合、相互尊重、相互支持、齐心协力，并敢于勇挑重担。

7. 进取 刻苦钻研护理技术，不断更新知识，提高护理水平，虚心向同行学习，不断提高护理质量。

8. 奉献 不怕苦，不怕累，不畏困难，勇于牺牲个人利益。

四、义务论

1. 义务论的内容 义务论，也称道义论，来自于人的内在理性，强调动机的纯洁性和至善性的伦理学。护理义务论以护理义务与责任为中心，研究护理人员行为应该与不应该的理论，是确定护理人员的行为准则和规范，把护理人员的行为限定于合理范围内的有关伦理道德的理论。它回答什么是护理人员的护理道德责任，护理人员应该做什么和不应该做什么，以及如何做才是道德的。

义务论可以分为行动义务论和规则义务论。行动义务论认为，一个人依靠直觉、良心能够直接知道他应该做什么，但是在压力、无人监督、没有时间深思熟虑以及涉及个人利益的情况下不能保证一定按照应该做的去规范自己的行为。规则义务论认为，原则和规则确定行动的对错、应该做什么和不应该做什么，义务本身决定这一类行动是正确的，而与行动产生的后果无关。

2. 正确看待义务论　在过去相当长的历史时期内，义务论强调的是护理人员对患者个体的责任心。护德目标主要集中在善良动机和个人的行为谨慎方面，这种护德要求与当时的护德思想相适应，对促进护德发展产生了积极影响。

但是需要注意一方面义务论忽视了动机与效果的统一。医护人员若不顾及生命质量的高低和后果，在使用现代高新技术一味追求维持患者的生命时，可能会给家庭和社会增加沉重负担。另一方面忽视了对患者应尽义务与对他人、社会应尽义务的统一。容易导致满足患者个人利益与卫生资源合理公平分配和维护社会整体利益的矛盾。最后忽视了护患义务的双向性。强调护士对患者医德义务的绝对性，没有明确患者的义务，也可能会影响治疗效果，甚至产生不必要的医疗纠纷。

五、公益论

在护理伦理领域中，公益论是指从社会和人类的利益出发，主张公正合理地解决医疗卫生活动中的各种利益矛盾，要求医疗卫生资源公平合理分配的道德理论。它强调人类健康利益原则，要求不仅有利于病人，还应有利于人类及子孙后代，有利于生态环境，有利于医学科学与技术的发展，体现了义务、价值与公益相统一的原则。

1. 公益论的内容　公益论的内容包括在社会责任方面和社会公正方面。

（1）社会责任方面　控制人口数量的责任；提高生命质量的责任；保护环境的责任；保护资源免受耗竭的责任；保护天然性别比例平衡的责任；维持人类种系延续及其纯洁的责任。

（2）社会公正方面　要求制定卫生政策、卫生发展战略方面符合公正、合理的原则；在稀有医疗卫生资源分配上必须符合大多数人的利益。

2. 正确看待公益论　公益论克服了义务论的某些不足和局限，加强了护士的社会责任感，同时有利于解决现代医学发展中的伦理难题，从而推动医护科学的发展。但是，公益论的主张在阶级社会和贫富差距较大、社会生产力不够发达的情况下，要彻底实现还面临很多困难。

 知识链接

南丁格尔

洛伦斯·南丁格尔（Florence Nightingale，1820—1910），近代护理教育的创始人，护理学的奠基人，出生于英国。1851年在德国一所医院接受护理训练。她所撰写的《医院札记》和《护理札记》两书，以及100余篇论文，均被认为是护理教育和医院管理的重要文献。1860年在英国圣多马医院首创近代护理学校。她的教育思想和办学经验被欧美和亚洲国家所采用。为了纪念她，英国10英镑钱币的票面上印有她的肖像。

答案解析

目标检测

一、选择题

【A 型题】

1. （　）研究人应该具有的优秀道德品质以及如何培养和形成优秀的道德品质的伦理理论

    A. 义务论　　　　　　　　B. 公益论　　　　　　　　C. 生命论

    D. 人道主义论　　　　　　E. 美德论

2. 根据生命价值的性质，生命价值分为正生命价值、负生命价值和（　）

    A. 零生命价值　　　　　　B. 生命的内在价　　　　　C. 生命的社会价值

    D. 生命的自我价值　　　　E. 生命的附加价值

3. 护理人道主义内容非常广泛，具体包括如下方面，除了（　）

    A. 尊重患者的生命　　　　B. 尊重患者的合法权益　　C. 尊重患者的人格

    D. 尊重患者平等的医疗权利　E. 尊重患者的所有要求

二、简答题

1. 如何正确看待义务论？

2. 公益论的主要内容？

三、护理职业角色训练

（一）角色训练理念

护理伦理领域的生命观包括生命神圣论、生命质量论和生命价值论。尽管三者强调内容的侧重点有所不同，但均强调了对生命的客观认识，都体现了对生命的尊重与敬畏。护士面对的是一个个鲜活生命，失误概率再少也都意味着会对患者生命和健康造成伤害。这需要护士必须心怀患者，时刻保持敬畏生命的意识。

（二）角色训练目标

通过护理职业角色训练，使护生认识到在护理工作中面对患者时，无论他是贫穷还是富有，平民百姓还是高官，在生命面前人人平等，要怀着高度的责任心对待护理工作。

（三）角色训练计划

本章主要介绍生命论、人道主义论、义务论、美德论、公益论等护理伦理学的理论基础。人们对生与死的认识、生与死矛盾的处理以及对生命本质和意义的回答构成了生命论，包括生命神圣论、生命质量论、生命价值论。通过学习、训练，要将生命论的观点有机结合起来，辩证地看待生命。

1. 角色训练形式　计划组织有关"如何正确理解生命论"为主题的分组讨论、发言。

讨论案例：1983 年，25 岁的伊丽莎白·波维亚因为大脑麻痹而几乎全身瘫痪，腿完全失去功能。她请求加利福尼亚州遗嘱法官侯斯禁止医院给她喂食，并声称"死亡是一种解脱，它使我从身体的残疾和生存的精神挣扎中获得自由"并已经尝试过至少一种自杀。1983 年 12 月，侯斯法官决定允许对波维亚强制进食。之后，波维亚再次请求法庭停止强制进食声称想要想独自一人，不愿被朋友、家人和其他任何人打扰，最终饥饿而死。

加利福尼亚州上诉庭作出了有利于她的判决：法官们认为她可以拒绝维持生命的医学治疗"一个终止生命的欲念很可能是一个人的隐私权的终极应用"。他们认为有行为能力的成年人拒绝医学治疗的权利是一个宪法所保障的权利，这一权利决不能被削减。经过艰苦努力，她从上诉法庭获得了第一次清楚的表述：为了死，有行为能力的成年病人具有宪法保护的拒绝医学治疗的权利。

根据生命论的基本理论，各自讨论后，选一位代表上台发言，并接受台下同学提问。

2. 角色训练要求　讨论分小组进行，每组5~7人。每一研讨小组选定一名同学担任组长，负责协调与管理工作。小组成员在主题范围内畅所欲言，各抒己见，禁止任何形式的人身攻击或限制他人的自由发言。讨论结束后，每组确定一人上台发言，并接受同学提问，展开交流。

3. 成绩评定　上台发言的学生每人记入实践成绩2分；提问的学生，根据提问质量计入0.5~1分。

（四）角色训练小结

发言、讨论过程中，根据情况，教师应适时、适当点评。各组发言人发言完毕后，教师应就本次讨论发言作一次简短的总体评价。

（周露露）

书网融合……

本章小结

题库

第三章　护理道德的基本原则、规范和范畴

PPT

学习目标

知识目标：

通过本章学习，重点掌握护士的权利和义务，患者的权利与义务。熟悉护理道德基本规范、基本原则、具体原则。了解护理道德基本范畴。

能力目标：

学会运用所学知识，正确处理护患关系，提高应对突发状况能力。

思政目标：

通过本章学习，树立规则意识、责任意识，具有良好的职业道德。

护理伦理原则是护理伦理规范和范畴的总纲和精髓，是指导护理人员的最高道德标准；护理伦理规范是在护理伦理原则的指导下，规范护士言行的具体道德标准和要求；护理伦理范畴是护理人员在护理活动中对护理道德现象的总结和概括。护理伦理原则、规范和范畴是护理伦理的核心内容，在护理伦理中居于非常重要的地位。作为护理工作者应该要了解和掌握护理伦理的基本原则、具体原则、基本规范和基本范畴，这对于树立正确的护理理念，指导护士的护理道德实践和修养，形成高尚的护理道德品质和达到良好的道德境界，提高护理质量等都具有重要的意义。

第一节　护理道德基本原则

一、护理道德基本原则的含义

护理道德基本原则是护理道德规范和范畴的总纲，也是广大护理工作者建立正确道德观念，选择良好的行为准则，调整护理实践中护患关系、医护关系、护护关系以及护理人员与社会互相关系的最基本的出发点和指导准则，贯穿于护理工作的全过程。

二、护理道德基本原则的内容

护理道德基本原则的内容是："救死扶伤，防病治病；实行社会主义的医学人道主义；全心全意为人民的身心健康服务。"

（一）救死扶伤，防病治病

"救死扶伤，防病治病"是社会主义医疗卫生事业的根本任务，也是实现医德目标的途径和手段。要求医务人员把其作为自己的神圣职责和基本的道德标准，运用自己的专业知识和技能，竭尽全力地减轻和消除患者病痛，做好疾病预防工作，维护和保障人类的健康。健康管理应从以"治"为主向以"防"为主转变，推动关口前移，做到早预防、早管理。一方面，加强对全生命周期的健康干预。另一方面，完善癌症、高血压、糖尿病等重大疾病防治服务保障机制。

（二）实行社会主义的医学人道主义

医学人道主义是指以救治病人的苦痛与生命，尊重病人的权利和人格为中心的医学道德的基本原则之一。"实行社会主义的医学人道主义"是社会主义道德对医学职业的要求，体现了医学道德对医务人员的较高要求和医学道德的继承性与时代性的统一，社会主义社会消灭了阶级剥削和压迫，为医学人道主义的实现创造了条件，并在批判地继承、改造既往人道主义的情况下使医学人道主义更加完善。社会主义的医学人道主义要求医护人员关心、爱护和尊重患者，维护、保障广大人民群众的健康，同时还要求遵守国际上有关医学人道主义的规定，发扬"红十字"精神等，充分体现社会主义医学人道主义的先进性。

（三）全心全意为人民的身心健康服务

健康是促进人的全面发展的必然要求，是经济社会发展的基础条件。党的十九届五中全会《中共中央关于制定国民经济和社会发展第十四个五年规划和二〇三五年远景目标的建议》提出"全面推进健康中国建设"，强调要"为人民提供全方位全周期健康服务"，彰显了我们党以人民为中心的执政理念和全心全意为人民服务的根本宗旨。所以，"全心全意为人民的身心健康服务"既是社会主义道德原则，又是护理伦理的基本原则，是医护人员"为人民服务"在职业生活中的具体化，也是护理道德的根本宗旨。

"救死扶伤，防病治病"是医疗卫生和护理事业的根本任务，也是实行医学人道主义和全心全意为人民健康服务的途径和手段，它是衡量医务人员职业道德的基本尺度；"实行社会主义的医学人道主义"是社会公德在医疗卫生和护理职业中的具体体现，也是医护人员对待患者的一种内在精神，体现了继承性和时代性的统一，它是贯穿医学领域始终的一种医护道德思想；"全心全意为人民的身心健康服务"是共产主义道德在医疗卫生和护理职业中的具体体现，是医护道德的根本宗旨和目标，体现了医护人员的无私奉献精神和职业道德的最高层次。

💡 **知识链接**

《中华人民共和国基本医疗卫生与健康促进法》

第四十条　政府举办的医疗卫生机构应当坚持公益性质。

解读：所谓"公益性"指的是社会公众的福祉和利益，公益性反映的是医疗机构服务和方便性、可及性和适宜性程度。公立医院作为我国医疗体系的主体，承担着为社会提供基本医疗保障和公共卫生服务的职责，其成立的目的就是以病人为中心，为广大人民群众提供公平、有效、低廉的医疗保健服务，公立医院作为非营利性医疗服务单位，既是卫生事业公益性的实践者，又是公益性服务的提供者，在保障人民群众健康，维护社会和谐稳定方面发挥了重要作用。

第二节　护理道德具体原则

护理伦理的基本原则是比较概括而具有指导性的根本原则，在具体运用时需要操作性强的具体原则以实现它的要求。具体原则主要包括自主原则、不伤害原则、行善原则和公正原则。

一、自主原则

自主原则是指尊重患者在理性地选择护理决策时，由其本人或家属做主的伦理原则，它是对患者独立人格和自主权利的尊重和维护。自主原则要求医务人员尊重患者自主选择医疗方案、选择医疗单位和医务人员，以及同意或拒绝医生建议的权利，从根本上体现的是患者自主选择的权利。通常情况下，护理人员有义务主动提供护理相关信息，保证患者的知情同意权，以充分行使自主权。

患者的自主权并不是绝对的。护理人员尊重患者自主权，并不意味着放弃、推托或者减轻自己的护理道德责任，并不意味着听命于患者的任何意愿和要求。自主原则并不适合于所有患者，比如有些患者会因身体及心理的情况而降低其自主性，对于自主能力较弱甚至是没有自主能力的患者，如婴幼儿、严重智障者、昏迷者、丧失理性的精神病患者等，由于其本身不具备理性的思考和判断能力，不具有自主决定的能力。

二、不伤害原则

不伤害原则，又称为有利无害原则，是指医务人员的医疗行为，其动机与结果均应该避免对病人的伤害，切实为患者谋利益的伦理原则。不能简单理解为消除任何医疗伤害，而是培养医护人员对病人负责，保护病人健康和生命，在实践中尽量避免医疗伤害。

在医疗实践中，不伤害原则体现在疗效最佳、损害最小、痛苦最轻、耗费最少。不伤害原则对护理人员的要求体现为：一是强化意识，杜绝有意伤害；二是进行护理活动前积极评估，降低不可避免的伤害，选择受益最大、伤害最小的医学决策；三是重视患者利益，提供最佳护理，在确保治疗效果的前提下，选择对患者耗费最小的治疗措施，避免"过度医疗消费"损害患者的正当经济利益。

三、行善原则

行善原则是指护理人员对患者表现出仁慈、善良的行为，促进或增进患者的健康和福祉，减少或预防对患者的伤害。行善原则比不伤害原则内容更广泛。南丁格尔强调"护理患者时，应关心患者的幸福，一方面应为患者做善事，另一方面则应预防伤害患者"。所以行善原则的伦理精神是做好事、不做坏事、制止做坏事；要求护理人员善待生命、善待患者、善待社会。

行善在长期的医疗护理实践中，逐步成为评价护士的重要依据，并成为护理伦理的基本原则之一。行善原则对护理人员的要求体现在：一是能够为病人行善，行善行为要与解除患者的痛苦有关，同时，行为使患者受益而不会给他人带来太大的损害等；二是履行职责，排除既存伤害，使行为对患者确有助益；三是权衡利弊得失，慎重决策，避免伤害和浪费。

四、公正原则

公正原则是指每一个社会成员都具有平等享受卫生资源或公平分配的权利，而且对卫生资源的使用和分配，也具有参与决定的权利。当代倡导的医学服务公正观是形式公正与内容公正的有机统一，即具有同样医疗需求以及同等社会条件的患者，应得到同样的医疗待遇，不同的患者则分别享受有差别待遇。因此，公正原则对护理人员的要求体现在：一是一视同仁，平等对待每一个病人。特别是老年患者、精神患者、残疾患者和年幼患者等，在护理纠纷、护理差错事故的处理中，要实事求是，站在公正的立场上。二是公正分配医疗资源，分配时对所有相关资源加以评估，确保资源分配的公平性与合理性。

公正原则是卫生资源分配中调节各种利益关系的准则。资源分配公平要求以公平优先、兼顾效率为基本原则，优化配置和利用医疗卫生资源。对于稀有资源的分配，临床上一般按照"医学标准—社会价值标准—家庭角色标准—科研价值标准—余年寿命标准"综合权衡。在这些标准中，医学标准是必须优先保证的首要标准。

知识链接

筑起老年脆弱人群防疫屏障

《新型冠状病毒肺炎诊疗方案（试行第九版）》在治疗方面更关注老年人这个群体，为避免重症化和死亡的发生，原来重点关注65岁以上老年群体，现在则提前了5岁，60岁以上的老年人都需要重点关注，深刻体现了祖国不放弃每一个生命，始终把人民群众生命安全和身体健康始终被放在第一位。

第三节　护理道德基本规范

一、护理道德基本规范的含义

护理道德的基本规范，又称道德标准，是指在护理道德原则指导下，协调护际关系的行为准则或具体要求，是社会对护士的基本要求，是培养护士护理道德品质的具体标准。护理道德规范是在长期的护理实践中不断完善和发展起来的，是护理道德基本要求的概括、具体体现和补充，是指导和评价护理人员的行为、调节护患关系的准则。

二、护理道德基本规范的内容

护理伦理规范主要靠护士的内心信念发挥作用，是以人民群众的身心健康利益和促进社会主义医疗卫生事业与医学科学事业的发展为前提。根据原卫生部1988年制定的《医务人员医德规范及实施办法》中的医德规范，结合护理实践，护理伦理的基本规范基本内容包括以下内容。

（一）爱岗敬业，忠于职守

热爱本职是护士应有的首要道德品质，要做到热爱护理专业，忠诚护理事业，树立职业的自豪感。充分认识护理专业所具有的科学性、技术性、服务性、艺术性的特点，增强自尊、自重、自强、自爱的优良品质，牢固树立"患者第一"的理念，把维护患者的生命、增进人类健康，看做是自己的最崇高的职责。

（二）尊重患者，一视同仁

尊重人、尊重人格、尊重人的尊严，关系到一个人文化素养和文明习惯的养成。尊重病人主要表现在：一是尊重病人的人格；二是尊重病人的权利；三是尊重病人的生命价值。把患者摆在平等的地位上，体谅患者的痛苦、困难，理解患者的焦虑和烦躁。在护理工作中要始终做到和气、亲切、文雅、谦逊。

（三）语言文明，关心体贴

希波克拉底说："医生有两种东西能治病，一是对症的药物，二是良好的语言。"护士在接诊和护理的过程中，提倡文雅、和气、谦虚、优美、简明扼要的语言，也可有些风趣，有些幽默感；反对粗暴、简单、生硬、讽刺、挖苦等语言，导致对患者不必要的伤害。

（四）严谨求实，精益求精

随着医学、护理事业的不断发展，对护理工作也提出了更高的要求：一方面要求护士认真负责、精心服务，谨慎细心，一丝不苟；另一方面护理人员要有敏锐的观察力，善于发现问题，及时正确处理。在工作中应做到"脚勤、眼勤、手勤、脑勤"，熟练掌握护理操作新技能，提高护理技术水平，满足人民对身心健康更多更高的需要。

（五）团结互助，协同共进

护理工作的广泛性特点决定了护士与医院各类人员、各个部门有着紧密的联系。随着医学科学的发展，护理工作的分工越来越细，护士相互之间应当互相尊重、互相爱护、积极支持、密切配合、协调一致、共同提高。

（六）廉洁奉公，遵纪守法

廉洁奉公、遵纪守法是护士职业道德的重要品质，它是护士全心全意为人民身心健康服务的一项重要标志。防病治病、救死扶伤是护士的天职，护士要始终保持清醒的头脑，时刻牢记自身的责任和患者的利益，决不能利用自己工作之便和患者对自己的感恩心理向患者索要财物、赠品，或让患者为自己办事。

 拓展阅读

南丁格尔誓言

余谨以至诚，于上帝及会众面前宣誓：终身纯洁，忠贞职守。勿为有损之事，勿取服或故用有害之药。尽力提高护理之标准，慎守病人家务及秘密。竭诚协助医生之诊治，务谋病者之福利。谨誓！

第四节　护理道德基本范畴

一、护理道德基本范畴的含义

护理伦理范畴是从一般伦理范畴中派生出来的，指在护理实践中，护理人员与他人、社会之间道德关系中某些本质方面的概括和反映，即表现护理伦理关系的基本概念。护理伦理的基本范畴主要包括权利与义务、审慎与保密、情感与良心、荣誉与幸福等。

二、护理道德基本范畴的内容

（一）权利与义务

权利与义务是护理伦理范畴中最基本的一对范畴，护患双方都是权利与义务的主体。

在护理伦理的道德体系中所指的权利，主要指护士的道德权利和患者的道德权利。护士的权利是指道义上允许行使的权力和应享受的利益。患者的权利，是指患者在患病期间应当享有的权利和应当得到保障的利益。

1. 护士的道德权利　护士作为劳动者，依法享有《中华人民共和国劳动法》所赋予的法律权利；作为护士，享有《中华人民共和国护士管理办法》规定的权利："第四条　护士的执业权利受法律保护。护士的劳动受全社会的尊重。第二十六条　护士依法履行职责的权利受法律保护，任何单位和个人不得侵犯。"

（1）专业被尊重的权利。

（2）人格被尊重的权利。

（3）执业权。

（4）特殊干涉权。

（5）合理待遇的权利。

（6）参与影响护理政策决策的权利。

（7）参与影响工作条件决策的权利。

（8）筹组护理专业团体、从事护理研究、进行学术交流、接受继续教育的权利。

2. 患者在医护领域享有的权利 患者在医护领域享有的权利包括以下内容。

（1）被尊重的权利。

（2）公正平等享受医疗及护理的权利。

（3）患者自主权。

（4）知情同意权。

（5）疾病信息权。

（6）隐私保护权。

（7）监督医疗护理权。

（8）在法律允许的范围内，拒绝接受治疗和被告知拒绝接受治疗的后果的权利。

（9）患者有要求医院在其能力范围内，对其服务做合理解释的权利。

另外，当患者的声誉和人格受到侵犯时，有申述和索赔权以及因病免除一定社会责任和义务的权利，这既符合道德权利也符合我国法律权利。尊重患者应有的权利，这是医护人员的神圣义务，也是医学发展、人类进步和社会文明的标志。

3. 护士道德义务 义务是指作为一个社会的人，在道德上应履行的对他人、对社会所负的一种责任和使命。护士作为劳动者，需遵守《中华人民共和国劳动法》中有关劳动者的义务；作为执业人员，护士需遵守专业性的法律义务。《中华人民共和国护士管理办法》第四章的“执业中的第二十一条至第二十五条”部分比较详细地规定了护士的法律义务。

（1）尽职尽责地为患者提供最佳护理服务的义务。

（2）尊重患者的人格、权利的义务。

（3）保密的义务。

（4）积极主动而负责地执行医嘱的义务。

（5）保证护理记录真实、完整的义务。

（6）实事求是地对待和处理护理差错、事故的义务。

（7）努力提高专业知识、技术水平和发展护理科学的义务。

（8）保护社会环境和促进社会人群健康的义务。

（9）维护集体、社会整体利益的义务。

护士的道德义务是护理伦理的核心范畴之一。治病救人，救死扶伤，任何时候，都应当把患者的健康需要放在首位，维护患者的利益，对患者的健康负责。

4. 患者的义务 患者的义务包括以下内容。

（1）维护健康的义务。

（2）积极接受、配合诊治的义务。

（3）促进医学科学、护理科学发展的义务。

（4）遵守医院各种规章制度的义务。

（5）尊重医务人员及其劳动的义务。

（6）自觉交纳医疗费用的义务。

（7）正常出院的义务。

（二）审慎与保密

护理伦理的审慎，指护理人员在医疗护理行为前的周密思考与行为过程中的谨慎、认真、细心的一种道德作风。包括言语审慎和行为审慎。审慎要求护士工作认真负责，一丝不苟，严查细对，保证护理质量，是护士对患者和对社会的义务感、责任感、同情心的外在表现。

言语审慎要求护士在与患者交谈时，要使用尊重患者人格的言语，注意言语的科学性、严谨性，避免因言语不慎而导致医源性疾病；行为审慎要求护士在护理实践的各个环节要自觉做到认真负责、行为谨慎和一丝不苟。审慎有利于促进护士以高度负责的态度对待患者，以护理伦理的原则、规范严格要求自己和加强自身道德修养，从而不断地提高自身道德水平，逐渐达到"慎独"的境界。

保密是审慎的一种特殊要求，是指护士要保守患者的秘密和隐私，以及对其采取的保护性措施。保密包括如下内容。

（1）为患者保密 护士决不能将患者的疾病史、各种特殊检查和化验报告、疾病的诊断名称、治疗方法等和患者不愿向外泄露的其他问题随意泄露，任意宣扬。同时还有责任采取有效的措施保证患者的秘密不被他人获得。如果泄露患者的秘密，损害患者声誉，造成严重后果的要负道德甚至法律责任。

（2）对患者保密 这是一种保护性治疗措施。主要是对一些预后不良疾病的患者采取隐瞒性的做法。护士对目前尚不能治愈的疾病，为使患者在有限的生命中平静地度过人生，应向其保守病情的秘密，但护士有必要把治疗的种种后果详细地向患者家属说明说清，不能隐瞒，避免造成不必要的医疗纠纷。但如果遇到特殊情况，如传染病，则必须根据《传染病防治法》向上级卫生防疫部门报告。

（三）情感与良心

1. 情感 情感是在长期的护理实践中经过反复磨炼而逐渐形成的，建立在尊重人的生命价值、人格和权利的基础上，对患者、他人、集体和社会所持态度的内心体验，表现出的对生命、患者、护理事业的一种挚爱，包括至亲感、同情感、责任感、事业感，是一种高尚、纯洁的职业伦理情感。

（1）至亲感 这是一种对待患者如同亲人一般的情感，为了患者的健康，把自己的生死安危置之度外。这种情感，使护士在护理实践中能善待患者，无微不至地关心、体贴和照顾患者，把患者当作亲人。

（2）同情感 同情感是最基本的伦理情感，是对患者的遭遇、病痛和不幸在自己的情感上发生的共鸣，是发自扶难救危的一种社会主义人道主义的同情心。护士有了这种同情心，才会设身处地地为患者着想，做到急患者之所急，痛患者之所痛，对患者满腔热忱，尽全力解除患者的痛苦，帮助患者恢复健康。

（3）责任感 责任感是要求护士把挽救患者的生命，促进患者的康复视为义不容辞的责任和崇高而神圣的职责，把患者的健康利益看得高于一切。责任感是在护理伦理情感中起主导作用的情感，是伦理情感的关键，它是在同情感基础上的升华，是高层次的情感。这种情感，有利于护士在护理过程中能为患者不辞辛劳、尽心尽责、严谨细致、慎独自律。

（4）事业感 事业感是对自己所从事的护理事业的热爱，是对护理工作的探索精神，是对科学真理的执著追求。它是责任感的进一步升华，是更高层次的伦理情感。具有事业感的护士，除对患者高度负责之外，还要把本职工作看作是神圣的事业，是为之奋斗一生的目标，是自己生命中最重要的部分。表现为，为了护理事业的发展和自身业务技术的提高而发奋图强，勤奋工作，不断探索，不计较个人得失，乐于奉献，勇挑重担，不畏风险，实现全心全意为人民服务的伦理原则和自己的人生理想和价值。

2. 良心 良心是指护士在履行对患者、集体和社会的义务过程中，对自己行为应负道德责任的自觉认识和自我评价能力。良心是道德情感的深化，是人们道德认识、情感、意志的总和在意识中的统一，具有稳定性和深刻性。

良心表现在护士为患者满腔热情和高度负责的服务，无论在什么情况下都以满腔热忱的态度和高度负责的精神工作，急患者所急，想患者所想，尽职尽责地工作，从而感受到良心上的满足与喜悦。

良心对护士行为具有选择、监督、评价作用。护理活动中，护士在做出某种行为之前，良心根据道德义务的要求，对行为动机进行自我检查，促使自己认真思考，从而做出正确的行为选择。护理活动中，良心对符合护理道德要求的情感、信念和行为给予支持、肯定；反之，则给予制止或否定，并及时调整行为方向，避免不良行为的发生。护理活动后，良心促使护士对每个行为的后果作出评价，对良好的后果加以肯定，并引起精神上的喜悦与满足。相反，当行为的后果给患者带来痛苦和不幸时，良心就予以谴责，使其感到惭愧、内疚和悔恨。

（四）荣誉与幸福

1. 荣誉 护理人员的荣誉是指为了患者健康利益而履行了自己的职业义务后，获得他人、集体和社会的认可、赞许与褒奖，以及个人情感上的满足。它是护士心目中知耻心、自尊心和自爱心的表现。荣誉是激励护理人员不断进步的重要精神支柱，起着抑恶扬善的社会评价作用和自我评价作用。护理伦理荣誉观包括以下内容。

（1）以全心全意为人民健康服务为荣 护士只有热爱护理事业、全心全意为人民的健康服务，并在自己的岗位上做出贡献，获得社会的褒奖，才是真正的荣誉。

（2）坚持个人荣誉和集体荣誉的统一 护士个人的荣誉同集体的荣誉是分不开的。个人荣誉包含着集体的智慧和力量，是群众和集体才能的结晶；集体荣誉是个人荣誉的基础和归宿，个人荣誉是集体荣誉的体现和组成部分。个人在荣誉面前，要首先想到他人、集体，保持谦让的态度。

2. 幸福 幸福是建立在集体主义和高层次需要基础之上的，它是指护士在物质生活和精神生活中，由于感受到或理解到职业目标和理想的实现而得到的精神上的满足。树立正确的职业道德幸福观，将个人的幸福建立在崇高的职业生活目的和职业理想的追求上，体现在救死扶伤、防治和护理疾病的平凡而伟大的职业劳动中，正确对待个人幸福与集体幸福的关系，自觉履行护理伦理义务，在社会的发展与进步中实现人生价值与对理想的追求。护理伦理幸福观包括以下内容。

（1）物质生活和精神生活的统一 幸福既包含物质生活的改善和提高，又包含精神生活的充实，是物质生活和精神生活的统一。用健康、高尚的精神生活指导和支配物质生活，才能真正感到生活的意义。护士在职业服务中获得应有的物质报酬，从患者的康复中获得精神上的满足，以实现自己工作的价值，从而感受到幸福和快乐。

（2）个人幸福和集体幸福的统一 国家富强和集体幸福是个人幸福的基础，个人幸福是集体幸福的体现。离开集体幸福，护士个人的幸福是无法实现的。在强调集体幸福高于个人幸福的前提下，积极关怀和维护护士的幸福是必要的。

（3）创造幸福和享受幸福的统一 劳动和创造是幸福的源泉，护士只有在为患者的服务之中，通过辛勤劳动、精心医护，使患者恢复健康，得到社会肯定，才能获得物质上和精神上的利益和享受，而且贡献越大获得的利益与享受越多。因此，护士的幸福寓于职业劳动和创造的成果之后，也寓于职业劳动和创造的过程中，它是创造幸福与享受幸福的统一。

目标检测

答案解析

一、选择题

1. 护理伦理的审慎包括言语审慎和（　　）

　　A. 心理审慎　　　　　　　　B. 行为审慎

　　C. 态度审慎　　　　　　　　D. 着装审慎

2. 护理伦理学的不伤害原则体现在（　　）

　　A. 疗效最佳　　　　　　　　B. 损害最小

　　C. 痛苦最轻　　　　　　　　D. 耗费最少

3. 护理情感包括（　　）

　　A. 至亲感　　　　　　　　　B. 同情感

　　C. 责任感　　　　　　　　　D. 事业感

二、简答题

1. 不伤害原则对护理人员的要求包括哪些？

2. 公正原则对护理人员的要求包括哪些？

3. 护理道德基本规范的内容包括哪些？

4. 患者在医护领域享有的权利包括哪些？

三、护理职业角色训练

（一）角色训练理念

随着医学事业和社会的发展，人民物质生活水平的提高，对现代护理提出了越来越高的要求。护理服务由以疾病为中心发展到以病人为中心，医学模式由"生物医学"模式转变为"生物—心理—社会"医学模式。这需要对护理道德行为做出系统严格的规范和要求，并加以贯彻执行，建立良好的护患之间关系，才能适应现代医学模式和护理观念的改变。

（二）角色训练目标

通过护理职业角色训练，使护生认识到在护理工作中，处理好护患关系的重要性，通过提高自身素质，增强沟通能力，构建和谐的护患关系。

（三）角色训练计划

本章主要介绍了护理伦理原则、规范和范畴，通过护理伦理学习和护理实践、护理道德实践提高护理伦理修养。职业角色训练方案围绕以上内容进行编制。

1. 角色训练形式　计划组织一个"构建和谐的护患关系"为主题的辩论赛。

"三分治疗，七分护理"，在患者的治疗、康复过程中，护理工作起到了重要作用，而护患关系良好与否直接影响护患双方的心理状态与行为，进而影响疾病的治疗与恢复。当前我国护患关系并不十分和谐，护患纠纷时有发生。这其中既有护士方面的原因，也与患者要求不合理、信息不对称、医院管理以及社会不正确的舆论有很大关系。围绕"护患关系紧张主要原因在于护士，还是在于患者"展开辩论。

（1）正方观点　护患关系紧张主要原因在于护士。

（2）反方观点　护患关系紧张主要原因在于患者。

2. **角色训练要求** 辩论按照辩论赛的规则举行，要有时间提示人员，辩论过程包括陈词、开篇立论、攻辩、自由辩论、结辩、观众提问等环节。

3. **成绩评定** 参加辩论人员的表现计入平时成绩。参加辩论后援团的学生每人记入实践成绩 1 分；参加班级辩论赛的学生在此基础上加 1 分；获奖学生在前两项的基础上分别再加 1 分。

（四）角色训练小结

整个角色演练活动结束，教师就"职业角色训练活动"进行小结与点评。

（周露露）

书网融合……

本章小结　　　　题库

第四章　护理关系伦理

PPT

○ 学习目标

知识目标：

通过本章学习，重点掌握护患关系的内容及模式，护患双方的权利与义务，护士之间、护士与医生及医技人员之间的伦理规范。

能力目标：

能自觉运用护理关系伦理，协调和处理护理关系实践中的各种关系。

思政目标：

把护士所肩负的责任和义务与社会道德责任和义务结合起来，促进护患关系与护际关系良性发展，共同构建护理关系的和谐。

世界医学教育联合会曾提到"所有医护人员都应该学会交流与人际关系的技巧。缺少共鸣应该视技术掌握不够一样，是能力不足的表现"。良好的护理人际关系，是我们开展工作的重要保障。护理关系伦理在此侧重指在护理执业关系中的伦理，是护理人员在护理实践中形成的人与人之间的关系。它主要包括护理人员与患者之间的关系；护理人员相互之间的关系；护理人员与其他医务人员之间的关系；护理人员与社会的关系等。护理人员处理好这些人际关系对提高护理质量和医疗质量具有重要意义。

≫ 情境导入

情境描述　2022年辽宁某医院门诊部，一名护士给一名患儿扎针时，针不小心掉在地上了，护士就说掉地上了，不卫生，会有病毒污染的，需要更换。可家长偏偏不干，非让护士就用这个扎，双方发生了争执。

讨论　作为医护人员，面对如此情形，各方应如何妥善处理此事。

第一节　护患关系伦理

一、护患关系概述

（一）护患关系的含义

护士与患者的关系，简称护患关系，是护理人员在执业过程中与患者及其家属结成的人际关系。

护患关系是护理人际关系中最核心最重要的关系，其本质是一种服务与被服务的关系。护患关系是以患者为中心的关系，护理人员作为病患的倚靠是以尊重彼此的权利与履行相互的义务为前提的，护患关系的质量是检验诊疗质量的重要指标。由此引申出护患关系的内容及其模式决定了护患关系的道德规范。

（二）护患关系的基本内容

护患关系的内容基本上可以分为护患技术关系和护患非技术关系两个方面，护患技术关系与非技术关系在护理实践中是相互联系、不可分割的。

1. 护患技术关系　护患技术关系是护士以其专业知识和专业技术为前提，在诊疗、护理措施的决定和执行中与患者建立起来的行为关系。如护理人员为卧床人员提供褥疮护理，为住院患儿打针等等。

在技术关系中，护士以其拥有的知识和技能处于主动地位、起主动作用，是服务主体。患者是被服务者、处于被动地位，是服务的客体。护士如果没有扎实的专业知识、娴熟的操作技能，不能有效满足病人在治疗过程中的各种需要就不可能取得病人的信任。因此护患技术关系是联系护患双方关系的纽带。

2. 护患非技术关系　由于社会、心理、教育、经济等多种因素的影响，在实施护理技术过程中形成的利益、道德、法律、价值、文化等多种内容的关系。这些关系相互联系、相互作用共同影响护理质量。

（1）利益关系　是指护患双方发生的物质和精神方面的利益关系，这种利益关系是双向的。护理人员的物质利益表现为通过自己的技术和劳动为患者解除痛苦而获得的工资、奖金等经济报酬，同时护士由于自己的服务解除了患者的痛苦也获得了心理上的满足与愉悦，这就是护士精神利益。患者的利益表现在支付了规定的医疗费用而获得了相应的医疗服务，从而满足了解除病痛、身体康复并重返工作岗位的需要。

需要注意的是医务人员的天职是救死扶伤、治病救人。这种职业道德的特殊性决定了护患之间的利益不能和一般的商品等价交换等同而必须在维护患者健康利益的前提下进行。

（2）道德关系　由于护患双方所处的地位、经济状况、文化背景、道德修养、社会经历等不同，在对待护理技术活动及行为方式的理解、要求上存在着一定差距，因此护患双方会产生各种不同的矛盾。为了协调矛盾必然按照一定的道德原则和规范约束自己的行为，双方都应尊重对方的人格、权利和利益，结成一种良好的和谐的道德关系。由于在护患技术关系中护理人员处于主导地位，因此社会和人们对护士的道德要求比较高，护士应该承担更多的道德责任具有更高的道德修养水平。

（3）法律关系　在护理活动过程中，护士的行为和患者的就医都受法律保护又受到法律的约束，所以双方都应在法律范围内行使自己的权利、履行自己的义务，这就形成了法律关系。任何一方的正当权益受到对方的侵害，都可追究对方的法律责任。如护理人员未遵守部门规章制度、诊疗护理规范等过失，造成病人权益受到损害，病人可依法追究护士的法律责任。同样如果护士在正当的执业活动当中受到无精神异常的病人及家属的无理辱骂，恐吓，殴打，破坏医院财物扰乱医院秩序，医院及护士也可通过法律途径维护权益。

（4）价值关系　价值关系是指以护理活动为中介，护患双方体现各自社会价值的关系。护理人员在护理活动中运用自己的知识和技能为患者服务，减轻了患者的痛苦或促进了患者身体的康复，为他人和社会做出了贡献，体现了自己的社会价值。患者减轻痛苦或恢复健康后能正常生活和工作，为家人减轻了负担或能为社会做出贡献，同样体现了个人的社会价值。

（5）文化关系　护患双方在文化背景、宗教信仰、风俗习惯、生活习惯价值观念等方面存在不同，因此双方在言行举止、穿戴饮食、表达等方面也会有所不同，彼此之间应相互尊重这种差异性。尤其是护理人员应尊重患者的宗教信仰、生活习俗、表达习惯等等，为患者提供适合其文化背景的护理。

在实际护理工作中，护患技术关系和非技术关系相互作用，相互结合，强调一方而否定另一方的做法是错误的，特别是许多护理人员常常重视技术方面关系而忽视非技术方面的关系，只见病不见人的旧模式将影响良好护患关系的建立。

拓展阅读

　　护士的工作对象不是冰冷的石头、木头和纸片。而是有热血和生命的人类。护理工作是精细艺术中之最精细者。其中一个原因就是护士必须有一颗同情的心和一双勤劳的手。

——弗洛伦斯·南丁格尔

（三）护患关系模式

　　1976 年，美国医务工作者萨斯和荷伦德发表了《医患关系的基本模式》一文，文中指出：根据病人症状的严重程度、过程中医患双方主动性的大小，医患关系模式可分为主动—被动型、指导—合作型、共同参与型 3 种，这 3 种模式同样适用于护患关系。

　　1. 主动—被动型　　这是在传统生物医学模式的影响下形成护患关系模式。在这种模式中护士的行为是完全主动的，患者是完全被动的。护士决定各种护理措施，不用征求病人同意。将患者视为简单的生物体，忽视了人的社会属性。

　　这种模式适用于意识丧失、不能表达自己主观意愿的病人，例如昏迷、休克、全身麻醉、痴呆以及某些精神病病人等。这些病人无法对治疗护理方案进行选择和监督，因此在实施护理的过程中，护士要有良好的职业道德和高度的责任心，严格遵守诊疗规范，及时安全地为病人提供护理，同时护士应严密观察病人病情变化和药物的不良反应，做到及时发现及时处理。

　　2. 指导—合作型　　这是在生物—心理—社会医学模式的影响下形成的一种护患关系模式。在这种模式中护理人员是指导者，同时患者也能发挥一定的主动性，能向护理人员提供疾病信息及其意见，密切配合护理人员的指导。护士告诉患者做什么，患者就主动配合什么，这种主动性是以配合执行护理人员的意志为前提的。

　　这种模式主要适用于急性病病人和手术后处于恢复期的病人，这些病人的病情重且变化快，护士应严密观察病人病情变化。同时病人意识清醒，护士应及时向病人提供疾病信息以实现病人的知情同意权和自主选择权。

　　3. 共同参与型　　这是在生物—心理—社会医学模式和以人的健康为中心的护理思想的影响下形成的一种双向的护患关系模式。在该模式中护理人员和患者共同参与护理措施的决策、制定计划和实施。患者不仅主动配合，而且可以参与自己的治疗护理的讨论，并向护士提供治疗护理效果的信息，提供合理意见、建议和要求，帮助护士做出正确的判断。

　　这种模式主要适用于具有一定文化知识的病人和有心理疾病的病人等。对于这类病人护士应充分尊重其意见，但当病人的行为可能对其生命健康构成威胁时护士要及时地进行指导，必要时行使特殊干预权。

　　这三种模式，在临床实践中采用哪一种，取决于两点：一是患者的病情、年龄、文化程度；二是护理人员综合分析能力和判断能力。护理人员应根据实际情况选择相应的模式。

二、护患双方的权利义务

　　权利是指人们在法律上或道德上可以享有的权益。义务是指人们必须或应当承担的责任和要求。权利与义务，既有道德层面的也有法律层面的。本章侧重讨论护士为患者服务时道德方面的权利与义务，法律方面的权利与义务将在第十二章阐述。

（一）护士的权利与义务

　　1. 护士的权利　　护士的权利包括以下内容。

（1）自主护理权　这是护士执业活动享有的最基本的权利。在注册执业范围内，护士有权根据治疗护理的需要，自由询问病人的病情、进行体格检查、制定与实施护理措施、报告与隔离传染病病人等。护士在行使自主权利时可以考虑病人、家属及其他医护人员建议和意见，但护士拥有最终决定的权利。

（2）特殊干涉权　即在特定情况下限制病人自主权，从而维护病人、他人或社会的根本利益。例如，急性心肌梗死病人要下床活动，胃部手术病人要拔出胃管等，护士可以从病人的利益出发行使特殊干预涉干涉权；某些传染病病人、发作期的精神病人，对他人和社会可能造成严重后果时，为保护病人、他人和社会的利益，医护人员有权采取合理的、暂时的措施来隔离病人或控制病人的行为。

（3）人格尊严受到尊重和人身安全不受侵犯权　护士在执业活动中，有时因为护患矛盾，病人及其家属侮辱、诽谤、谩骂，甚至殴打护士，严重干扰其正常的执业活动，护士有权对侵犯自己人格或威胁自己人身安全的言论或行为采取法律措施。一切扰乱医疗秩序，谩骂和殴打护士的行为都是违法行为，应当受到社会舆论的谴责和法律的制裁。

2. 护士的义务　护士的义务包括以下内容。

（1）遵守医疗卫生法律、法规和诊疗护理规范的义务　护士在执业活动中应当严格遵守医疗卫生法律法规、部门规章和诊疗护理规范的规定，这是护士从事护理工作的根本原则。如消毒隔离制度、疾病护理常规等，从根本上避免护理差错事故的发生。

（2）为患者解除痛苦的义务　护士通过不断学习专业知识和苦练护理技能，努力解除病人躯体上的痛苦。还要以同情、理解和关心，努力解除病人心理上的痛苦，尤其对那些治疗无望的患者，这时义务已不再是治疗，而是照料，尽量提高其生命质量。

（3）尊重患者的生命、尊严、价值观、宗教信仰、风俗习惯和独特性的义务　在询问、检查、治疗、护理时应尊重患者的隐私；护士有责任依据病人的价值系统及独特性，提供其需要的护理服务。

（4）正确执行医嘱的义务　护士因对医生开具的医嘱进行核对，准确无误则按照执行；发现医嘱违反法律法规、部门规章、诊疗技术规范或与病人病情不符时，护士应及时提出质疑。如果明知医嘱有误不提出或由于疏忽大意未发现而造成严重后果，护士将与医生共同承担法律责任。

（5）向病人及其家属解释说明的义务　病人入院时应对病人及其家属说明医院有关规定；在护理活动中，护士应将病人的病情、治疗护理措施医疗费用和预后等情况，如实告诉病人并及时回答病人及其家属的疑问和咨询。

（6）如实记录并妥善保管病历的义务　病历作为记录病人病史的资料，具有以下功能：医护人员可以通过病历进行医学观察和研究；医院通过病历为患者提供医学证明；医院和患者及其家属处理医疗纠纷时最直接、有力的佐证。医护人员应该严格按照卫生行政管理部门的规定，认真书写、如实记录并妥善保管病历资料，如因抢救危重病人而未能及时书写病历的，应在抢救结束后六小时内据实补记并加以注明。

（7）及时救治病人的义务　发现病情危急的病人，不管护士是否当班都应通知医生，并进行必要的紧急救护措施，如止血、给氧、人工呼吸等，等待医生到达后护士应立即汇报抢救情况，并积极配合医生进行抢救。

（8）尊重和保护病人隐私的义务　在护理工作中护士接触到病人的一些隐私，例如生理缺陷、家族史、婚姻状况、检查结果、疾病的诊断和预后等，护士有义务替病人保守秘密。同时未经患者及其家属同意，护士不得复印或转发病人的病历，不得将病人的个人信息泄露给治疗护理无关的其他人员。

（二）患方的权利与义务

1. 患方的权利　患方的权利包括以下内容。

（1）公平医疗权 健康是人的基本权利。每个人都享有解除痛苦，获得平等医疗的权利，即使是罪犯、精神病人、智障病人也不例外。护士不能因病人的身份、地位、职业、经济状况、教育水平等不同，在护理工作中区别对待。

（2）知情同意权 在医疗服务中，医护人员向病人提供的病情、诊断结论、治疗决策、病情预后以及治疗费用等方面真实充分的信息，尤其是诊疗方案的性质、作用、依据、损伤、风险以及不可预测的意外等情况，使病人及其家属在充分了解的基础上自主地做出选择，并以相应的方式表达其接受或者拒绝此种治疗方案的意愿和承诺。

知情同意权包括知情权和同意权。知情权是指病人有权了解和认识自己所患的疾病，包括检查、诊断、治疗处理及预后等方面的情况，并有权要求医护人员作出通俗易懂的解释；有权知道为其提供医疗服务的医务人员的身份专业特长，医疗水平等；有权检查医疗费用，并有权要求医护方逐项做出详细的解释；有权查阅医疗记录，知悉病例中的信息，并有权复印病历等。同意权是指病人及其家属在得到医护人员提供的充分的信息后，作出的接受或拒绝某项治疗方案的决定。

（3）隐私保护权 由于职业特点，护士能够了解到与病人疾病诊治有关的一些隐私，但是病人有权要求医务人员不得擅自公开及隐私的权利。但是如果病人隐私涉及了他人或社会的利益，对他人或社会具有一定的危害性，如传染病，则医务人员有疫情报告的义务。

（4）医疗监督权 在就医过程中病人及其家属有权对医疗护理行为、医护人员的职业道德、收费标准、后勤等方面进行监督；有权对病人带来危害的医疗护理行为，提出批评与指责，并有权要求医护人员改正。护士要自觉地接受病人的监督，对合理意见和建议要及时采纳并给予反馈，不可对病人及其家属的监督进行刁难。

（5）自主选择权 有行为能力的病人在获得的足够的信息的基础上，就有关治疗护理方案经过深思熟虑作出决定的权利，并对自己的行为负责。

2. 患方的义务 患方的义务包括以下内容。

（1）尊重医护人员的人格及专业权利的义务 医护人员担负着防病治病，救死扶伤的重大责任，并为病人的治疗和康复不辞辛劳，长期超负荷地工作，同时医疗行业是个风险性极高的行业，医护人员承受着巨大的心理压力，因此医护人员理应受到病人和社会的尊重，病人在住院期间应尊重医护人员的人格和尊严，不得以任何借口要挟医护人员、妨碍正常的医疗执行，更不能无理侮辱和殴打医护人员。遇到医疗事故病人及其家属应冷静理智地通过法律途径加以解决。

医护人员专业权利是指医生护士在医事活动中的自主决策权，如采取何种检查手段、实施何种治疗方案，以及护理计划等，它是医疗护理工作顺利进行的前提条件。病人在行使自己的自主权时，并不意味着要否定医护人员专业的权利，恰恰要尊重这种权利，应该认真听取医护人员所作出的负责任的职业判断、建议决策，在医护人员悉心指导下慎重地进行理性选择。

（2）配合医护人员诊疗的义务 该义务有两个方面的要求：①准确、全面地回答医护人员的问诊，真实叙述自感症状及既往病史和家族病史、个人用药情况、个人心理状况等，即使涉及个人隐私，如果与疾病的诊治有关也有义务如实提供。②遵从医护人员的指导，严格按照医护人员的要求用药、休息、活动饮食等。

（3）遵守医院规章制度的义务 为了医院正常的就医秩序、保障医疗和护理质量，医院有一系列的规章制度，比如出入院制度、探视制度、作息制度等。病人及家属应积极遵循这些规章制度。如果有些制度让患者感到十分不便，应积极主动与医护人员沟通做到互相理解和配合。

（4）支持医学教育和科研的义务 为了更好地维护和促进人类的健康，医学科学需要不断发展，这离不开医学教育和科研的支撑。医学教育，包括理论和实践教学。实践教学是医学教育中非常重要的组成部分，如果没有病人的理解和配合，医学实践教学很难取得理想的成果。医护人员需要对一些疑难杂症、罕见疾病进行研究以寻找预防和治疗、护理的有效办法，这些都离不开病人的积极参与配合。因此患者有义务在知情同意下配合医护人员开展教学科研公益等活动。

（5）支付医疗费用的义务　医疗费用包括诊疗、处方、检验、药品、手术处置、住院等费用，关系到医院的正常运转。而医疗服务是一种很特殊的商品，它不以治疗是否有效或者是否成功，作为收取费用的前提。因此，只要医务人员付出了劳动，并且尽职尽责，就应当得到报酬，病人不能以失败为理由拒付医疗费用。医院一般是先交费、后治疗，但是如果遇到急诊、危重病人等，医护人员要本着人道主义的精神，对病人先救治，然后再由患者或家属补交费用。

三、影响护患关系的因素及道德调节

（一）影响护患关系的因素

1. 护方因素　影响护患关系的护方因素包括护理人员的技术因素和非技术因素。

（1）护理人员的技术因素　护士在护理过程中缺乏扎实的专业知识、丰富的临床经验、娴熟的操作技能，给患者造成不必要的痛苦和麻烦。

（2）护理人员非技术因素　表现在以下几个方面：第一，对患者缺乏应有的同情心。对患者的痛苦不能感同身受，因此交流过于应付、态度生硬、语气冷漠。第二，对不同身份不同经济状况的病人区别对待。第三，不能有效地维护病人的各项权利，如知情同意权、隐私权等。第四，对工作缺乏责任心。不认真执行医院规章制度、操作规程等，导致一些医疗差错。

2. 患方因素　影响护患关系的患方因素包括以下内容。

（1）对疗效期望值过高　病人承受着身体上的痛苦、心理上的煎熬和经济上的负担，因此希望获得及时有效的诊断、治疗和护理，尽快恢复。一旦没有达到预期目的，就认为是医院和医护人员不负责任，向医护人员发泄怒气。甚至辱骂、殴打医护人员。

（2）道德修养差　一是一些患者不尊重护理人员，认为交钱看病护理人员应该服侍好，稍不如意就指责刁难谩骂，不能体谅医护人员的辛劳和压力，只讲自己的权利，不讲自己的义务。二是不遵守医院的规章制度，自己想怎么做就怎么做。

3. 医院方因素　影响护患关系的医院方因素包括以下内容。

①医院医疗设备和生活设施陈旧或数量不足，不能满足患者的需要，给患者带来不便。

②医院过分强调经济效益，把创收指标分配到每个科室每个人头上，迫使每个人设法赚钱，出现乱收费、乱用药、乱检查现象。

③医院布局不合理，就诊治疗程序复杂，费时费力，可能导致患者不满。

（二）护患关系道德调节

1. 护士方面　护患关系道德调节护士方面包括以下内容。

（1）爱岗敬业，提高水平　扎实的专业知识、娴熟的操作技能是保证护理质量，避免医患冲突的基础。因此，护士要与时俱进、勤奋学习、加强技能训练、积累临床经验，提高专业水平。

（2）转变观念，全方位护理　随着医学模式的转变和护理科学的发展，护士不仅要关注疾病还要满足病人的心理、社会方面的需求。因此护士既要具备娴熟的护理技术，又要具备良好的语言表达能力、准确的思维判断能力、有效的人际沟通能力。在病人入院时热情接待、详细介绍科室情况，降低病人的陌生感和焦虑感；手术前对病人进行心理疏导以解除紧张情绪；与病人沟通时态度和蔼，耐心倾听；向病人解释信息时，语言通俗易懂，不厌其烦。

（3）尊重患者，一视同仁　尊重患者的生命价值，切实体会病人生理和心理上的痛苦，把解除病

人的痛苦当作自己的天职。尊重患者的人格，不因患者的社会地位、职务高低，经济贫富，相貌美丑等而对病人态度不一，分配护理资源不均。

（4）切实维护患者的各项权利 我国公民的权利意识逐渐增强，越来越关注自己的各项权利，包括就医时的权利。因此护士因努力了解患者权利内容，切实维护其权利，尤其是医护人员较为忽视的隐私权。

（5）高度认真负责 护理人员在工作中必须以严肃的态度，严格的要求和严谨的作风遵循各项规章制度和操作规程，使各项护理措施达到及时准确有效。不能因为个人心情而对患者冷漠、不耐烦；也不能因为工作繁忙而慌张、马虎。

2. 患者方面 护患关系道德调节患者方面包括以下内容。

（1）理性期望治疗效果 由于人体的复杂性、医学的有限性，部分疾病诊断困难，治疗效果不明显。当病情恶化或病人出现死亡时，病人及其家属能够理智地看待结果。只要在医疗护理过程，医护人员尽心尽力为其诊治服务，就不应由医护人员来承担产生的不良后果。

（2）理解、尊重并配合护理人员工作 "三分治疗，七分护理"，说明了护士的精心护理，对患者恢复健康的重要作用。护士为患者的健康不辞辛苦，甚至超负荷工作，因此患者应该尊重护理人员的人格，理解其工作的重要性和辛勤的付出，并积极配合护理人员的工作。

第二节 护理人员与其他医务人员的合作伦理

护理人员与其他医务人员之间的关系主要包括护理人员之间的关系，即护际关系；护理人员与医生之间的关系，即护医关系；以及护理人员与医院其他科室人员之间的关系。护理人员与同行建立和谐稳定的人际关系，既有利于给患者提供良好的医疗保障服务，也有利于护理人员应对压力和提高自身职业素质。

一、护际关系及其伦理要求

（一）护际关系涵义

护际关系指护士之间的关系，包括同一科室护士之间、不同科室护士之间以及护理管理者与护士之间的关系，这是一种平等协作的同事关系。护理工作具备协作性、复杂性及同一性的特点，护际关系的好坏对护理质量优劣的影响是显著的，不良的护际关系甚至会威胁到患者的生命健康。

（二）护际关系伦理要求

1. 治病救人、患者为上 无论护士与护士长之间、年轻护士与年长护士之间、不同科室的护士之间有任何个人矛盾，要始终把病人利益放在首位，积极参与治疗工作，不能因为个人利益而影响病人的治疗与护理。特别是在紧急或突发情况下，要把治病救人作为工作的最高原则，不能因为业务上存在竞争关系而计较工作是分内还是分外之事。当发现他人工作中的疏漏或错误，应及时指出并采取针对性措施，切记不可以事不关己的态度淡漠处之。

2. 相互尊重、相互学习 护士之间有年龄、学历、职称、职位、工作年限、工作岗位的不同，但彼此之间没有高低贵贱之分，在人格上是平等的，应该互相尊重。经验丰富，资历老的护士应主动肩负指导帮助经验不足、资历较浅的护士，发挥好传、帮、带的作用；年轻的护理人员应在护理工作实践中细心观察、谦恭礼让，向他人多请教以形成独立判断。同事之间朝夕相处，切记不能在他人特别是别人面前评论其他护士的不足，相互之间要维护彼此在病人及其家属心中的形象；不同的护士拥有各自的优势，彼此之间应相互勉励，以诚相待，要取长补短，共同进步。

3. 各司其职、团结协作　合理的分工使护理工作有条不紊，责任明确，这就要求护理人员，按照各自的分工和职责，坚守岗位，做好本职工作，这也是护理工作朝着制度化、规范化、秩序化发展的应有之义。在护理实践中，不同专长、不同岗位的护士肩负的职责是不同的，应理清主次，不可混淆。同时为了保证护理工作的延续性、提高护理质量和服务水平，护理人员之间要相互理解、团结协作，发挥团队的整体合力。

二、护医关系及其伦理要求

（一）护医关系模式

医护之间一直是"主导从属型"关系，随着现代医学模式的产生，医护关系也逐渐向"并列—互补型"转变。

1. 主导从属型　在医护人员的相互关系中，医生处于主导地位，而护理人员则处于服从地位。护理人员只是被动与机械地执行医嘱，并不直接对病人负责，而仅仅是对医生负责，医护关系是一种支配与被支配的关系。在当代护理工作的临床实践中，这种传统的护医关系模式的弊病越来越凸显，医生作为主导者固化了护医之间的等级观念，易产生官僚主义或主观主义；护士作为从属者弱化了医护之间的平等合作，削弱了护士的主观能动性。

2. 并列—互补型　护医双方处于完全平等的地位，没有权威与非权威之分，只有分工的不同。双方既保持各自独立自主性，又通过相互协作达到互补。这是目前医学界倡导的主流护医关系模式，两者之间并非对立而是相互独立且不可替代，共同构建医疗和护理的救治过程。

（二）护医关系伦理要求

1. 相互尊重、彼此信任　护士要尊重医生、主动协助医生并认真落实遗嘱，因为其与患病人员接触时间长、机会多，容易发现患者病情的变化，应积极向医生汇报病情并对诊治工作提出合理的建议和意见。医生也应该体贴护理人员、尊重护理人员的劳动。重视护理人员提出的建议和反映的情况，积极支持护理工作。

2. 分工负责，团结协作　医生负责疾病的诊断和治疗方案的制定；护士主要负责根据医嘱制定护理方案，观察病人病情变化、药物的治疗效果和不良反应等。医生制定治疗方案和护士护理工作中，要及时沟通信息，尽力为对方考虑。

3. 相互制约、彼此监督　为了防止发生差错事故，医护双方必须监督和约束对方的医疗护理行为。护士如果发现医嘱有误，应主动向医生提出并质疑医生；如果发现护士违反了诊疗护理规范常规也应及时制止。医生和护理人员在工作中会出现一些纰漏时，要注意善意地批评、帮助，而不能相互指责，更不能袖手旁观、幸灾乐祸。

三、护理人员与医院其他科室人员关系的伦理要求

在临床实践中护理人员还与医技人员，例如药剂师、影像人员、检验人员等关系密切、接触频繁，因此也要了解护理人员与医技人员的合作的道德规范。

1. 互相体谅、以诚相待　护理人员和医技人员是平等的、相互协作关系。护理人员与医技人员存在分工之差、岗位之别，在救治过程中会经常发生联系，彼此之间应畅通信息渠道，主动了解对方科室的工作性质及特点。在医疗实践中出现问题不应为工作衔接沟通上的问题而互相推诿塞责，而要及时查找问题，分析原因，补齐漏洞，共同为病人康复服务。

2. 团结协作、相互支持　护理人员要了解各医技科室工作的特点和规律，主动与有关医技科室人

员密切协作。医技科室人员也必须为诊疗护理，提供及时准确的依据，双方要团结互助，相互支持，共同为患者恢复健康服务。例如，护士要有计划地做好药品的统计和领取工作，以减少药剂人员不必要的劳动；药剂人员应及时地核对和发放护士申领的药品。护士应了解疾病的诊断与标本采集的要求，准确地采集标本，并及时送检；检验人员对采集到的标本，要按要求进行检查，并及时将检验结果传送到临床科室。护士应严格按照影像学的检查要求对病人进行准备，并提前与影像科室进行预约；影像人员应及时对病人进行检查，并将检查结果及时传送到临床科室。

目标检测

答案解析

一、选择题

1. 护患关系是护理人际关系中最核心最重要的关系是（　　）

    A. 护理人员与患者之间的关系

    B. 护理人员与其他医务人员之间的关系

    C. 护理人员与社会人员的关系

    D. 护理人员与患者家属之间的关系

2. 下列哪项不属于患者的道德权利（　　）

    A. 公平医疗权　　　　　　　　B. 知情同意权

    C. 自主选择权　　　　　　　　D. 特殊干涉权

3. 护士告诉患者做什么，患者就主动配合什么，这种主动性是以配合执行护理人员的意志为前提的护患关系模式是（　　）

    A. 主动—被动型　　　　　　　B. 指导—合作型

    C. 共同参与型　　　　　　　　D. 肯定—否定型

4. 从道德角度审视护患双方的权利与义务，以下哪项体现了护士的特殊干涉权（　　）

    A. 为保护患者隐私，单独为其定制护理服务

    B. 将病人的病情如实告知患者及患者家属

    C. 对可能造成他人伤害的发病期的精神病人采取暂时控制

    D. 护士因对医生开具的医嘱进行核对，发现有误及时与主治医师沟通

（5～6题共用题干）

据健康报报道，某患者做手术后（局麻）多次检查无出血、可说话和下地活动，但在术后近48小时的时候，在睡眠中死亡。家属检查病例认为是术后出血致气道堵塞死亡。专家鉴定认为局麻手术，术后已经恢复吞咽功能，声门无血块，不应该与术后出血有关，还应该与病人术后中枢性睡眠呼吸暂停有关。事后家属在复制病历过程中发现患者在凌晨5时左右死亡，而护士的体温单记录显示凌晨7时体温、脉搏、呼吸正常，所以认定医疗护理有问题，最后结论属一级医疗责任事故。

5. （多选）该案例中的护士违背哪项护理道德要求（　　）

    A. 钻研业务，提高水平　　B. 转变观念，全方位护理　　C. 敢当风险，勇于承担

    D. 尊重患者，一视同仁　　E. 高度认真负责

6. （多选）我们应该从这一案例本身吸取哪些教训（　　）

    A. 记录无小事，患者是大事

    B. 出现医疗事故后应及时销毁或杜撰医疗记录

    C. 以认真的态度对待工作，严格遵守救治流程

    D. 提高业务能力，彻底杜绝此类事件的再发生

二、简答题

1. 简述患者的权利。

2. 简述护际关系的涵义。

三、护理职业角色训练

（一）角色训练案例参考

    小蔡大学毕业后通过了异地某医院急诊科的护士招聘，上班头一天遇到一奶奶带着智力发展迟缓的孙子到急诊科就诊。经医生诊断后需要打针，小蔡在打针的时候因为紧张出现了皮下渗液。患儿奶奶十分焦急找小蔡询问，经过解释后仍怀疑小蔡的技能水平，并说要去投诉小蔡。

（二）角色训练目标

1. 理解护患关系的实质。

2. 感受护患双方在案例中的权利与义务。

3. 培养护士与其它医务人员之间的合作关系。

（三）角色训练计划

1. 做好小组分工，每组人员不超过十人。

2. 完善职业角色训练脚本，每组需提供一个可供训练的脚本。在此基础上教师将收集的脚本随机再分发至每个小组。

3. 以视频拍摄的方式呈现本次职业角色训练，时长不超过 8 分钟。

4. 一个教学班中的每个小组推选一人组成评委团，对所有小组的角色训练进行打分。

（蔡文华）

书网融合……

本章小结   题库

第五章　临床护理伦理

PPT

◎ 学习目标

知识目标：

通过本章学习，重点掌握基础护理、整体护理、门诊护理、急诊护理、手术护理、安宁疗护、精神疾病患者、传染病患者、老年患者、妇幼患者护理的伦理规范。

能力目标：

能正确运用相应伦理规范对患者进行基础护理、整体护理、专科护理、临终护理。具有临床工作中正确运用护理伦理规范的能力，能合理化解护患矛盾、融洽护患关系。

思政目标：

熟悉基础护理及临床各科护理伦理规范的特点，树立爱岗敬业的工匠精神。

临床护理是护理工作的重要部分，临床护理工作水平的高低直接影响着护理工作的质量，关系着患者的健康利益。临床护理伦理是与临床护理工作密切相关的一系列伦理原则、规范和范畴的总和。临床护理伦理包括基础护理伦理、整体护理伦理、专科护理及特殊护理伦理。在临床护理工作中，护理人员要以患者为中心，遵循基本的伦理原则，具有高度的责任感，尽到保护生命、减轻痛苦、增进健康、恢复健康的职责。

》 情境导入

情境描述　王某，男，30岁，有一定医学知识，因牙疼到口腔门诊就诊。医生诊断为第三恒磨牙（俗称智齿）生长畸形，建议行门诊智齿拔除术。护士为其做麻醉用药准备，拟进行普鲁卡因药物过敏试验。王某嫌麻烦，说"我经常和麻醉药打交道，这个药过敏的概率非常小，不用做过敏试验，不会出问题的，如果出了问题由我自己负责"。于是王某未做药物过敏试验就直接用药。注射完麻醉药几分钟后，王某直接在治疗椅上晕倒，后经抢救恢复了意识。

讨论　如果您是案例中的护士，遇到不配合治疗的患者应该如何做呢？我们医护人员应从该案中吸取什么教训？

第一节　基础护理伦理

一、基础护理的概念

基础护理是运用护理学的基本理论、基本知识和基本技能，结合患者身心特点和治疗康复的要求，满足患者基本需要的一系列护理活动。包括生活护理、饮食护理、病情观察、排泄护理、药物疗法、护理文件记录等。基础护理工作是日常护理工作的主体，是各专科护理的基础与保证。

二、基础护理的特点

（一）常规性

基础护理是护理工作中具有共性的、最基本的技术与生活服务，多是常规性工作。在时间安排上常有明确要求，其操作方法有严格的程序和规范。如晨、晚间护理，各种标本采集，体温、脉搏、呼吸、血压的测量，发药、注射、输液等操作均有时效性。需要按照一定的时间顺序和规律，周而复始地进行。基础护理工作一般用常规或制度的形式固定下来，如查对制度、交接班制度、消毒隔离制度、探视制度等。可按时、按周或按月实施，保证日常护理工作有条不紊地运行，保证患者基本需要的满足。

（二）持续性

基础护理以满足患者的生理、心理、治疗的需要为目标。只有对患者进行持续的观察和评估，才能掌握动态变化情况，获得完整而准确的信息。护士必须连续不断观察，密切监测，在病情变化时及时向医生报告，并有针对性地采取护理措施。同时，通过实时观察与记录、交接班制度，便于医护持续了解患者的整体情况，保障患者得到连续的治疗和护理。

（三）协调性

患者所获得的医疗、护理照顾是整体性的，它需要医疗保健系统中所有成员密切配合、相互支持才能完成。在日常基础护理工作中，护士与患者、家属、医生、营养师、医技人员等各部门人员间有直接而频繁的接触，需要相互协调、彼此配合。在此过程中，护士有责任维持有效的沟通，协调与医生、后勤、医技等部门的工作，以保证护理工作能够有序、高效、顺利进行。如医疗计划、医嘱的落实及各种检查，需要护士与其他医护人员共同协作才能完成。

（四）科学性

基础护理工作内容虽然繁琐，但其本质却有着极强的逻辑性和科学性。护理服务对象是人，人体的功能与生化代谢有一定的规律可循，也有个体差异和自身特点。因此，护士应认识和相信基础护理的科学性。在护理过程中，收集获取患者相关的生理、心理、社会等多方面信息，才能更好地了解患者，并以科学理论为依据，充分灵活应用医学理论和基础护理知识应对各种疾病，为其提供个性化的优质护理服务。避免护理措施的机械性和盲目性带给患者的伤害。如根据不同病情合理安置体位，针对不同患者的疾病特点明确病情观察的重点与细节，即使是生活护理也不同于一般的生活照顾，而是根据病种、病情的不同，提供特定的措施以满足不同患者的基本需要。

三、基础护理的伦理规范

（一）爱岗敬业，乐于奉献

基础护理虽不像有些工作一样能展示出辉煌业绩，但是它却是一项人道的、有价值的科学性劳动，基础护理在对病房诊疗工作的顺利进行、保障患者生命安全、促进患者健康方面具有重要意义。基础护理工作几乎占护士每天工作量的50%以上，工作平凡、琐碎、繁重。因此，护理人员必须充分认识基础护理的意义，自觉抵制社会的偏见，提高专业自信和职业自豪感，坚定职业信念、爱岗敬业、恪尽职守、自觉奉献。基础护理工作不能让毫无专业知识的家属或者陪护替代护士来完成。面对工作的艰辛，甚至有时的不被理解，面对患者排泄物、呕吐物、异常气味等不适，不能仅限于完成任务，更不能应付了事。我们应一切从患者的需要出发，任劳任怨，提供全面周到的护理，为患者创造安全、舒适的休养环境。例如，为大便失禁患者清理粪便的同时，还应细心观察患者粪便的情况，从而判断患者消化系统的功能。只有在对护理专业，对工作岗位正确认识的前提下，护理人员才会认真负责地实施基础护理，在平凡的细微之处为患者的健康默默奉献。

（二）平等尊重，理解关爱

在基础护理工作中，护士要平等对待每一位患者，尊重患者，维护其生命尊严。要培养同理心，想患者之所想，一切从患者利益出发。要理解疾病给患者带来的困难和烦恼，主动关心、帮助患者，让患者得到优质的护理服务。如因疾病影响导致自理能力下降的患者，不能满足自身生活需要，容易出现自尊受损、情绪低落等心理和情绪问题。对此，护士更应理解和尊重患者，通过细心观察了解患者需要，主动为患者提供支持性护理服务。对行动缓慢、反应迟钝的患者，护理人员在照护中应更有耐心。另外，对昏迷患者，也不能忽略其生命尊严，要做好隐私保护和护理操作中的解释沟通。

（三）审慎细心，一丝不苟

基础护理工作内容多是常规工作，内容多，要求高，涉及面广。基础护理质量直接关系患者的健康与生活质量。因此，要求护理人员必须具有严谨的科学态度、严肃的工作作风，严格遵守护理工作规程，认真执行查对制度，必须细心审慎，一丝不苟地对待每项工作。要将患者安危放在心上，时刻提醒自己患者生命无小事，切忌草率行事、无视规章制度、机械执行医嘱。由于基础护理工作有常规性、周期性的特点，有时某项操作会重复多次，个别护士可能因熟悉而疏忽、因反复操作而懈怠，甚至为节省时间而投机取巧，将操作规程随意简化，这就为护理差错事故埋下了隐患，会危及患者生命安全，损害患者权益。护理工作关系到患者的生命安危，安全是人的基本需要，也是护理工作的基本需要。每个护士都应自觉地意识到自己的行为对患者、对社会所负的伦理责任，必须对患者的健康、安全和生命高度负责。如果护士工作疏忽大意，不认真履行职责，不认真执行各项规章制度和操作规程，就会增加患者痛苦，增加患者的经济负担，甚至危及患者生命安全。因此，护理人员要以高度负责的态度，落实各项基础护理工作，防止和杜绝差错事故的发生。如在病情观察中，不放过任何有疑义的发现；在药物治疗时，严格地执行"三查八对"，防止"发错药""打错针"。

（四）刻苦钻研，不断进取

随着医学模式的转变、护理科学的发展，人们对健康的要求不断提高，护理工作从单纯的疾病护理转变为对患者的整体护理，从对个体的护理扩大到整个社会人群的保健护理。基础护理的内容和标准在不断变化，而循证护理的发展也促进了基础护理的知识和技能的不断完善。因此，护士要具备扎实全面的护理理论知识和技能，了解医学及护理学的新进展，具备不断更新知识的能力，要密切关注新理论、新技能的应用。这就需要护士树立终身学习的理念，提高自我学习的能力，养成终身学习的习惯，不断提升自身综合素质和业务能力。刻苦钻研业务，使自己的专业技能不断更新，以适应现代护理工作的发展。护士更应该在日常工作中，善于发现问题，勇于改革，为患者提供更舒适、更经济、更有效的基础护理措施，以促进患者康复。不断改进基础护理操作器具，进行技术革新，从而进一步减轻护士工作负荷、减少劳动损伤，维护护士自身健康。

（五）团结协作，友爱互助

促进患者健康是医护人员的共同目标。护理工作是一项复杂性及协调性较强的工作，为达到治病救人的目的，医护之间必须团结协作、友爱互助。在基础护理工作中，护士密切接触患者，可获得与患者相关的第一手资料，对于指导治疗有着积极的作用。为了恢复患者的健康，护士之间，护士与医生、医技人员、后勤人员、行政管理人员之间，要相互尊重、互相支持、密切配合，协同一致地完成各项医疗护理任务。护理人员要敢于提出自己的见解，避免过分依赖医生而使工作处于被动。在处理与其他医务人员的关系中，不能以自我为中心，应秉承相互理解、互助互利的原则。同事间不可互相诋毁、造谣诽谤。遇到意见不合，应以事实为依据，敢于指出同事的不足或错误，面对同事的忠告或批评，则应虚心接受，认真自省。在为患者提供健康服务的过程中，要学会关心周围的工作伙伴，采取积极主动的态度，强化团结合作意识，营造友爱互助的工作氛围，紧密协作。例如，在处理各项医嘱时，应两人核对，确认无误方可执行。要及时将收集到的患者资料、病情变化情况反馈给医生，协助医生的诊断与治疗。

第二节　整体护理伦理

一、整体护理的概念

整体护理是一种护理行为的指导思想或称护理观念。整体护理是以现代护理观为指导，以护理程序为核心，将临床护理和护理管理的各个环节系统化的工作模式。是以护理对象为中心，将护理对象视为生物、心理、社会多因素构成的开放性有机整体，根据护理对象的需求和特点，提供生理、心理、社会、文化、精神等全面地帮助和照护，解决护理对象现存或潜在的健康问题，达到恢复和增进健康为目标的最佳护理观念和护理实践活动。

二、整体护理的特点

1. 系统性　整体护理是一个系统化体系，要求用系统的观念来看待护理的各个要素。其内容包括：护士职责与评价、护理计划、教育计划，护理文件书写及护理品质保证等。这些内容皆以护理程序为框架，环环相扣，整体协调一致，以确保护理服务水平的全面提高。

2. 整体性　整体护理对象是人。人是一个有生理、心理、社会、文化、精神等多方面需求的整体，护理工作要按护理程序对护理对象开展全面整体的照护，包括入院到出院这一连续的整个过程。整体护理需要护理临床、护理管理、护理科研、护理教育等各个环节的统筹配合，提高护理的整体水平。

3. 全面性　整体护理护理工作贯彻于人的生命周期全过程，人的健康疾病全过程。不仅指个体、也指家庭、社区、社会的群体。护士要对护理对象进行全面评估、分析现存或潜在的护理问题，制定周密细致的护理计划，落实护理措施，满足护理对象生理、心理、社会各方面的需求，实现预期护理目标。

4. 专业性　整体护理运用护理程序的科学工作方法进行护理。通过评估、诊断、计划、实施、评价五个步骤实施，使护理工作按照标准化、规范化的步骤程序运行。从根本上改变了过去被动执行医嘱的局面，并且通过护理诊断与护理计划让护士有了明确的方向和目标，发挥了护理工作的独立性和主动性，充分展示了护理的专业性，提高了护理的自身价值，推动了护理事业的发展。

三、整体护理的伦理规范

整体护理是以护理对象为中心，用系统的、整体的方法来进行护理临床实践、管理和教育。为此，对整体护理提出以下伦理要求。

1. 转变观念，以人为本　"以人为本""以健康为中心"的现代护理观念是整体护理的核心思想。护理人员应打破传统的以疾病为中心的护理观念与护理模式。一切从护理对象的利益出发，为其提供全方位的优质护理服务，以促进人的健康水平提高。

2. 统筹资源，整体意识　整体护理的开展要求护理人员必须具有整体意识。要能看到人的整体性，看到护理工作的整体性。应从多维度看待护理对象，从生理、心理、社会等多方面、多层次去考虑护理对象的健康需求。提供的护理措施也需根据护理对象的具体需要，统筹协调整合各种资源，开展护理干预。同时，整体护理的开展，要求护理管理者也具有以护理对象为中心的思想，一切管理手段和管理行为均应以增进护理对象的健康为目的，对护士的服务状态进行不断地监督和改进，评价护理对象的需要是否达到了最大限度的满足。因此，它可以从整体上提高护理水平。

3. 分析差异，体现个性化　人的疾病和健康存在个体差异，整体护理要求为护理对象提供个体性、整体性、连续性的护理服务。需要护士对患者进行全面评估，分析影响护理对象健康的生理、心理、社会各因素，根据护理对象的需要，制定有针对性的、个性化的、被护理对象接受的护理计划，达到理想的护理效果。

4. 主动思考，承担责任　在整体护理中，医生和护士从不同的角度为患者服务。护士运用护理程序的方法开展工作，使护理工作摆脱对医嘱的依赖，走向独立。护士的职责范围得到扩展和延伸。为完成减轻痛苦、恢复健康、预防疾病、促进健康的护理任务，护士需要密切接触患者，全面评估患者情况，在此基础上做出护理诊断，针对护理诊断制定护理计划，按制定的护理计划实施有关的护理措施，并作好护理记录，最后做出护理效果的评价。以上过程均需要护士独立主动思考，自觉承担责任。护士与医生是合作伙伴，各有职责，通过医护密切合作，从而实现整体护理赋予护士的权利和责任。

5. 刻苦钻研，努力进取　整体护理使护理工作的重点从以疾病为中心的护理转向以人的健康为中心的护理，充实了关于人的心理、社会、行为、伦理、道德的内容；服务范围拓宽到以人为中心地对身、心、社会等实施全方位的护理。整体护理要求护士要全面、系统地了解护理对象的整体状况。护士的角色不仅是照顾者，还应是教育者、咨询者、研究者、管理者和患者的代言人，这要求护士不仅具有对疾病护理的能力，而且还应具有社会、人文科学知识与沟通交流技巧等。这一切都需要护士刻苦钻研、努力进取，终身学习，不断丰富完善自己的知识结构，培养自己的观察、表达、分析和解决问题的能力，提升自我专业水平和道德修养，为建立适合我国国情的整体护理工作模式而努力。

四、整体护理的伦理意义

1. 彰显护理工作独特价值　整体护理运用科学的工作方法、护理程序为护理对象解决健康问题，护士主动性、积极性和潜能得到充分发挥。不再是被动地执行医嘱和盲目完成护理操作，代之以全面评估、科学决策、系统实施、和谐沟通、客观评价的主动调控过程。使护士由医生的助手转变为合作者。护士运用评判性、创造性思维，科学确认问题和解决问题，为患者提供优质的护理服务，充分显示了护理专业的独立性和护士的自身价值。

2. 促进护理事业水平提高　整体护理明确了护理工作的方向和目标。护士每天都在为护理对象解决问题，每一项护理工作都依据护理程序的科学方法。整体护理最大限度地发挥护士的潜能和创造性，突出了护理的科学性与独立性，使我国护理工作进入科学发展的轨道。整体护理对营造护理专业学术气氛、发展护理专业队伍、完善学科体系、推动我国护理事业的发展、促进我国护理整体水平的提高都将有现实和深远的意义。

第三节　专科护理伦理

专科护理工作是临床护理工作的重要组成部分，直接影响医院的整体医疗水平。因此，护士要能根据各专科特点，运用扎实的专科理论知识及熟练的专科操作技能，仔细观察、独立判断、及时报告、有效应对各种情况，确保患者得到周密、稳妥的护理；要有认真负责和"慎独"的工作作风以及爱护、关心患者的良好的职业素养。

一、门诊护理伦理

门诊是患者到医院就诊首先要去的场所，是医院面向社会的窗口，也是医护工作的第一线。门诊护士承担着咨询、导诊、分诊、抽血、注射、体检、治疗等工作。门诊的护理工作能否给来院就诊的人留下良好的第一印象，会直接影响医院在广大民众心目中的形象，也会对医患、护患关系的和谐起到重要甚至决定作用。门诊的护理服务水平体现了医院护理工作的整体质量，门诊护理人员良好的职业伦理修养，是维护医院声誉、提高护理服务质量的保障，对维护患者的生命安全具有积极的意义。

（一）门诊护理工作的特点

1. 管理任务繁重 门诊是防治常见病、多发病的窗口。门诊是患者就医最集中的地方。大量的初诊、复诊患者和陪诊人员聚集，造成门诊拥挤、嘈杂，这对门诊护理人员的管理工作造成很大压力。为了保证患者能够及时有序就诊，缩短患者候诊时间，满足患者的就诊需求，保证门诊的整体协调环境和有序就诊状态，门诊护士需要做好分诊、检诊、巡诊，引导患者去化验、功能检查、取药、治疗及处置等，门诊护理人员承担着繁重的管理任务。

2. 易发生交叉感染 门诊人员密集，流动性大，场地拥挤易造成空气污浊。患者诊疗时间短，病情各异，各种急慢性传染病患者及带菌者在就诊前难以及时鉴别和隔离，他们混杂在其他疾病患者群中，很容易导致病原微生物的传播，发生交叉感染。因此，门诊预防医院内感染的难度大。

3. 服务性、协作性强 门诊护理需要满足患者多样化、差异化的就诊需求，需要护士运用专业知识、技术快速解决实际问题。虽然也有治疗工作，但更多的是服务性工作，如做好患者的问询、挂号、候诊、接诊、诊治、记账、收费等工作，需要统筹协调才能为就诊者提供周到服务。门诊的诊疗任务是由多科室、多专业医务人员共同协作完成。如果协调不好，容易出现相互埋怨、相互推诿的情况，致使患者疲于奔波，影响诊治。

4. 易产生护患、医患矛盾 由于门诊患者多，医护人员诊治工作繁忙。每个患者都希望能尽快得到诊治，在候诊时容易出现焦急、烦躁等心理，加之患者生病后比较脆弱，对医护人员的语言、态度会比较敏感。此时如果护理人员态度冷漠、语言生硬、安排就诊不当、服务不到位，就很容易产生护患矛盾，妨碍正常诊治工作的进行。

（二）门诊护理的伦理要求

1. 热情服务，高度负责 尽管来门诊就诊的患者病情各不相同，但他们都有一个共同的心愿，就是渴望得到医护人员热情帮助，希望尽快解除病痛恢复健康。因此，门诊护理人员要充分理解、同情患者，应主动、热情地接待患者，帮助患者，尽量减轻患者的陌生感和体力上的劳累。其次，护士必须对就诊患者的生命和健康高度负责。护士应该认真观察患者情况，主动询问就诊目的和症状，根据病情做好预检分诊。对不熟悉医院环境和就医程序的初次就诊患者，应仔细介绍门诊的环境和布局、有关的规章制度。按挂号顺序让候诊患者进入诊室，对于危重、老年、残疾、儿童患者等，在适当情况下可以优先安排就诊，避免发生意外。要细心做好诊查前的各种准备，尽量缩短患者候诊时间。根据患者的病种、病情安排相应的医生诊治，尽量满足患者对诊治的要求，增加患者对护士的信任度。对需要做化验、预约检查、特殊治疗的患者，要细致地解释目的、方法和注意事项，便于患者就诊。

2. 技术过硬，作风严谨 门诊患者病种多样，病情变化快，大部分患者是随来随治随走，护理人员观察患者的时间有限，很难像在病房里一样进行全面细致的评估，门诊护士需要有扎实过硬的技术本领，应对所有科室的护理知识和技能都有所了解和掌握，能对患者情况快速做出反应和判断。在治疗护理中，门诊护士必须实事求是，作风严谨，准确无误。对可疑病情、不良反应和意外情况绝不能轻易放过，要仔细观察，做到一丝不苟、严肃谨慎、精益求精，并坚持治疗护理的科学性，保证患者的生命安全。如做皮试时，对皮试结果不确定，要及时向有经验的老师求教，或作对比试验，不能草率做出判断，因为草率判定阳性，意味着患者将不能用此药，而轻易否定又可能导致患者出现过敏反应。护理工作中的任何疏忽大意，都可能给患者带来伤害甚至危及患者生命安全。门诊患者一旦离开医院，所造成的损害就很难挽回，其社会影响更为恶劣。因此，护理工作要十分谨慎，不能有任何粗心大意。

3. 尊重体贴，一视同仁　对患者的尊重是一切护理活动的出发点。门诊护士要尊重每一位患者及其家属。不管患什么疾病，也不管其职位高低、经济好坏、相貌美丑，都要一视同仁地对待。尊重患者要做到文明礼貌服务，举止端庄、语言文明、态度和蔼。要坚持做到"五不讲"，即嘲讽患者的话不讲，庸俗粗鲁的话不讲，埋怨、指责患者的话不讲，伤害患者的话不讲，有损职业形象的话不讲。门诊患者尚未得到系统诊治，病痛在身，门诊护士加强对他们的关心体贴，做好人文关怀，能消除患者的紧张和恐惧，感受到温暖，得到心理安慰。比如，在为患者进行治疗或查体时应屏退无关人员，避免过度暴露患者的身体，保护好患者隐私。也可充分利用候诊时间，做好健康宣传教育，提高患者的自我保健能力，养成自觉的健康行为。

4. 环境舒适，秩序良好　门诊环境布局以方便患者为宗旨，要有利于诊疗工作的顺利开展。门诊环境整洁、舒适、安全、标识清晰，门诊秩序规范，可使患者及医护人员情绪稳定，提高诊疗护理效果。在创造良好就诊环境过程中，护士肩负重要责任。护士应进行来诊者进行有序引导与管理，宣传就诊的规范及要求，维持良好就诊秩序。另外，门诊护理人员应树立医院感染防控意识，认真做好消毒隔离工作，做好传染病患者或疑似传染病患者的管理，减少医院内感染的发生。

5. 团结协作，有效沟通　门诊是一个系统工程，患者就诊过程中的各个部门应加强信息沟通，需要彼此信任、相互支持。门诊护士在此过程中起到重要协调作用。因此，门诊护士要树立全局意识，责任意识，加强团结协作，进行有效交流沟通，促进门诊工作的高效运行。如遇特殊情况，需要调整候诊顺序时，门诊护士需要做好其他候诊患者的解释沟通工作，取得他们的理解配合。对不良情绪的患者加强心理疏导，提供热心、耐心、细致和周到的服务，以减少冲突及纠纷。

二、急诊护理伦理

急诊是医院诊治突发疾病、意外伤害的急危症患者的场所，是抢救患者生命的第一线。急诊护理人员必须责任心强，具有救死扶伤的高尚伦理品质，具备各种急诊抢救知识和经验，技术熟练、动作敏捷。要有"急而不躁""忙而不乱"的工作作风。

（一）急诊护理的特点

1. 随机性大　急诊患者发病突然，随机性大。患者就诊时间、人数、病种、病情严重程度均难以预料，急诊护士需要时常处于"备战"状态。随时做好思想、业务、急救设备和抢救药品、呼叫系统的准备。有工作预案，随时准备应对任何情况下的急救需要。

2. 时间性强　急诊患者起病急、病情凶险、发展迅速，时间紧迫。对危重症患者不能按部就班地进行问诊、体格检查等，需要立即处理和救治，尽量缩短从接诊到抢救的时间。一旦延误时机，常常意味着患者可能失去生存机会。急诊工作突出一个"急"字，因此，护理人员必须与时间赛跑，配合医生，争分夺秒、全力以赴地挽救患者的生命。

3. 风险性大　急诊患者病种复杂，往往涉及临床各科疾病，病情多变，预后未知，医护人员所承担的风险大。因此，急诊护士要有丰富的临床经验，准确的鉴别能力，及时通知相关科室的医生进行诊治与抢救。

4. 协作性强　急诊患者病情复杂，常涉及多个器官病变，需要多个学科专业的医务人员协同抢救，急诊工作需要有高效的组织和协作机制。护士在医生到达之前，需要细心观察患者的病情变化，为医生诊治提供依据，同时做好必要的抢救准备。对某些病情紧急的患者，如急性中毒、大出血、心跳呼吸骤停等患者，护理人员应主动、及时进行急救处置，如止血、包扎、测血压、开通静脉通路、血型交叉检验、配血、吸氧、吸痰、心肺复苏等，以免贻误救治时机，丧失抢救机会。在医生到达后，应机敏镇定、密切配合、开展抢救。

（二）急诊护理的伦理要求

1. 急患者所急的时间观 急诊护理人员要树立"时间就是生命"和"抢救就是命令"的观念，做到急患者之所急，想家属之所想，尽量缩短从接诊到抢救的时间，全力以赴地抢救生命，挽救患者于危急之中。急诊护理人员的冷静、敏捷、果断的工作状态可以使患者和家属产生信任感和安全感。

2. 救死扶伤的人道主义精神 在患者病情危急、医生不在场的情况下，急诊护士应本着生命至上的救护原则立即实施必要的紧急救护。对急诊中的"三无患者"（无家属、无陪伴、无钱），要以救死扶伤的深厚同情心，沉着、冷静、迅速做出判断，急诊护士要负责协调就诊过程中的一切需要。对自杀患者不可责怪、怠慢，以最佳的抢救护理方案进行救护，要为其隐私保密，帮助摆脱悲观厌世情绪，重树生活信心。

3. 对生命负责，公正慎独 急诊护士应本着对生命负责的态度，不轻易放弃救治任何一个患者。要不计个人得失，勇于承担风险责任，千方百计抢救生命。对家属不在场、意识不清的患者，要有慎独精神，抢救后及时详细地做好抢救记录。遇有法律纠纷、刑事案件、交通事故等，护士应真实客观、公正地向保卫部门或公安部门反映病情，并以正确的态度对待他们。对急诊工作的薄弱环节，如交接班、下半夜值班、节假日等时段，应加强责任心，严格遵守工作制度及操作规范。

4. 协调应变，团结配合 面对病情复杂，需要多学科协作诊治的患者，急诊护士要有较强的应变能力，应迅速通知相关专家会诊。遇到意外灾害突发事故需要抢救大量伤病员，应立即通知护士长及相关科室。护士要能吃苦耐劳，为医生抢救创造条件。护士要配合其他医务人员的工作，相互理解，相互支持，共同担负起抢救重任。

三、手术护理伦理

手术是治疗疾病的重要手段之一，是外科治疗过程的中心环节，手术虽然疗效快、根治性强，但也伴随有损伤性与风险性大的不足。患者选择手术治疗，多是因疾病威胁下的迫不得已。因此，在为手术患者提供护理时，需要严谨的科学态度、扎实过硬的技术、崇高的道德修养，最大限度地维护患者的利益、尊严、隐私，保证安全。

（一）手术护理的特点

1. 严谨性 手术是"有创性"的治疗手段，医护人员必须在最优化原则的指导下，根据患者情况，综合考虑，权衡得失。一旦出现失误则损伤不可逆转。所以手术室护理人员必须严格遵循各项规章制度。如严格的术前护理准备要求、严格的查对、交接制度；术中严格的分工职责和操作要求，严谨的消毒隔离管理、无菌技术操作规范；术后严密的观察护理制度等。手术相关人员要认真执行，相互监督，以确保手术的成功和患者的安全。

2. 风险性 手术具有损伤性、危险性的特点，手术的成败与否直接关系患者安危及病情的恢复。但由于人体结构的复杂性和差异性，易出现不可控的意外情况，使手术治疗相比其他治疗方法有更大的风险性。这种风险贯穿于手术中护理配合、处置各环节和手术后护理全过程。就要求护士深入钻研业务，积极控制手术风险，最大限度地降低手术对病人的创伤。

3. 协作性 手术的全过程需要护理人员、麻醉师、医生及后勤工作人员的密切配合、彼此协作，才能顺利完成，取得成功。在手术过程中，护理人员与医生、麻醉师是彼此配合、相互协作的伙伴关系，同医生一样肩负着保证病人生命安危的重大责任。同时，在保障手术室正常运转中也起到重要协调作用。

4. 衔接性 手术护理包括手术前、手术中和手术后三个阶段，每个阶段的护理都由不同的护理人员担任，护理分工也各有不同。在不同阶段的辗转和交替工作过程中，通过交接班方式使患者得到连续护理。其护士要主动了解患者的基本情况、治疗与手术方案以及三个阶段的病情变化，特别强调在围绕手术期各阶段交替时的护理衔接。

（二）手术护理的伦理要求

1. 心理护理，消除顾虑 手术既是一个治疗过程，也是一个创伤过程，手术虽可以解除病痛折磨，但也会给患者带来疼痛和身体伤害。多数患者对手术治疗手段不够了解，常会产生心理紧张、焦虑、恐惧等不良情绪。护士应主动关心体谅患者。在术前主动与患者及家属沟通，了解他们的顾虑；耐心细致地帮助患者了解手术方案，使患者明白手术的必要性；解答患者的疑虑，安抚患者的情绪，减轻患者的心理负担，指导患者进行放松训练，帮助患者以良好心态接受手术。

2. 知情同意，手续完备 知情同意是患者的权利，告知是医务人员的义务。《医院工作制度》规定："施行手术前必须取得患者同意，向患者家属征求意见并签字同意（体表手术可以不签字），紧急手术来不及征得家属或单位同意时，由主治医师签字，经科主任或院长、业务副院长批准执行。"护士应协助医生做好与患者及家属的沟通，耐心地告知手术的过程和手术中与医护人员配合的方法，以保证患者正确配合手术。如医护人员通过术前访视向患者说明麻醉的情况和操作过程，使患者大致了解麻醉方式和过程，可以减少由于对麻醉不了解而产生的恐惧心理，并积极配合。当需签署知情同意书时，护士应配合医生客观、细致地向其进行说明，履行告知义务。需要注意的是，患者及家属有权决定同意或者不同意手术。手术切除的组织或器官等应征求病人意见，同意后进行处理。

3. 优化环境，准备周全 对择期手术的患者，术前需要创造一个安静、整洁、舒适的环境，良好的休息是手术顺利开展的必要条件。护理人员应严格按照规程，做好术前准备工作。如认真做好胃肠道准备、皮肤准备、清洁身体、更换清洁衣裤、遵医嘱术前用药，并做好护理记录等。手术室的环境要求严格遵循无菌技术规范，确保环境及物品的消毒灭菌效果符合要求。准备好手术时所需的药品、耗材、手术器械等；抢救药品准备齐全，存放位置固定、标签清晰；确保各种仪器的性能完好；调试好手术台体位支架和灯光等。手术室内环境整洁安静，温度、湿度适宜等。

4. 认真查对，仔细交接 为确保患者的手术安全，在转运患者过程中，在手术各环节，护士均应严格执行查对制度，并做好记录。患者前往手术室时，护士应认真仔细核对患者的姓名、性别、科室、手术诊断、手术名称、手术部位、血型、所需物品。到达手术室后，应再次核对患者的信息，杜绝"开错刀""输错血"等差错事故的发生，保障手术安全。各种手术用物在手术前后均需双人核对，并按要求清点数量以保证前后一致，防止遗留患者体内带来伤害。手术标本要按照规定及时送检。术后返回病房应仔细交接患者病情与物品。任何环节出现疑点都要及时报告，不能存在侥幸心理，更不能故意隐瞒。

5. 安全肃静，体恤患者 手术环境安全是手术中护理伦理要求的重要内容，也是手术顺利进行的前提条件。护理人员应做好手术室的管理工作。在手术室环境安全方面，制定并遵守手术室更衣（鞋）制度、无菌操作技术规程，并严格监督其他医务人员执行；应体恤患者，保持手术室的肃静，减少对患者的不良刺激。医护人员在手术过程中，不谈论与手术无关的话题，不在手术间大声谈笑或窃窃私语议论患者的病情或个人隐私。另外，患者进入手术室后心理紧张会进一步加剧。如对全麻后意识丧失的无助感，术中裸露身体的羞涩感，肢体固定约束的恐惧感。护理人员应理解患者的感受并解释清楚，保护患者的自尊心，陪伴在患者身边，给予关爱。如简单地介绍手术室环境，搀扶患者上手术台，严格按照手术要求暴露手术部位，并注意保暖，握住患者的手给予心理支持等。

6. 密切配合，操作娴熟 手术是由团队成员团结协作完成的，护理人员要从患者的利益出发，一切服从手术全局的需要，与手术团队成员间通力合作。因此，护士要与其他医务人员互相尊重、互相支持和密切配合。手术过程中护理人员要熟知手术的步骤和护理配合的要求，做到技术熟练、反应灵敏、沉着冷静、果断细致。配合手术要全神贯注，传递器械要眼明手快、动作轻稳、准确无误。

7. 理解家属，耐心答疑 患者进入手术室后，患者家属也在为患者担心，急于了解手术进展和结果。护理人员要充分理解患者家属的焦急心情，不可冷语相向，要态度和蔼，耐心回答家属提出的问题，及时向患者家属通报手术进展，解除他们的忧虑和不安。手术中遇到问题更要及时与家属联系，协助医生做好知情同意告知工作。对家属提出的违背技术常规的不合理要求，应予以拒绝并能加以解释。手术结束后，应主动将手术结果、后续注意事项告知患者家属。

8. 严密观察，勤于护理 患者手术后需对其进行术后护理，护士要备好麻醉床，准备好必要的药品和器械等。术后严密监测患者的生命体征，及时准确执行术后医嘱，保持呼吸道通畅，引流通畅，观察手术创口渗血情况，有无休克、内出血等现象，发现异常应及时报告医生，并协助做好紧急处理，尽量减少术后可能发生的意外，确保手术成功。

9. 减少痛苦，促进康复 手术后的伤口疼痛、身上的各种导管以及活动、饮食受限等给患者造成很大痛苦，有的患者还会因手术失去某些生理功能而产生焦虑、忧郁等心理问题。护理人员应体察和理解患者的心情，给予有效的心理护理，从细微处关心体贴患者，减轻身心痛苦。如及时镇痛，协助翻身以及早日下床活动，防止压疮、肺部感染、血栓形成等。对手术创伤大，躯体残缺的患者，应关注他们的心理，引导正确对待伤残。在病情允许的情况下，鼓励患者自我护理，协助患者逐渐恢复自理能力，并向患者及家属介绍康复训练的知识，鼓励适度锻炼，增强康复信心。

第四节　特殊护理伦理

特殊患者包括精神病患者、传染病患者、老年患者、妇幼患者等群体。这些人或者缺乏自我保护能力，或社会地位低，容易受到歧视和不公平对待，易受伤害。因此护理这些患者难度高、责任大，需要有良好的专业素养和遵循相应的护理伦理规范。

一、精神病患者护理的伦理

精神疾病是大脑功能紊乱所致，患者在认知、情感、意志、行为等方面表现异常。精神病患者常有不同程度的自知力、自制力、自理能力缺陷，往往对自己的精神症状丧失判断力，常否认疾病，甚至拒绝治疗及有异常行为等。因此，精神疾病患者护理难度大，不但需要较高的护理技巧，而且护士的伦理道德修养提出了更高要求。

（一）精神病患者的护理特点

1. 病房管理复杂 由于精神疾病患者在发病期间出现人格障碍或缺乏自知力和自制力，其思想、感情和行为常常超出一般人的行为规范，常会在不理智的情况下做出一些病态的举动。尤其是精神分裂症、躁狂症患者，随时都有可能出现冲动伤人、自残、毁物的情况，严重危及患者及护士的人身安全，影响社会安宁。还有的患者生活不能自理或没有自我保护意识，这些都给病房管理增加了难度。

2. 护理难度大 精神疾病与躯体疾病不同，患者主要表现为心理状态紊乱，难以理解客观事物，自知力差，难以正确诉说病情。他们大多数不承认自己患有精神病，很多患者是被家人诱导、哄骗、强行送医，抵触情绪很大。由于精神疾病影响导致自理能力下降或缺失，或由于受妄想、幻觉的支配，拒绝配合诊疗等，患者不合作的行为给护理工作的开展带来困难。

3. 治疗效果反复　精神疾病病程长，治愈难，易反复。精神疾病患者在发病期间，主要靠药物控制病情，待症状缓解后逐渐减量并辅以心理治疗。患者容易失去生活的动力，对治疗信心不足。由于精神病发病机制尚不明确，在治疗和护理上如何增进疗效并避免药物的毒副反应，是摆在医护人员面前的一个难题。

（二）精神病患者的护理伦理要求

1. 尊重人格，理解包容　尊重患者的人格和权利，对护理精神疾病患者具有特别重要的意义。精神疾病患者常受到社会的歧视与偏见。护士应充分理解关心精神疾病患者所承受的痛苦，给予更多的理解与包容。一个人生病是不幸的，而患了精神病尤其不幸。因为一个人精神伤残的后果，要比躯体伤残更为悲惨，不仅无法正常学习和工作，还会因疾病丧失人格。护理人员要正确认识精神疾病所造成的异常行为的病态性。精神疾病患者表现出的幼稚、愚蠢、暴躁、粗鲁、怪异等行为，护士不得有任何的歧视、讥刺、讽刺和惩罚的言行。大多数精神疾病患者，仍有正常人的各种需求，能感知判断生活舒适与否，是否遭受冷遇、凌辱等不公平对待。护理人员要尊重精神疾病患者的人格，维护其生命尊严，理解疾病给患者带来的痛苦，同情、关怀精神疾病患者。

2. 维护权益，保守秘密　护理人员应维护精神疾病患者的正当权益，正确对待他们提出的问题和要求。对合理的要求应尽量满足，对不合理的要求也应耐心解释，而不能认为是"病态"而不予理睬。对防护措施也需谨慎采用，对没有安全威胁的精神疾病患者，护士不得采取约束措施，不能将约束作为威胁、恐吓患者的手段。要为患者提供最佳的护理与治疗。由于诊疗护理的需要，常需要详细了解精神病患者的病史、病情、家族史、个人生活经历等，护理人员对患者的这些资料要保密，不能对外人谈论或随意提供，也不能作为谈话的笑料，否则会侵害患者的隐私权，伤害患者的自尊心，影响治疗效果，甚至引发护患矛盾。另外，医务人员的家庭住址、医务人员间的意见分歧等也要对患者保密，以免引起不必要的麻烦。当医护人员为了明确诊疗需要，讨论患者病情则是必要的，不属于保密范围。

3. 恪守慎独，尽职尽责　精神疾病患者由于思维和情感紊乱，易出现意识障碍，难以感知周围事物，不能正确地反映客观事实，有些患者反应迟钝，自我保护意识差，不能对自己的行为负责，也不能恰当地监督和评价医护人员的行为。这就要求护理人员自觉遵守工作纪律，严格要求自己，恪守慎独。无论工作顺利与否，无论有无监督检查，在任何情况下，都要维护患者的健康利益，勿为有损患者健康之事。认真对待每一位患者，认真执行每一项护理操作，认真履行照护患者的伦理义务，工作态度始终如一，尽职尽责，自觉、主动、准确、及时完成好各项护理任务。

4. 诚信专业，正直无私　在精神疾病患者护理工作中，应遵守诚实守信的原则，遵循精神疾病及护理学科规律，履行专业职责，体现正直无私的伦理境界。对精神疾病的诊断要持慎重的态度，要避免误诊带给患者的精神压力与承担不必要的治疗。精神疾病患者行为如涉及国家安全与法律的情况下，护士应实事求是按相关规定提供患者资料。精神疾病患者的发病原因除了生物因素外，与社会、心理等因素明显相关。因此，护士在接触患者时，要注意语言艺术，注重心理治疗。另外，态度要自然、端正、稳重、亲疏适度，以免患者产生误解。不可过分殷勤或有轻浮表现，要时刻保持自重、自尊，防止患者产生"钟情妄想"。对患者提出的各种爱的要求，应坚定拒绝，耐心说服。对患者的财物要认真清查、保管，并向家属交待清楚，不能利用患者价值观的紊乱倒错，欺骗患者，谋取不当利益。

5. 加强巡视，保证安全　患者安全是精神疾病护理的重要工作之一。护士应最大限度保护患者，防止发生意外。对于有自伤、自杀企图及伤人、毁物行为的患者，要定期巡视病房，刀、剪、绳、系带以及玻璃制品等危险品不得放在病房，以保证病房的安全。护士要了解每个患者的病情、心理活动和情绪的变化，密切观察，加强防范，杜绝隐患。为防止患者危害自身、危及损害他人及社会利益，必要时可使用强制约束措施。但此类特殊干涉权实施时间不宜过长,当危险或威胁消除后,应及时停止。同时,护理人员也要有自我防护意识,做好自身正当的职业防护,防止人身侵犯和伤害。另外,应定期分析护理安全风险环节、不良事件发生原因,采取有效的针对性措施,保证护患双方安全。

二、传染病患者护理的伦理

传染病传播面广,传播速度快,严重危害社会人群的健康。目前,预防和控制传染病是各国政府不可忽视的重大问题。大部分传染病起病急、病情重、变化快,并发症多,且具有传染性,需要做好隔离防控,在传染病患者护理中,对护理人员提出了更高的伦理要求。

(一) 传染病护理特点

1. 消毒隔离严格 传染病患者不断向周围环境排放病原微生物,常集中收治于传染科,方便统一管理。传染科护理的重要任务就是有效控制传染源,切断传播途径,保护易感人群。因此建立有严格、完善的管理制度,包括物品、环境的消毒灭菌,探视、陪护制度,隔离制度,死亡患者的终末消毒等。严格执行消毒隔离制度,是传染科护理的重要特点。

2. 心理护理任务重 传染病住院患者由于被隔离,生活方式及环境的被迫改变,加上社会上对传染病的偏见,以及患者对疾病传播与预后的未知,容易产生很多心理问题,如恐惧、焦虑、自卑感、孤独感、被歧视感、被限制感、负罪感等。另外,急性传染病患者常缺乏思想准备,情绪易受病情变化而出现波动;慢性传染病患者多因恢复较慢而出现悲观失望。因此,心理护理也是一项重要任务。护士应能及时发现患者的心理问题,实时开导,坚定康复信心,使患者以最佳的心理状态接受治疗和护理。

3. 社会责任重大 在传染病护理中,护士不仅对患者负责,而且也要对自己、他人及整个社会人群负责。对传染病患者要做到"早发现、早诊断、早隔离"。如护士工作责任心不强,隔离不严格,消毒不彻底,将导致疾病传播,甚至引发严重的社会后果。因此,护理人员应树立预防和控制传染病的责任感。护士必须严格执行各项规章制度,及时上报疫情,及早、严格控制传染源,防止传染病的暴发流行,避免造成严重的社会危害。

(二) 传染病护理伦理要求

1. 高度负责,勇于奉献 传染病防治工作关系到民众的生命健康和社会稳定。护理人员在护理过程中必须以科学的态度对待传染病,对工作高度负责。针对传染病的传播途径,采取有效防范措施,严格执行消毒制度,严格执行无菌操作技术、隔离技术,从而控制传染病的传播。护士与传染病患者朝夕相处,不可避免地要接触具有传染性的分泌物、呕吐物、排泄物等,尽管有较完备的防护和消毒隔离措施,然而医护人员被感染的危险性仍较高。因此,护士要勇于奉献,爱岗敬业,同时,也要严格执行消毒隔离制度,注意自身防护。在"新冠肺炎"流行期间,许多护士不顾个人安危,全身心投入到抗疫工作中,用实际行动诠释了"敬佑生命,大爱无疆"的奉献精神。

2. 保护隐私,依法上报 在传染病的防治工作中,医护人员既有治疗患者的义务,又有控制传染源、切断传播途径、保护易感人群的责任。本着既要对患者负责,也要对社会负责的精神,工作人员发现疫情应及时报告,但不得泄露无关信息,伤害患者。对于传染病患者、病原携带者、疑似传染病患者、密切接触者的个人隐私信息及资料,护士应进行保护,不得擅自散播给无关人员。但要依法依规按照规定的内容、程序、方式和时限上报。对甲类传染病和参照甲类管理执行的传染病确诊或疑似患者,应以最快通讯方式向发病当地的卫生防疫机构报告。传染病医护人员是法定责任报告人,需在规定时间内向发病当地的卫生防疫机构报出传染病报告卡。任何人不得隐瞒、谎报或者授意他人隐瞒、谎报疫情。

3. 尊重患者,注重心理 传染病患者的心理压力大,护理人员要设身处地为患者着想,尊重他们的人格和权利，针对不同患者的心理问题做好心理护理。许多患者因隔离常有孤独感，护理人员要主动热情地接近患者，用亲切的语言和热情的态度感染患者，消除患者的自由被限制感、孤独感等。通过宣传引导，让传染病患者能正确认识和对待所患疾病，自觉采取防范措施以减少病菌传播风险；营造接纳宽容、不歧视传染病患者的良好社会氛围。让传染病患者能病有所医，在无传播风险与危害时，能正常学习、生活与工作。

4. 群防群治，预防为主　我国传染病防治贯彻"预防为主"的方针。传染病具有传染性、流行性等特点，对社会的危害非常大。要利用各种手段与机会，积极开展传染病防治的宣传与健康教育，提高群众传染病防范意识，掌握传染病基本防治知识。尤其是针对传染病的多发季节、重点地区、高危人群，应针对性重点加强。《中华人民共和国传染病防治法》规定：任何单位和个人发现传染病病人或者疑似传染病病人时，应当及时向附近的疾病预防控制机构或者医疗机构报告。在传染病的防治过程中，要发动广大人民群众的力量，群防群治，实现传染病防控目标。同时，应加强对传染病患者的管理，采取有效措施减少病菌传播扩散，推动易感人群积极进行预防接种或采取预防措施。

三、老年患者护理的伦理

我国已进入老龄化社会，随着人的平均寿命不断延长，高龄老人比例逐年增加，老年人的医疗保健已成为我国卫生事业发展中的重要议题。老年人因各器官的生理性老化和功能退化，患病的机会增加且恢复慢，同时，老年人情绪和人格特征变化复杂，护士要能理解老人的身心与患病特点，并遵守相应的伦理规范。

（一）老年患者的护理特点

1. 护理任务重　老年人身体的自然老化，生理功能日渐减退、免疫力降低、机体抵抗力差，一旦患病则并发症多、恢复缓慢、病程长，易留下各种后遗症。多数老年人听力、视力衰退，记忆力下降，动作迟缓，反应慢。多数老人生活自理能力不足，除常规的治疗性护理外，生活护理任务重。

2. 护理难度大　老年人患病的特点是症状和体征表现不典型，且病情复杂，往往具有多科疾病的临床表现，而有些老年人患病后记忆力明显减退，对于自己的身体不适主诉不确切，容易导致误诊误判。老年患者恢复慢，并发症多，还有些患病老人性格固执，不易合作，适应能力下降，配合度低，这都增加了护理难度。

3. 心理护理要求高　老年人阅历丰富，经历坎坷，心理活动复杂。有的老人情绪趋向不稳定，易兴奋、激怒、喜唠叨、好争辩；有的老人常感到孤独、寂寞，出现沉默不语。老年患者来院就诊时，对病情估计多为悲观，容易精神过度紧张，顾虑重重，甚至拒绝治疗。因此，对老年患者的心理护理提出了更高的要求。

（二）老年患者的护理伦理要求

1. 体现尊重，理解关怀　尊敬老人、关爱孝顺老人是我国的传统美德。老年人虽然生理功能有退化，但在社会价值、家庭地位、个人尊严等方面仍然有强烈需求。在照护老年患者时，要尊重老人的人格、生活习惯，尊重老年人的自主性，对其合理的意见和要求，尽力予以满足，限于条件做不到的要耐心解释。古人云"老吾老，以及人之老"。护士应尊老、敬老、爱老、孝老，公平对待每一位老年患者，视患者为亲人，给予理解与关爱。护理老年患者不能嫌脏怕臭，不可歧视虐待，应给与无微不至的关怀。做到称呼亲切有敬意、沟通交流有诚意，动作轻柔有爱意。

2. 细致观察，有效沟通　老年疾病具有非典型性、复合性等特点，如果不认真观察可能会延误病情。护士要有高度的责任感、审慎地护理老年患者。必须耐心、细致，不放过任何一个疑点或细微征兆，认真做好床旁交班，仔细记录病情变化，及时与医生沟通，有效处理等。老年患者常对诊断与治疗疑虑较多，担心预后，加之记忆力减弱，说话啰唆，护理人员要仔细倾听、耐心答疑、充分解释，切忌急躁与厌烦。在护理老年患者时，查对工作务必要严谨细致，以防止发生差错。与老人沟通交流，要考虑到老人的理解接收能力。语速合适，语音清晰，语调适中，一次交代事情不宜过多。在沟通过程中耐心细致，注意运用非语言沟通技巧，例如抚触、微笑等。在特别需要老年人理解掌握的问题上要重点强调，以保证沟通效果。

3. 心理疏导，全面照护 长期病痛折磨、住院或卧床给家人带来的经济及照护负担会使老人出现自责、内疚的心理。也有老人因担心经济问题而延迟就医或拒绝治疗，影响救治和康复。疾病迁延不愈、疗效不明显的危重老年患者，由于身心疲惫、悲观失望，会造成自暴自弃甚至厌世的情绪。这些生理心理社会问题会使老人表现为少言寡语、暴躁易怒，使人难以接近。护理人员要细心观察其情绪的变化，进行心理疏导。针对患者的具体情况和心理问题帮助老人消除顾虑，开导和启发老人，充分调动积极因素，使老人和家庭主动配合治疗护理工作。应注重开展健康教育，传播健康知识和健康保健技能，提高老年人的自我护理和自我保健能力。鼓励老人从事力所能及的日常活动，积极自我护理，体会"老有所用"，增强其健康责任感和价值感。老年患者身体功能的各种障碍会影响他的生活质量，护士可以在生活护理、病房或居家设施方面做些无障碍、适老化改进，为老人提供更方便、舒适、安全的居住生活环境，减少意外伤害。比如对长期卧床或行动不便的老人，可在走廊上加扶手，房门不设门槛，方便轮椅进出，配备标记鲜明的呼叫装置、便携式坐便器、活动餐桌等。对于空巢、留守、失独、失能、残疾、高龄老人，鼓励家人及其他社会关系参与关爱照护老人，使老年病人感受到家庭、社会团体的支持与温暖。

💡 **拓展阅读**

　　2022 年，国务院印发了《"十四五"国家老龄事业发展和养老服务体系规划》，提出要在"十四五"时期，推动老龄事业和产业协调发展，构建和完善兜底性、普惠型、多样化的养老服务体系，使老年人的获得感、幸福感、安全感显著提升。

四、妇幼患者护理的伦理

妇幼患者的护理包括对妇女和儿童患者的护理。妇女儿童的身心健康关系到家庭的幸福及社会的稳定，做好妇女儿童的护理工作，保障她们的身心健康，有利于保障社会人口素质的提高。

（一）妇产科护理的伦理

1. 妇产科护理的特点 妇产科护理的特点包括以下内容。

（1）服务对象特殊 妇产科的服务对象都是女性。女性生殖系统的健康对生育、家庭的延续、女性尊严的维护具有重要意义。对处于不同年龄阶段的女性，生理、心理、病理等有其特殊性，需要有针对性地加以照护。尤其对于孕产妇，护理人员要充分考虑母亲和胎儿或婴儿的利害关系，确保母婴安全。

（2）心理护理难度大 女性的情感世界多复杂、细腻、敏感。妇产科患者的病变多发生在生殖系统，由于病变部位特殊，患者可能羞于就诊，在就诊时感到难以启齿，或不愿坦率地吐露实情，甚至拒绝妇科检查、治疗与护理。有些患者担心疾病对女性特征、婚姻、生育、家庭带来不良影响，困扰于治疗方案的选择，纠结于疗效，常出现焦虑、恐惧的心理，影响到疾病诊治与康复。

（3）要求高，责任重 妇产科工作涉及母亲与胎儿，关系到家庭的幸福和民族的繁衍。患者及家属对医务人员技术要求高，既希望能妥善治疗、科学护理、早日康复，还要求损伤小、痛苦少、尽量保证性功能和生育功能的完整。妇产科护理操作复杂，工作繁重。各种治疗措施既要考虑疗效，又要重视不良反应，还要考虑对胎儿或婴儿的影响。孕妇如果没有得到恰当的保健护理，轻可致孕妇患病，胎儿发育不良，重则可能导致胎儿死亡、流产，给家庭带来沉重打击。因此，妇产科护理人员的责任重大。

2. 妇产科护理伦理要求 妇产科护理伦理要求包括以下内容。

（1）尊重患者，维护利益 妇产科护理人员呵护生命从萌芽、孕育到降生，尊重每一个生命，包括尚在发育中的胎儿。女性患者情绪波动大、忍耐性差、自我感受突出、依赖心理强，护理人员应理解、关心、体贴患者，态度和蔼，说话亲切，言行礼貌，以诚恳的态度取得患者的信任。在妇产科，护士要有维护女性及后代身心健康的责任感，要尊重患者的知情权和自主选择权。当患者因涉及隐私而隐瞒病史时，护理人员应当给予患者充分的尊重，并诚恳说明真实病史对诊治的重要性及保密原则，打开患者心结，解除思想顾虑和心理压力，使患者理解配合。在涉及敏感伦理问题，应理清道德本质，坚持原则，与医生协商，给患者提供合理化建议，化解患者及家庭的伦理困境。

（2）作风严谨，保护隐私 由于妇产科的特点，决定了护士会了解患者的一些隐私信息以及接触隐私部位。所以，妇产科护士应作风严谨、举止端庄，不得嬉笑，不得有淫思邪念。如需暴露到隐私部位时，要注意减少裸露，给予足够的遮挡，不允许无关人员在场。异性工作人员在患者隐私部位操作时，应有第三人在场。护士对于患者的个人隐私信息应慎言守密，对患者的个人经历不做评价，不得随意向他人透露，更不能作为闲谈的笑料。严格避免因医护言行不谨慎给患者及家庭带来的痛苦和不幸。

（3）敏捷果断，悉心护理 妇产科护士随时可能遇到危急的病情变化，如妊娠合并心脏病发生心力衰竭，过期妊娠突然胎心异常，前置胎盘和胎盘早剥致大出血，先兆子痫突发抽搐，分娩时羊水栓塞等，护士要仔细观察病情，处变不惊、动作敏捷、冷静果断配合医生进行处理，落实各项专科护理操作。做好孕期及产褥期患者的保健指导，减少并发症、合并症的发生率。妇产科患者处于特殊生理时期，体内激素的变化以及疾病的影响，患者会出现忧虑、抑郁等心理变化，护理人员应要以高度敬业的精神对待每一位患者，评估了解患者的心理状况，给予悉心的护理与指导，减轻其身心痛苦，以利于康复。

（二）儿科护理伦理

1. 儿科护理工作的特点 儿科护理工作的特点包括以下内容。

（1）患儿配合难度大 儿科患者都是未成年孩子。儿童语言表达力和理解力不完善，不能完整描述疾病症状和自身感受，病情陈述需要父母或其他监护人替代，可靠性差。患儿对疾病缺乏正确认知，对治疗和护理不理解，治疗中配合度差，耐受力差。由于疾病所致的痛苦、与家人分离和环境陌生所产生的焦虑、恐惧心理，常表现出不合作和哭闹，影响护理工作的顺利开展。家长的紧张情绪、不合作也增加了护理的难度。

（2）儿童自我保护能力差 儿童处于生长发育阶段，免疫功能尚不健全，抵抗力差，对疾病防范意识不强，易发生感染。护理人员必须严格遵守消毒隔离制度，预防感染发生。同时，由于儿童缺乏自我保护意识、好奇心强、好动，易发生意外伤害，护理人员应特别注意患儿的安全。也需加强对家长的指导来共同维护患儿的安全。

（3）技术操作要求高 因儿童的解剖生理特点，导致儿科护理的专科性非常强。儿科的一些护理操作如静脉穿刺、皮试、肌注等都比成人困难得多，技术要求更高。另外，有的家长对护理操作失误容忍度低，这就要求护理人员必须技术精湛，确保护理顺利进行。

2. 儿科护理中的伦理要求 儿科护理中的伦理要求包括以下内容。

（1）关爱患儿，尊重患儿 疾病的痛苦，陌生的医院环境和医护人员，易使患儿产生痛苦、紧张、恐惧心理，给儿童留下难以磨灭的印象，影响其身心发展。儿童尚未建立稳定的道德观和价值观，多通过模仿来学习，护士要注意自身的言行举止对患儿潜移默化的影响。要和蔼可亲、言而有信，不能哄骗、恐吓患儿；注意保护患儿的自尊心，更多地给予患儿赞赏和鼓励；注意引导培养患儿诚实、勇敢、自信的优秀品质。护士要有慈爱之心，像对自己的孩子一样亲近他们，关心他们，用心呵护他们，使他们感受到家庭般的温暖。对于有生理缺陷的患儿，更要同情尊重，不要奚落取笑。

（2）严格管理，保证安全　儿童的自我保护意识与能力相对不足，但又常常好奇、好动、乐于探索。护士不仅要创造一个乐园般的病房环境，更要注意病区环境的管理工作，消除隐患，保证患儿安全。比如病房门禁严格管理，避免患儿走失；床栏固定妥当，以防患儿坠床；病区内不放锐利物品，房门设防夹装置，防止患儿碰撞、夹伤；治疗室、换药室要严格管理，不能让患儿自行进入。

（3）细致严谨，业务精湛　儿科患者因不能主诉病情，且病情变化快。因此，儿科护士要以强烈的责任感、良好的慎独修养，严谨的工作作风，通过扎实的理论知识和熟练的操作技巧，仔细观察病情变化，发现啼哭、精神不振等细微变化，应认真分析判断，及时向医生汇报，积极配合救治。另外，儿科用药与成人差异很大，护士要熟悉儿科常用药物的剂量、作用及用法，避免给错药，确保用药安全。对于儿科常用临床护理技术及仪器设备操作，护士要熟练掌握，才能减轻患儿痛苦，取得最佳护理效果。

（4）理解家属，有效沟通　儿科护士的服务对象不仅是患儿，还包括患儿家长。一名儿童患病牵动全家人的心。护士要理解患儿家长担心病情变化、焦虑不安的心情，急家长所急，及时主动地与患儿和家长沟通，根据患儿病情做好健康教育，指导家属落实疾病的预防保健措施，以良好的技术和行为赢得家长和患儿的信任与合作。

第五节　安宁疗护伦理

一、安宁疗护

（一）安宁疗护的概念

安宁疗护，又称临终关怀、安宁缓和医疗，是指为疾病终末期或老年患者在临终前提供身体、心理、精神等方面的照料和人文关怀服务，控制痛苦和不适症状，提高生命质量，帮助患者安详、有尊严地离世。在安宁疗护实践中，围绕"提高临终患者生命质量"的目标，以临终患者和家属为中心，通过多学科协作模式，为疾病终末期患者提供疼痛及其他症状控制、舒适照护等服务，并对患者及其家属提供心理支持和人文关怀。

（二）安宁疗护的特点

1. 不是放弃治疗，而是强调活得有尊严　安宁疗护其基本原则是重视生命并承认死亡是一种正常过程，既不加速也不延缓死亡，只提供缓解临终痛苦和不适的办法，了解和协助患者解决生理需要，尽最大可能使患者处于舒适状态。全力帮助患者活得有质量，追求生命的安详与尊严。

2. 重视心理支持，为患者及家属提供人文关怀　安宁疗护需要了解和理解患者及家属心理需要并予以心理支持，用各种有效的办法使患者正视现实，摆脱恐惧，认识生命价值及其弥留之际生存的社会意义，使患者至死保持人的尊严。做好安宁疗护，一方面，患者在临终阶段活得有意义、有价值、有尊严，死得安详、舒适、毫无牵挂；另一方面，家属能得到慰藉、关怀和帮助，为家属提供居丧照护，使亲友从悲痛中及时解脱出来投入工作，使他们深感人间的情谊。

3. 需要多学科团队，配合开展工作　围绕临终患者及家属的身心与社会需要，安宁疗护服务团队成员由包括医学、护理、心理、营养、社会工作在内的多学科专业人才组成。安宁疗护提出"四全"理念，即全人的照顾、全家的照顾、全程的照顾、全团队的照顾，它不仅减轻患者的痛苦，还会给患者和家属的心灵都带来安慰，最终做到"生死两相安"。安宁疗护为居家、医疗机构或安宁疗护中心的临终患者与家属提供相应支持与帮助。发展安宁疗护不仅能够增加整个社会的正面评价，而且不会过度消耗社会资源。

> 🔆 **知识链接**
>
> 　　2017 年，原国家卫生计生委组织制定了《安宁疗护实践指南（试行)》、《安宁疗护中心基本标准（试行)》和《安宁疗护中心管理规范（试行)》。2022 年，国家卫生健康委等 15 部门联合印发的《"十四五"健康老龄化规划》提出，我国安宁疗护中心数量严重不足，存在较大的城乡、区域差距。"十四五"期间，我国将稳步扩大全国安宁疗护试点，支持有条件的省市全面开展安宁疗护工作，完善安宁疗护服务模式，建立安宁疗护服务制度体系，提高老年人和疾病终末期患者生命质量。国家卫生健康委公布，截至 2021 年，全国设安宁疗护科的医疗卫生机构超过 1000 个。

（三）安宁疗护的伦理要求

1. 同情理解，心理支持　临终意味着面向死亡，在生命的最后日子里，患者不仅在生理上发生很大变化，而且在心理和行为上反应也很复杂。护士应把握临终患者心理特点，评估患者对死亡的顾虑和担忧，给予针对性的解答和辅导。引导患者回顾人生，肯定生命的意义。理解患者的失常情绪，尊重他们的意志，宽容大度，满足他们合理的心理需要，使他们始终得到精神上的安抚，在生命最后的时刻享受到良好的护理，在极大的宽慰中逝去。护理人员应积极安排患者与亲朋好友会面的机会和时间，让临终患者说出自己的心里话、遗愿、身后事的安排等，并安排参加力所能及的社会活动完成他们的夙愿等。护理人员应同情理解患者，发扬人道主义精神，以真挚、亲切、慈爱的态度对待临终患者、帮助他们减轻身心的痛苦。

2. 关怀照顾，减轻痛苦　与现代医疗"生命不息，抢救不止"理念不同的是，宁疗护只做症状管理和舒适护理，不做过度的抢救、用药，以及器械检查和使用。死亡是自然规律，是生命运动发展的必然过程，护士要经常和患者交谈，给以鼓励，允许家属陪伴，与亲人告别。如果患者尚能自理时，尽量帮助他实现自我护理，鼓励患者制定现实可及的目标，并协助其完成心愿，以增加生活的乐趣。对有疼痛、恶心呕吐、呼吸困难等各种不适的患者，需要利用有效措施来控制症状，减轻患者的痛苦，满足生理需要。通过适当的治疗和护理，使患者处于舒适的状态。在各项护理操作中，至死维护其人的尊严。

3. 尊重自主，救治有度　安宁疗护是提高终末期患者生命质量，而不仅是延长生存时间。临终患者虽已进入临终期，尚具有思想意识和感情，临终患者仍然享有知情权、参与权、选择权。所以，护理人员要尊重他们的自主权利，如允许患者保留自己的生活方式，保守隐私，参与医疗护理方案的制定，选择死亡方式等权利。尊重临终患者最后生活需求与权利的实质是对患者人格的尊重。

二、死亡教育

（一）死亡教育的概念

死亡教育是指对死亡现象、状态和方法的客观分析，使人们科学地、正确地认识死亡，以便树立起正确的死亡观。死亡教育就是帮助人们在面对死亡时寻求良好的心理支持，其实质是帮助人们认清生命的本质，让人们接受生命的自然规律。死亡教育的目的是帮助人们活得更好。

（二）死亡教育的伦理要求

1. 尊重患者的意愿与权利　患者有知情的权利，医护人员应全面评估患者的意愿，了解患者对疾病坏消息及死亡的态度。在全面评估患者的前提下告知病情信息，引导患者面对和接受当前疾病状况。尊重患者对临死或濒死阶段的治疗和抢救措施的意见。帮助患者获得有关死亡、濒死相关知识，引导患者正确认识、坦然面对死亡，而不是采取回避或敷衍的态度。

2. 尊重患者的文化与信仰　对患者不同的死亡观念及言行不能妄加评断。患者对死亡的态度受到个人因素和社会文化因素的影响。医护人员应尊重患者的文化和信仰，理解患者对死亡的态度和观念，使用患者的语言谈"死"，而不应取笑或刻意去纠正患者的说法。

3. 注重方法与技巧，避免伤害　在死亡教育时，应避免突然告知坏消息对患者带来的伤害。告诉患者的信息内容取决于患者希望知道的信息，患者的实际想法和愿望以及以往应对危机的能力。对并没有在心理上做好准备接受坏消息的患者，不应勉强患者谈及死亡，对于在心理上准备好接受"死亡临近"的患者，医护人员应运用恰当的沟通技巧，引导他们提出问题，鼓励他们说出对死亡的顾虑和担忧，并结合患者的具体情况给予充分的解释。也要注意对家属的死亡教育，鼓励家人陪伴，坦诚沟通，表达关爱。

（三）死亡教育的伦理意义

1. 有利于树立正确的人生观、价值观、死亡观　死亡教育虽名为谈死，实为谈生，由死反思生，唤起人们对人生的价值及意义作深刻的思考，因而去珍惜活着的每一天。死亡教育使人树立科学文明死亡观念，正确对待荣辱得失，珍惜生命。

2. 有利于形成良好的社会风气　死亡文明有三个基本要求：文明终，即临终抢救要科学适度；文明死，即从容、尊严地优死；文明葬，即丧葬的文明改革。大力开展死亡教育，消除人们心中疑惑，可以破除封建迷信，文明办丧事。通过厚养薄葬的宣传，可以教育人们从精神上、物质上赡养好老人，使其居安食美、颐养天年，老人死后丧事从简，有益于死者安宁，有利于减轻生者负担，有利于资源合理利用，有利于形成良好社会风气。

3. 有利于临终患者坦然面对死亡　通过死亡教育，可以使临终患者真实表达内心感受，得到家属支持，认识到自己的价值意义，保持平衡的状态及健全的人格，实现"优逝善终"。

4. 有利于安慰死者家属　良好的死亡教育使临终患者真实表达内心感受，在生命的最后阶段安详、平静地度过，死亡后亲友的心理得以平衡，给予家属以慰藉，疏导悲痛过程。

目标检测

答案解析

一、选择题

【A 型题】

1. 基础护理要把保护患者的（　　）放在首位

　　A. 生命安全　　　　　　B. 医治权利　　　　　　C. 健康利益

　　D. 经济利益　　　　　　E. 隐私权利

2. 急诊科送来了一位无家属陪同的患者，患者全身多处受伤并伴有休克。此时医护人员正确的做法是（　　）

　　A. 找到家属并等其来院后再抢救

B. 待查明受伤原因后再抢救

C. 等交足了医疗费用后再抢救

D. 想办法通知家人

E. 仔细分析病情同时，争分夺秒地抢救

3. 门诊护理人员必须对婴儿患者要进行（　　）

A. 优生就诊　　　　　　　B. 预检和分诊　　　　　　C. 调整排队顺序

D. 安慰　　　　　　　　　E. 呵护患儿

4. 手术成功与否的保证是（　　）

A. 争取时间　　　　　　　B. 严守规章制度　　　　　C. 严防差错事故的发生

D. 各类人员齐心协力　　　E. 创造良好的治疗环境

5. 一名护理人员发现自己给患者发错了药，不知如何是好，请帮助她选择最佳行为（　　）

A. 通知患者，请求原谅

B. 不让任何人知道，神不知鬼不觉

C. 报告护士长，立即调换药品，并向患者致歉

D. 只报告护士长，不需调换药品

E. 不报告护士长，调换药品

6. 下列哪项不属于术后患者的护理伦理要求（　　）

A. 严格交接，及时告知　　B. 严密监护，防范意外　　C. 勤于护理，减轻痛苦

D. 态度和蔼，耐心解释　　E. 指导训练，促进康复

7. 安宁疗护的目的在于（　　）

A. 挽救生命　　　　　　　B. 实施安乐死　　　　　　C. 积极治疗

D. 缓解不适或疼痛　　　　E. 安慰家属

二、简答题

1. 简述基础护理的伦理要求是什么？

2. 简述急诊护理的伦理要求有哪些？

3. 简述传染病护理的伦理要求有哪些？

三、护理职业角色训练

（一）角色训练理念

通过对临床护理伦理的理论学习、讨论及感悟的过程中，护理人员能正确认识临床护理工作的特点及工作价值，树立坚定的职业信念，建立崇高的职业理想，遵守护理职业伦理规范，履行职业责任与义务，努力成长为一名优秀的护理人员。

（二）角色训练目标

依据案例组织学生进行讨论，让护生分析临床案例并进行讨论，旨在要求学生领会临床护理伦理的职业伦理素质，提高面对具体临床情境时的伦理应激能力，进而把临床护理伦理的具体要求应用在实际工作中。

（三）角色训练计划

在一家医院的内科病房，护士小王在执行药疗过程中，误将1床患者的青霉素注射给了2床患者，而把2床患者的链霉素注射给1床患者。当她发现注射错误后，心理十分矛盾和紧张，并对1床患者进行严密观察，没有发现1床出现青霉素过敏反应。问：

（1）护士小王是否应该把此事报告给护士长？

（2）是否应该告诉患者事情真相？

（3）若护士小王看到患者没有出现不良反应，就将此事一直隐瞒。请对小王的行为进行伦理分析。

1. **角色训练形式**　先进行分组讨论，讨论后每组推荐 2 名选手上台演讲发表观点。

2. **角色训练要求**　时间：分组讨论 30 分钟时间。要求学生课前复习临床护理伦理的相关知识和病例资料，完成课堂讨论，最终每个小组筛选（推举）2 名学生代表小组上台演讲发表观点。

3. **成绩评定**　参与小组讨论的学生每人记入实践成绩 1 分；被小组推选参加班级演讲的学生在此基础上加 1 分；演讲获得第 1、2、3 名的同学在前两项的基础上分别再加 1 分。

（四）角色训练小结

整个角色演练活动结束，教师就"职业角色训练活动"进行小结与点评。

（张显碧）

书网融合……

本章小结　　　　　题库

第六章　优生优育中的护理伦理

◎ 学习目标

知识目标：

通过本章学习，重点把握优生护理的道德要求、生育控制的道德要求及严重缺陷新生儿处置道德要求；优生的道德意义及生育控制的伦理依据；处理缺陷新生儿的历史概况。

能力目标：

通过对优生优育中应具备的护理伦理道德的学习，能初步解决优生优育工作中遇到的伦理问题，具备解决护理实践问题的能力。

思政目标：

学习优生优育中的护理伦理后，树立尊重生命、一切从服务对象出发的职业道德。

第一节　优生的历史和意义 微课1

PPT

▶▶ 情境导入

情境描述　产妇李某，41岁，孕5产1，有习惯性流产史。第5次妊娠保胎至31周早产，新生儿出生体重仅1850克，为低出生体重儿，出生后呼吸多次暂停，最长一次达20分钟。B超检查发现新生儿有颅内出血，后又发生吸入性肺炎。医生向产妇及家属告知：新生儿病情危重，即使抢救能够存活，也可能影响未来的智力。产妇和家属商量后决定：即使孩子长大是痴呆，也要不惜一切代价抢救。

讨论　根据优生伦理，该案例中医务工作者应该如何处理？

一、优生学概述

优生学是英国人类遗传学家高尔顿（Colton）在1883年首先提出来的，意思是"遗传健康"。它是以遗传学、医学为基础，研究减少遗传病和提高人类素质的科学。1960年美国遗传学家斯特恩提出了负优生学（或预防性优生学）与正优生学（或演进性优生学）。前者又称"消极优生学"，主要研究降低人类群体中有害基因的频率，减少缺陷的发生率，旨在预防有遗传疾病和先天性缺陷的个体出生。后者又称"积极优生学"，是研究优良基因的繁衍，设法增加体力、智力更优秀者的出生率。如人工授精、体外受精等都是积极优生学的手段。

优生学的含义有狭义和广义之分。狭义的优生学，是指研究改善人类遗传素质，提高人体的身体素质，保证后代的优质。广义的优生学，是指研究通过控制遗传、环境、社会、教育等多方面的因素，采取适宜的措施，改善人类先天素质，提高人体的身体素质和智力，保证后代优质的一门学科。

影响人口质量的因素很多，一般分为先天因素和后天因素两大类。其中先天因素又包括遗传因素、环境因素等。早期的优生学仅指狭义的优生学，仅限于研究遗传在提高人口素质方面的作用。医学研究表明，引起先天性疾病的最常见原因是遗传因素，如果能够控制遗传因素在人口中的作用，就可以大大降低先天性疾病的发生。日本、美国、中国等国在近几十年来的优生实践中所取得的成就足以说明这一点。

随着社会的进步、医学科学的发展，人们对生命质量的追求，已经不仅仅满足于减少或消除遗传病。影响人口先天素质的因素除遗传外，还包括环境因素和社会因素，遗传因素只是造成先天性缺陷的因素之一。因此，当前优生学的研究已经不再局限于遗传疾病的防治，而是强调涵盖生命每个阶段的"生殖健康"。

二、优生的道德意义

优生是人类进步的必要环节之一，它对于提高人口质量、促进社会发展具有重要的生物学和社会学意义。实行优生的重要性主要表现在以下几个方面。

（一）有利于全面提高人口的素质

提倡和实行优生，从减少遗传缺陷、改善生殖环境等各方面着手，措施涉及各种影响婚姻和生育的各类因素，通过减少不利的遗传因素、增加有利的遗传因素来全面增强人口的素质，促进了国家和民族的繁荣昌盛。

（二）有利于减少家庭和社会负担

先天性、遗传性疾病造成残疾的患者，在治疗、康复过程中需要耗费大量的医疗、教育费用，部分严重残疾的患者由于生活不能自理，更需要他人照顾，为家庭增加了沉重的经济与精力的负担。由于社会环境中对残疾儿童的歧视与偏见，家庭成员还要承受精神上的痛苦。实行优生，可以减少和消除出生缺陷，从而减轻家庭、社会和国家的负担，促进家庭的幸福、社会的发展和国家的富强。

（三）有利于生育政策的贯彻执行

优生不仅是一项重要的医疗技术，也是一条利国利民国家政策。2021 年 8 月修改后的《中华人民共和国人口与计划生育法》规定，国家提倡适龄婚育、优生优育。只有落实优生，保障出生人口素质，才能贯彻我国的计划生育政策，使人口的增长与经济和社会发展相适应。

三、优生护理的特点

护理人员根据优生学原理向社会提供的优生服务，主要着眼点在于提高我国人口的先天素质。其基本内容是通过优生咨询、产前诊断及孕期、围生期的保健等具体手段，从预防的角度阻止有严重遗传缺陷和先天性疾病的胎儿出生，向社会提供优生优育的技术指导。

优生的措施是综合的，既包括社会措施，也包括个人和医疗技术等方面的措施。社会措施包括优生政策和优生立法，优生教育和宣传，健全优生机构和改善社会与自然环境等内容。个人及医疗技术的措施主要有：对不应结婚或不宜生育者禁止其结婚或生育；指导选择合适的生育年龄；进行产前诊断，在妊娠早期对严重智力障碍的遗传病人、胎儿做出诊断，并通过人工流产终止妊娠；开展孕期及围生期保健活动；积极开展优生咨询，对遗传、先天性疾病患者及其家属提出的问题进行科学解释，并给予指导和提出建议。

四、优生护理的伦理要求

（一）禁止无生育价值父母生育的伦理要求

无生育价值的父母包括：严重遗传疾病患者、精神分裂症患者、近亲婚配者和高龄父母。无生育价值父母之间婚配生育的后代患遗传疾病和其他出生缺陷较多，死亡率高，严重降低了人口质量，危害甚大。

我国甘肃省率先出台了地方性的法规，制定了禁止无生育价值的父母生育，但可以结婚的规定。医疗卫生工作者必须秉持对社会高度负责的态度，大力宣传无生育价值父母生育的危害，采用合理、安全的医疗措施，避免严重影响婚配、影响下一代的疾病患者生育。并把他们列为婚前绝育对象。如果因工作疏忽，甚至故意在提高人口素质的工作中制造漏洞，是对社会不负责的不道德行为。

（二）婚前检查的伦理要求

婚前检查，指的是结婚前对男女双方进行常规体格检查和生殖系统检查，以便发现疾病，保证婚后的婚姻幸福，也是保证优生的重要措施。《中华人民共和国母婴保健法》第八条规定，婚前医学检查包括对严重遗传性疾病、指定传染病、有关精神病的检查。严重遗传性疾病，是指由于遗传因素先天形成，患者全部或者部分丧失自主生活能力，后代再现风险高，医学上认为不宜生育的遗传性疾病。经婚前医学检查，对诊断患有医学上认为不宜生育的严重遗传性疾病的，医师应当向男女双方说明情况，提出医学意见。经男女双方同意，采取长效避孕措施或者施行结扎手术后不生育的，可以结婚。指定传染病，是指《中华人民共和国传染病防治法》中规定的艾滋病、淋病、梅毒、麻风病以及医学上认为影响结婚和生育的其他传染病。经婚前医学检查，对患指定传染病在传染期内或者有关精神病在发病期内的，医师应当提出医学意见，准备结婚的男女双方应当暂缓结婚。

2003 年 10 月 1 日起施行的《婚姻登记条例》未要求结婚登记时出具婚前健康检查证明，婚检不再具有强制性。但婚前检查对于保障优生优育有着重大的意义，因此要求医务人员在开展婚前检查工作中，认真履行职责、遵守以下道德要求。

①严格执行婚检的有关法律、法规，认真、仔细地逐一实施婚检项目。

②对医学上认为不应婚配或不宜生育的疾病患者及已发现的近亲恋爱者，如实地做出婚检结论。

③认真、耐心地做好宣传、解释、规劝和指导等工作，使婚检工作落到实处。

④工作中不得徇私情、谋私利，为达到某种目的不检查而出具婚检合格证明，甚至以淫邪之念做超越常规的检查都是不道德的，甚至是违法的。

（三）遗传咨询的伦理要求

遗传咨询是对某些遗传性疾病或畸形在某些家庭中是否会出现以及发生概率的科学预告。凡有家庭遗传病史，生过先天畸形儿、高龄孕妇、近亲婚配、怀孕早期接触过物理、化学物质者等均可就自己所担心的问题向医务人员进行遗传咨询，医务人员要根据其获得的详细家族史、遗传规律、体格检查和必要的化验来确定是否有遗传病，然后针对不同情况提出建议，帮助咨询者做出决定并采取适当的补救性治疗措施。遗传咨询直接关系到询问者的切身利益、家庭幸福，关系到优生工作的开展和落实，必须认真做好。在遗传咨询中医务人员要遵循以下道德要求。

①详细地调查、询问病史及家族史，取得可靠资料。

②认真做好实验检查及周密的综合分析，特别是家族史分析。

③热情地解答咨询问者的各种提问。

④谨慎、严肃地作出结论，提出应有的忠告，提供权衡的依据。

⑤实事求是地提出切实可行的预防或补救性措施。

在遗传咨询中，医务人员既不能采取使咨询者感到难堪的调查方式，也不能言过其实，给病人造成恐惧心理，更不能武断地做出肯定或否定的判断。马虎了事、牵强附会，甚至随心所欲地解答，都可能影响婚姻的美满、家庭的幸福，干扰优生工作的开展。

（四）孕期保健的伦理要求

孕期是指女性从受孕到分娩的时期。十月怀胎，诞生出健康的宝宝是所有准妈妈以及整个家庭乃至整个社会的期盼。做好孕期保健，是保障胎儿和母亲健康的重要措施。胎儿的整个发育过程，每一步都至关重要。尤其是孕早期，各器官开始发育，此期胎儿最易受到生物、物理、化学等致畸物质的影响。该阶段孕妇应在医务人员的专业指导下，避免受到风疹、肝炎、流感等病毒感染，避免 X 线照射或接触砷、汞、苯等致畸毒物影响。做到优生，加强孕保健十分必要。护理人员必须遵循下列道德要求。

①加强对孕妇的卫生保健知识的宣传、教育、指导，使之注意环境卫生，防止病原微生物感染并加强营养，保证胎儿正常发育成长，达到优生目的。

②在工作中热情，主动提供服务，耐心帮助孕妇，切不可对孕妇不管、不闻、不问、不答。

（五）产前诊断的伦理要求

产前诊断是用羊水穿刺、超声波、胎儿镜、孕妇外周血细胞检查等方法，了解胎儿在子宫内的发育情况，判定胎儿是否患有某些严重的先天畸形或某些遗传性疾病，以决定是否采取终止妊娠措施。

护理人员进行产前诊断的道德要求如下。

①检查前应向孕妇和家属详尽介绍相关信息，做到"知情同意"。

②检查时认真仔细，避免损伤孕妇和胎儿。

③检查后要如实做出结论，胎儿如有严重遗传性疾病或先天畸形，应向孕妇和家属告知详情并陈诉利害，指导孕妇和家属做出选择。

④可以做防止伴性遗传病的产前性别鉴定。但不允许迎合服务对象"重男轻女"思想进行胎儿性别鉴定，以提供是否继续妊娠的依据。

（六）围产期保健的伦理要求

围产期保健，主要指从怀孕 8 周至产后 7 天这一段时间内，对母体和胎儿所进行的一系列保健工作。它是优生的重要环节，直接关系到母子的生命和健康，对后代的身体、智力发育有重要影响。

围产期保健的道德要求如下。

1. 加强对孕妇健康保健指导　现代科学研究成果表明，孕妇的心理、情感、爱好、向往等，对胎儿具有胎教作用，故整个孕期，自觉指导孕妇保持精神愉快，加强营养，尤其是蛋白质的充分供应，这些对保证优生都具有重要意义。

2. 严格掌握围产期用药原则　妊娠期用药，药物可通过胎盘影响胎儿；哺乳期用药，药物可通过乳汁影响新生儿，这些因素使围产期用药原则更为复杂化。若医务人员忽视这个问题，为片面地追求疗效而采取一般的临床用药原则，就有导致胎儿畸形等劣生的可能，这是医学道德原则所不允许的。

第二节　生育控制 📱微课2

PPT

一、生育控制的伦理依据

计划生育是我国的基本国策。国务院印发的未来 15 年人口规划中指出 2030 年我国总人口达到 14.5 亿左右。《国家人口发展规划》（2016—2030 年）提出，未来十几年特别是 2021—2030 年，我国人口发展进入关键转折期。根据预测，人口总量将在 2030 年前后达到峰值，劳动年龄人口波动下降，老龄化程度不断加深，人口流动仍然活跃，家庭呈现多样化趋势。综合判断，人口众多的基本国情不会根本改变，人口对经济社会发展的压力不会根本改变，人口与资源环境的紧张关系不会根本改变。完善人口发展战略和人口政策体系，促进人口长期均衡发展，最大限度地发挥人口对经济社会发展的能动作用，对全面建设社会主义现代化国家、实现中华民族伟大复兴的中国梦，具有重大现实意义和深远历史意义。

（一）科学的人口理论支持计划生育

人口理论，是指解释和说明人口现象、人口过程和人口规律的观点和学说。在历史上，曾经出现过一些人口理论，其中最有代表性的如马尔萨斯人口理论、马克思主义人口理论。前者是一种消极的人口理论；后者把人口现象、人口过程和人口规律放在生产力和生产关系、经济基础和上层建筑的客观矛盾运动中去考察和研究，形成了科学的人口理论。马克思主义人口理论是我国实行计划生育政策的主要理论依据。其基本观点包括以下内容。

1. "两种生产"相互制约，相互依存　马克思主义认为，人类要生存，就必须进行衣、食、住、行等物质资料的生产；同样，人类要生存，还需要种族的繁衍，即人类自身的再生产。人类社会要协调发展，必须依靠这两种生产之间的协调发展，保持一定的比例。从人类漫长的历史来看，大凡社会的剧烈动荡与变迁，无不是因为两种生产之间发生矛盾所致。只有当人类自觉地对生育加以控制，使之与物质资料的生产相适应，才能避免两种生产之间发生剧烈冲突。这是人口发展的一般规律，它贯穿于人类社会发展的始终。

2. 社会生产方式决定人口发展的观点　马克思主义人口理论认为，人口的运动、发展和变化，受到社会生产方式即生产力和生产关系这一对矛盾的制约。人口现象也是社会现象之一，其发展毫不例外地会纳入到社会发展的总规律之中。人是构成生产力和生产关系的主体。生产力的发展水平决定社会对劳动力的需求。当社会生产力水平低下时，劳动生产率低，只有通过增加劳动人口，才能提高劳动量，因此，社会对劳动力需求的绝对量会增加。从人口发展史来看，在以手工劳动为主的农业社会，劳动力数量是决定社会产值的主要因素。因此，在那个时代里，人们提倡"多子多福"。反之，现代工业化条件下，生产力发展水平较高，劳动生产率高，这时，无需通过增加劳动力人口来提高产值，社会需求劳动力绝对量就会下降。此时，社会需要劳动人口的特点是"少而精"。21世纪是知识经济时代，社会生产需要高质量的劳动者。这就要求人类对人口的数量进行控制，同时要积极提高人口的质量。

3. 人口在社会发展中有重要作用的观点　马克思主义认为，人口虽然不是社会发展的决定力量，但它通过与物质资料的生产之间的矛盾运动，来影响社会发展的进程。当人口的增长与社会物质资料的生产相适应时，社会经济发展一般比较顺利。相反，当人口增长过快，不适应社会生产力发展水平，其经济发展就会受阻；同时，当人口基数过大，人口增长速度过猛，又会导致生活水平的下降，以及交通、住房、教育、就业、环境等一系列严重的社会性矛盾的加剧。

💡 **知识链接**

> 人口控制是指用人为的方法控制人口数量的增长和改善人口的质量。控制人口增长的有效措施是计划生育。计划生育是指有计划地生育子女，对人口出生率进行有计划地调节，也就是指运用科学的方法来控制生育的时间和调节生育的速度，以达到有计划地生育子女、繁衍后代的一项措施与方法。因此，计划生育并非单纯地以控制人口的数量为目的，同时还包括提高人口的质量。
>
> 联合国从1988年起将每年的7月11日定为"世界人口日"。

4. 人是生产者与消费者统一的观点　人既是社会财富的创造者，又是社会财富的消费者。但是，人作为生产者是有条件的，只有具有劳动能力，并参与劳动的人，才成为劳动者。人作为消费者却是无条件的、绝对的，不管他（她）有没有劳动能力，只要是人，要生存，就必然要消费。

以上关于马克思主义的人口理论，为计划生育决策提供了科学的理论支撑，这正是我国制定人口政策和计划生育政策的理论基础。

（二）观念的变革使计划生育的顺利实施成为可能

计划生育只有得到更多人的理解和支持，才有可能成为控制人口的有效手段，而这必须以人们的生育观和生命观的变革为前提和基础。随着时代的发展，人民社会水平的提高，生育观正朝着"优生优育"的方向发展。计划生育政策缓解了人口对资源环境的压力，有利于优化资源配置和提高人均资源水平，同时还提高了全民族的人口质量，使得人口增长与社会发展相协调。因此计划生育能够被越来越多的家庭、个人理解和接受。正是由于人们的生育观、生命观的转变，才使我国计划生育工作的顺利开展成为可能。

（三）医学科学的发展为计划生育提供了技术支持和理论指导

早在古代，人们就有朴素的生育控制思想，由于医学科学的发展水平很低，无法为人们提供科学有效的服务，生育控制也只是人们的美好梦想。随着产业革命的推进，医学有所发展，但能够为人们提供的生育控制技术也很有限，而且效果并不理想，反而成为反对派驳斥计划生育的理由。医学科学发展到今天，人们对生育过程的认识比较深入，并且有了大量安全有效的生育控制技术，使计划生育的实施有了医学科学技术支撑及理论指导。

（四）推行计划生育政策的医德原则

1. 有利原则 计划生育应该有利于育龄女性及男性的身心健康，有利于人的全面发展，有利于家庭的幸福和生活质量的提高。

2. 尊重原则 推行计划生育政策应坚持尊重人的原则。这一原则要求将人本身看作是目的而不是将她或他当作仅仅是达到其他目的的手段。人不仅仅是计划生育工作的对象，同时又是主体，因此，要尊重男女双方在生育和性问题上的自主权。

3. 公正原则 推行计划生育政策应公正地对待所有孕龄人群，不能因性别、年龄、民族、社会地位、经济状况、文化程度及其他方面的区别在提供服务方面有所歧视。

4. 宏观控制原则 计划生育在宏观上应具有达到控制人口增长的目的，这有利于社会可持续发展、减少环境污染和提高人口的生活质量。但在达到人口宏观目标从而对社会带来总体正面效益时，不应忽视对某些个人或人群可能或实际带来的负面效益并给予应有的补偿。2002年12月29日，全国人大通过了《中华人民共和国人口与计划生育法》，标志着我国的人口与计划生育工作全面走上了法治轨道。近年来，随着我国生产力水平的提高和人口结构的变化，我国的计划生育政策也在不断地调整与优化。

控制人口数量采取的主要措施是避孕、人工流产、绝育。避孕和绝育是暂时或长期剥夺人的生育能力，人工流产则是终止妊娠的方法，这几种措施在临床上均涉及一系列的伦理问题。

二、避孕

（一）避孕方法

避孕是根据夫妇的意愿而暂时避免受孕的科学方法。避孕包括药物避孕法和器具避孕法，控制生育应当提倡以避孕为主。

（二）避孕的道德价值

1. 使人类初步掌握自身生产的主动权 人类的自身生产，过去一直是任凭自然摆布。一个妇女不生孩子甚至生几个孩子都被认为是"命中注定"，人类为了改变这种非理性生殖方式，不断努力，到20世纪，人类终于初步掌握了自身生产的主动权。

2. 为合理控制人口增长提供了重要手段 人口控制是一个世界性问题，避孕已成为人类缓解人口危机的重要手段。所以，世界卫生组织（WHO）在世界各地设立了数个避孕药研究中心。

3. 为家庭、社会带来幸福　过度生育可能会导致母亲健康状况的受损，养育过多子女会给家庭经济状况带来压力，可能会影响子女接受良好的教育，甚至会影响下一代的营养状况。避孕可以帮助家庭选择最佳的生育时间和最佳生育数量，给家庭带来真正的幸福。

（三）避孕指导的道德要求

1. 大力宣传，自愿选择　积极宣传计划生育政策法规，使人们理解和接受计划生育。同时宣讲避孕药物和用具的科学性，消除育龄夫妇的心理应激，取得主动配合，这是获得实际成效的重要环节。自愿选择是指采取何种避孕措施应因人而异、自由选择、不搞强求，注意国家政策与群众自觉自愿相结合的原则，以达到避孕之目的。

2. 严格掌握受术者的适应证和禁忌证，选择最佳避孕措施　避孕药物及方法众多，医务人员应考虑服务对象的具体情况，因人而异，指导正确选择不同的避孕药具。同时，应加强避孕药具使用指导，帮助避孕者科学地使用避孕药具，正确地掌握避孕方法和技术。如果忽视不同的对象，单纯追求"上环率"或为完成某种任务指标而忽视自愿原则，采取强制性行为，忽视操作常规的草率行为，以及为了获取不义之财，在不具备正常手续的情况下，私自为已采取避孕措施的妇女取出避孕器具的行为等，都是缺乏医德的表现，甚至为法律所不容。

三、人工流产

（一）人工流产及其道德价值

人工流产指因意外妊娠、疾病等原因而采用人工方法终止妊娠，包括药物流产和手术流产两种方法。人工流产在临床上可分治疗性流产和非治疗性流产两大类。人工流产具有重要的道德价值。

1. 有利于控制生育　计划生育对计划外妊娠应如何处理。权衡的天平上，一端是 14 亿人口的利益，另一端是胎儿的利益。由于胎儿只是一个潜在的人，尚不足以使社会赋予他与人同样的权利，权衡的天平显然应倾向 14 亿人口的一端。人工流产作为避孕失败的补救措施，阻止计划外生育是符合道德的。

2. 有利于保护孕妇健康，维护妇女的权益　当妊娠危及母体生命安全时，胎儿的出生权利与孕妇的生存权利产生了矛盾，由于胎儿的道德地位低，所以通过人工流产保住母亲的生命显然是符合道德的。妇女为了切身利益而自由选择人工流产，在道德上也是可接受的，如婚前性行为、被迫性行为致孕，胎儿如果出生，会给孕妇带来痛苦和灾难，严重威胁到孕妇一生的幸福，这种情况下妇女的幸福权利应大于胎儿的出生权。

3. 有利于提高人口素质　人工流产可以避免一个可能或肯定有严重缺陷的胎儿出生，这种以优生为目的的人工流产，对提高人口素质具有重要意义。

（二）人工流产的道德要求

人工流产是在避孕失败或由于遗传、疾病等原因或出现计划外妊娠的情况下，控制人口数量和保证质量的一项有效措施，是当前计划生育工作中必须采取的一种补救手段，是计划外怀孕者的利益和社会利益相统一的客观要求，具有很高的道德意义。

1. 应严格掌握手术的适应证　人工流产实施时机，以早期为好。早期（妊娠 12 周以内），胎儿小、手术简便易行、安全可靠，手术损伤小，术后恢复快；中期（妊娠 14 ~ 18 周）人工流产手术较前者困难，但仍可作为补救措施；晚期（妊娠 28 周）人工流产即大月份引产，是使用人工方法诱发子宫收缩而结束妊娠，以达到控制人口的目的，手术时间长，对孕妇损伤大，容易出现手术并发症。所以，应尽量减少晚期人工流产，这既是实施人工流产的技术要求，也是医德要求。

2. 必须认真做好术前诊断，严格执行操作常规，确保手术安全，努力避免不良预后　如果术前诊断，比如妊娠月份的误诊或粗暴操作造成受术者生殖器官的损伤等，都是不符合医德行为的。

3. 应正确对待已婚或非婚妇女的人工流产　对于已婚妇女，必须取得其丈夫的同意，这也是丈夫生育权的表现。对于非婚妊娠妇女的人工流产，医务人员应一视同仁，正确对待。她们也应享有平等医疗权利，不应歧视。对非婚妊娠的妇女，医护人员同样有保守秘密的道德责任和义务，不能随便泄露。非婚妊娠的妇女流产手续，一般经医生同意即可。同时这类流产必须是在医院进行，任何不在医院内而私自进行的人工流产或引产都是非法的，医务人员绝不能参与。

四、绝育的道德

（一）绝育及其道德价值

绝育是用人工方法使育龄女性或男性达到永远不孕或不育的目的。绝育可分为女性绝育和男性绝育。目前常用的方法是输卵管、输精管结扎术。

绝育的道德价值：患有某种不宜妊娠疾病的妇女，绝育可以保护她们的健康；夫妇为遗传病基因携带者或患有严重遗传性疾病，婚前绝育可避免有严重遗传缺陷的婴儿出生，从而有利于家庭幸福，有利于提高人类的遗传素质；妇女患有不宜避孕疾病或因患有慢性盆腔炎而不能放置宫内节育器等情况下，绝育是避免过度生育的唯一方法。

（二）绝育的道德要求

1. 具有高度的责任感和严肃的科学态度　医务人员在手术中应有严肃的科学态度和道德责任感，对手术精益求精。严格按手术常规和灭菌要求操作，做到稳、准、轻、快，尽量减少术后并发症的发生，确保受术者的安全和健康。

2. 改变观念，提倡男性绝育　男性绝育手术较之女性绝育手术，具有损伤小，操作简易安全，时间短，术后并发症少的优点。对于不再准备生育的夫妇，男性绝育是最简便而适合的节育方法，符合手术最优化的道德原则。据统计，美国100万结扎手术中，男性结扎占80%，女性结扎占20%。但是在我国受"男尊女卑"的封建意识影响，仍然有相当多的育龄男子，宁愿让妻子去接受代价较大的输卵管结扎术，而不肯自己接受代价较小的输精管结扎术，把绝育的义务推给妇女。这样中国女性除了与男性公民一样承担建设国家的义务外，同时承担了几乎全部生育及控制生育（避孕、绝育、人流）的义务，这是不合理的。既然我们提倡男女平等，主张社会进步，就应该让男性在可能的范围内分担生育及控制生育的义务，提高绝育术中男性比例，这样才是符合医德的。

第三节　严重缺陷新生儿的处置 微课3

PPT

一、处理缺陷新生儿的历史概况

严重缺陷新生儿是指与生俱来的智力低下或身体缺损的病残婴儿。这种病残有的是静态的，即已存在的智力或身体缺损不大可能恶化；有的是进行性，即智力或身体缺损会进一步恶化，通常是寿命较短。如无脑儿、脊柱裂、脑麻痹等严重缺陷的新生儿。

处理有缺陷的新生儿在历史上就存在。人们不仅杀死畸形、有疾病苗头的婴儿，有时甚至杀死非法生育或晚期人工流产活婴。有的国家或部落还用杀婴来决定家庭的大小。古阿拉伯把杀婴当成一种责任，古罗马也接受杀婴的行为。直到十九世纪，杀婴依然是西方某些国家控制人口的一种方法。

二、处理缺陷新生儿的现实态度

对有缺陷新生儿的处理，在现代社会中已有了新的内涵和要求。国外学者提出用新生儿安乐死的方法，处理掉有严重遗传缺陷、畸形和伤残的婴儿，以便提高人口质量和生命质量。在我国，大部分学者对此持肯定态度。但在对有严重缺陷新生儿处理中，人们都认为，应对舍弃的方式、时间、执行等立法，应完成签字并对全过程完整记录。

三、严重缺陷新生儿的认定尺度

生命神圣论认为，人类生命都是神圣的，对有严重缺陷的新生儿应该用一切办法予以治疗，人为地处置先天缺陷的新生儿，在本质上无异于杀人。所以，对于有严重先天缺陷新生儿进行处理或放弃救护，对于作为生命使者的医护人员来说，完全是有悖于医学道德的非人道的行为。

生命质量论和价值论认为，生命的神圣是有前提的，撇开生命的价值而单纯强调生命的神圣是片面的。判断一个具体生命的价值取决于两个因素：一是生命本身的质量，即生命的内在价值；二是对他人、对社会的作用，即生命的外在价值。严重先天缺陷新生儿的存在，对于家庭及社会只是一种负价值。医护人员参与这种处理，不论从优生的角度，还是从家庭利益及社会利益的角度都是无可非议的，完全是与社会进步和医学发展相一致的、正义的、合乎医德原则的行为。

四、缺陷新生儿处理程序与道德要求

对严重缺陷新生儿的处置关系到个人、家庭和社会的利益，应谨慎进行。有缺陷新生儿是指出生时发现有遗传性疾病和不具遗传倾向的各种先天性畸形。遗传咨询、产前诊断和选择性流产作为提高人口质量的重要措施，大大地减少了有缺陷新生儿的出生。但我国还处于发展过程中，从事这门技术的人力、物力都相当有限，想在很短时间内把有缺陷胎儿的出生率控制为零是不可能的，还会有一定数量的缺陷儿出生。如何处理有缺陷的新生儿才符合道德规范，这是医学道德的难题之一。

处置有缺陷新生儿的道德总原则必须依据生育控制的基本道德原则，即应当以生命神圣和生命价值与质量相统一的高度看待生命，其具体的道德要求包括以下内容。

（一）制定标准，分类处置

标准包括智力标准和体力标准。智力标准，即缺陷对患儿未来智力的影响程度；体力标准，即缺陷对患儿未来劳动能力的影响。分类包括轻度、中度、重度缺陷及短期内死亡四类。对轻度缺陷者，应积极救治；中度缺陷者一般也应积极救治，但救治的代价过大时，应允许放弃救治；对重度缺陷者和短期内死亡者一般可放弃救治。

（二）确定程序，各司其职

有缺陷新生儿的处置主要涉及五个方面的关系，患儿、家长、医生、医院和社会。正确的程序应当为：一是由医生向家长详细介绍患儿的病情。包括缺陷的严重程度，对未来智力和体力的影响及救治的可能和代价。二是由医院提供咨询服务，包括回答家长提出的各种疑问等等。三是由家长书面做出最终决定：救治或放弃。家长作为缺陷新生儿的父母、监护人，救治的费用、存活后的养育均由其承担，因此任何人也没有权利代替家长做出最后的决定，医生和医院对家长做出的非理性决定有义务进行劝阻，但最终决定权在家长。任何处置方式都必须合法、合理、合情。

（三）谨慎保密，在非公开场所进行

对严重缺陷新生儿的舍弃处理，应由三个以上的医护人员或经过专门训练的人员组成处置小组共同

处置，并在非公共场所进行。执行处置完毕后，尸体应严肃慎重处理。处理过程在一定范围内予以保密。

答案解析

目标检测

一、选择题

【A 型题】

1. 当前优生学强调的是（　）

    A. 产妇的健康　　　　　　B. 社会的责任　　　　　　C. 缺陷新生儿的处置

    D. 遗传疾病的防治　　　　E. 生殖健康

2. 我国实行计划生育政策的主要理论是（　）

    A. 马尔萨斯人口理论　　　B. 马克思主义人口理论　　C. 社会学派人口理论

    D. 生物学派人口理论　　　E. 人口转变论

3. 实施人工流产的技术及医德要求提倡（　）

    A. 在妊娠早期开展人工流产

    B. 在妊娠中期开展人工流产

    C. 在妊娠晚期开展人工流产

    D. 妊娠任何阶段都适合进行人工流产

    E. 不建议开展人工流产

二、简答题

1. 简述优生的道德意义。

2. 简述推行计划生育政策的医德原则。

三、护理职业角色训练

（一）角色训练理念

优生优育关系到家庭幸福、民族的进步，护生应认真学习在开展优生优育工作中须遵守的医德规范。在踏入职业生涯后，谨记优生优育的伦理规范，在尊重生命、尊重服务对象的前提下，认真履行工作职责，开展工作。优生优育工作功在当下，利在千秋。

（二）角色训练目标

通过组织护生进行一定形式的护理职业角色训练，使护生认识到在优生优育工作实践中，树立正确价值观、培养符合国情的道德规范的重要意义，进而将优生优育工作的伦理要求与智慧转化为指导自己职业活动的伦理道德实践，完成知与行的最终统一。

（三）角色训练计划

护理伦理学课程"优生优育中的护理伦理"部分的学习，旨在要求护生掌握开展优生优育各项技术应具备的道德要求，领会生育控制的意义、道德。职业角色训练方案围绕上述知识点进行编制。

    1. 角色训练形式　组织开展课堂情境模拟。教师给出案例：张某，女，23 岁。月经推迟 15 天，自购早孕试纸测试呈阳性。在其男友陪同下来医院进行"人口流产"的咨询。张某及其男友很紧张，担心医务人员看不起自己，主要有以下疑问"未婚，能不能进行人工流产""不想让父母知道，男朋友能不能进行手术签字""手术疼不疼，会不会有后遗症""如何避孕"等。学生根据案例，进行角色扮演。

2. 角色训练要求　时间：护理伦理学课程"优生优育中的护理伦理"部分学习结束的下一次课堂用 30 分钟时间进行情境模拟。要求学生课后查阅相关资料，结合"优生优育中的护理伦理"部分教学的知识重点，完成角色扮演。每 5~8 个学生为一小组，组内成员由组长分配任务，分别由学生扮演护士、张某、张某男友等角色，其余成员负责剧本撰写、资料收集等任务，最后每组在课堂上进行 5 分钟情境模拟。

3. 成绩评定　情景模拟表现成绩计入平时成绩。根据情境模拟中护生表现和回答是否合理、表演的完成度等评分。

（四）角色训练小结

整个情境模拟活动结束，教师就"人工流产技术咨询"情境模拟训练进行小结与点评。

（刘菲菲）

书网融合……

本章小结　　　　微课 1　　　　　微课 2　　　　　微课 3　　　　　题库

第七章　社区护理伦理

⊙ 学习目标

知识目标：

通过本章学习，重点把握社区护理含义和特点；社区护理人员道德要求。

能力目标：

通过对本章节内容、特点学习，初步运用相关理论，具备解决护理实践中护理问题的能力。

思政目标：

虽然社区护理工作处于基层，但要增强社区护理工作的使命感和光荣感。

》》情境导入

情境描述　张大爷，66岁，教师，糖尿病病史5年，通过口服降糖药控制血糖。退休后每天大部分时间都在伏案工作，不爱活动，有时连续几天不出家门，与65岁老伴共同居住，育有一子，在外地工作。近日社区护士家庭访视时发现该患者空腹血糖为8.5mmol/L，患者及家属认为吃降糖药就可以了，与运动、饮食无关。

讨论　1. 该患者存在的主要护理问题有哪些？

2. 该患者存在的主要家庭问题是什么？

3. 作为社区护士应进行哪些方面的健康指导？

第一节　社区护理概述

社区是人们学习、工作、生活、休闲娱乐的基本场所，社区护理是社区卫生服务的重要内容之一，有其特殊的伦理道德要求。社区是由共同地域、价值或利益体系所决定的社会群体。社区一般由五个要素构成：一定的人群、地域、服务设施、文化指导、管理机构。

一、社区护理含义和特点

（一）社区护理是一项综合性的社区范围内的卫生服务

是指社区内的卫生机构及相关部门根据社区内存在的主要问题，合理使用社区的资源和适宜技术，主动为社区居民提供的基本卫生服务。社区护理是社区卫生服务和全科医疗的重要组成部分，也称为社区卫生护理或社区保健护理。主要面向城乡基层，提供基本卫生服务，其中包括初级卫生保健，其目的是使社区居民防治疾病，增进健康，提高生命质量。

社区护理工作应本着以社区为基础，以居民为对象，以家庭为单位，以需求为导向，以妇女、儿童、老人、残障人员为重点，开展预防、保健、医疗、康复、健康教育、计划生育技术指导"六位一体"的基本卫生服务。主要对象包括健康人群、亚健康人群、高危人群、重点保健人群、患病人群和残障人群。

社区护理首先是做好卫生健康防控知识宣讲等一系列健康教育活动，提高人们的健康意识；其次是做好疾病的防治工作，深入、持久、广泛地开展爱国卫生运动，做到人人讲卫生、人人爱卫生，切实改善城乡卫生环境；再次是做好妇幼卫生保健工作，普及孕期、围产期的健康知识，定期为妇女查体并指导预防疾病的措施和保健工作；最后做好治病防残工作，对于急危重患者要做好初步抢救并及时将患者转入上级医院，防止发生并发症、后遗症和终身残疾的情况出现。对病情好转出院回家疗养者，要提供恢复性治疗和身心护理服务，促进健康恢复。

根据美国护理协会的定义，社区护理是将公共卫生学及护理学理论相结合，用以促进和维护社区人群健康的一门综合学科，不限于某一特别的年龄群或某一疾病，而是提供连续性的、动态的全科性质整体服务。其主要职责是视群体为一整体，进行健康促进、健康维护和健康教育，管理、协调并给予连续性的照顾，直接对社区中的个体、家庭和群体进行护理，使全民达到健康状态。因此，社区护理是指以社区人群为主体，以健康为中心，对个人、家庭及社区提供连续的动态的综合的护理服务。

（二）社区护理与临床护理有着较大的区别

社区护理扩大了护理工作的职能，服务对象从患者扩大到健康人群，服务范围由医院走向家庭和社会，工作内容从帮助患者恢复健康扩大到预防保健和提高人群的生活与生命质量，有以下几个方面的特点。

1. 以促进健康为中心　医院的临床护理多以恢复人的健康为主，而社区护理则强调促进人类健康为主，它的中心任务是提高整个人群的身体、心理、生活整体水平。

2. 以集体为服务对象　医院的临床护理以单个的患者为主体，而社区护理的工作以集体为主，收集和分析人群的健康状况，然后解决人群中主要存在或潜在的健康问题，即使社区护士照料到某个人与家庭，也帮助某个人群健康地工作。把辖区内的全体居民作为服务对象，以全体居民充分参与、支持与合作为基础，具有广泛的群众性和普及性。重点人群是学龄前儿童、妇女、老年人、慢性病患者和残障人。

3. 独立自主性强　医院护士是在医嘱的指导下进行工作，而社区护士由于工作范围广，而且要运用流行病学的方法来找出容易出现健康问题的高危人群，因此工作自主性强，独立性也很强。

4. 综合性　社区服务工作的重点是预防疾病，通过开展预防接种、爱国卫生运动、妇幼保健、组织体育锻炼、健康知识宣传和图片展览等健康教育活动，提高民众的自我保健意识，增强体质。社区服务是一项综合性的服务，它的服务范围包括个人、家庭和社区；服务对象包括社区内的所有居民，不分性别、年龄和民族，无论是否患病，既包括患者，也包括亚健康和健康人群；服务内容包括健康促进、疾病预防、临床治疗和康复护理等，并涉及生理、心理和社会文化各个方面。

5. 合作性　社区中除医务人员之间要密切合作外，需要与各级医疗保健部门及该社区所在的政府部门、社区内的个人、家庭、团体、企事业单位、教育机构等很多人联系，提供各种健康服务，如患者的访视、出诊、转诊、健康教育、健康咨询及社区内环境的综合治理等，否则难以为社区居民提供必要的基本卫生服务，只有通力合作才能做好社区护理工作。

6. 长期性及连续性　一般医院的患者住院时间短，护士只照顾他住院期间的需要，而社区服务对象长期居住于本社区中，人由出生到死亡的全过程都需要得到保健护理。卫生保健工作随着生命的延续而对每个人提供终身服务，这种服务是长期的、持久的、相对固定的一种责任，贯穿于每个人生命的全过程，有别于医院内的就诊检查、住院和阶段性治疗。

社区护理在不同的时间、空间范围提供连续的、一系列的整体护理；覆盖生命的各个周期以及疾病发生、发展的全过程，不分时间、地点和对象；不会因某一健康问题的解决而结束，而是根据生命各周期及疾病各阶段的特点及需求，提供针对性的服务，故具有连续性。

护士对服务对象的家庭、社会文化背景了解比较深，相互之间关系也比较融洽，有利于评估其身心、社会状况，并给予恰当的预防、保护或照顾措施。

7. 可操作性 社区护理服务具有就近性、方便性和主动性，以满足社区居民的健康需求。社区医护人员既是卫生保健服务的提供者，同时也是服务对象的朋友和咨询者，是社区成员之一，社区民众乐于接受。从时间、地点和价格等方面保证社区居民不仅利用方便而且能承担得起。门诊患者和住院的慢性病患者中多数可以在社区得到医治和护理，实现患者的合理分流转诊，可以为患者节省大量的医疗费用，是一项使社区民众就医便捷的良好的保障机制。

 知识链接

社区卫生护士主要工作职责

社区卫生护士的职责有别于医院护士，工作重点应是更多地参与社区范围的预防、保健、医疗、康复、健康教育、计划生育等技术指导"六位一体"的基本卫生服务工作，其工作职责主要包括以下内容。

（1）参与社区防治工作，负责辖区内人群相关信息的收集、整理及统计分析。了解社区人群健康状况及分布情况，注意发现社区人群的健康问题和影响因素，参与对影响人群健康不良因素的监测工作。

（2）参与对社区人群的健康教育与咨询、行为干预和筛查、建立健康档案、高危人群监测和规范管理工作。

（3）参与社区传染病预防与控制工作，参与预防传染病的知识培训，提供一般消毒、隔离技术等护理技术指导与咨询。

（4）参与完成社区儿童计划免疫任务。

（5）参与社区康复、精神卫生、慢性病防治与管理、营养指导工作。重点对老年患者、慢性患者、残疾人、婴幼儿、围产期妇女提供康复及护理服务。

（6）承担诊断明确的居家患者的访视、护理工作，提供基础或专科护理服务，配合医师进行病情观察与治疗，为患者与家属提供健康教育、护理指导与咨询服务。

（7）承担就诊患者的护理工作。

（8）为临终患者提供临终关怀护理服务。

（9）参与计划生育技术服务的宣传教育与咨询。

二、社区护理人员的伦理

（一）服务周到，平等待人

在社区开展各项卫生服务工作，每天都要面对广大居民，居民的文化、道德水平以及对卫生服务工作的认识等都有很大差异。

作为从事卫生服务工作的护士，应有较高的道德修养水平，面对不同服务对象，无论地位高低、权力大小、关系亲疏、不同的信仰、民族等，都应一视同仁、平等对待。无论对方态度举止如何，都应礼貌相待，做好宣传和解释工作。对任何服务对象的合理要求和愿望都应当予以尊重，在医护条件许可和力所能及的范围内都应给予满足，如果不能满足，要进行耐心细致地解释和说明。

（二）任劳任怨，甘于奉献

社区服务以预防为主，预防工作的效益具有延期性，不像在医院里治疗和术后能起到立竿见影的效果，所从事的医疗护理工作不容易被理解和支持，甚至有时会遇到冷言冷语、不配合甚至抵触的情况。因此，社区护士应具备任劳任怨、甘于奉献的服务品德，不图虚名，不求私利，认真踏实地做好每一项工作。

护士要学会用最通俗易懂的语言去解释深奥晦涩的医学专业知识，要学会与服务对象平等沟通，做到诚心、关心、爱心、耐心。

（三）严格要求，认真负责

社区服务护理工作中，护士要加强自律，慎独修养，以科学严谨的态度对待任何事情。严格执行各项规章制度，是确保工作效果、杜绝差错事故的关键环节。各种治疗措施要严格执行操作规程和遵守无菌操作技术；对危重患者及时做好转诊工作；暴发疫情的处理要及时、果断，进入居家服务的医疗用品要清洁、消毒和单人单用，避免造成感染和医源性交叉感染；卫生服务宣传要注重实效，形式新颖，喜闻乐见，便于接受；参与卫生监督、卫生执法任务的护士要秉公执法，坚持原则，不徇私情。

（四）钻研业务，提升水平

社区服务是综合性服务，护士的服务对象是社区内的全体居民。既包括健康人群、亚健康人群，也包括患者，并且社区人群的健康需求各不相同，患者的病种和病情也千差万别，护士所面临的保健服务不像在医院工作那样分科很细，必须掌握全科性的保健知识。既要有社区服务的专业知识，也要有社会科学知识和交叉学科知识。既要掌握社区服务基本理论，也要掌握基本技能，才能做好工作。因此，从事社区服务的护士应拓宽知识面，刻苦钻研业务，丰富专业知识，提高护理技能。

第二节　预防保健中的伦理

预防服务是以预防保健为主要内容的卫生服务。预防保健是卫生事业的重要组成部分。预防保健护理伦理是护理人员在预防保健的医疗实践中形成的职业道德，是贯彻"预防为主，防治结合"工作方针的重要体现，对于促进社会进步、合理配置社会资源、保障社会公平公正具有重要社会意义。

一、预防保健的伦理基础

（一）预防保健的含义

预防保健，即预防疾病发生和保护健康，指为保护和增进人体健康、防治疾病，医疗卫生机构所采取的医疗预防与卫生防疫相结合的综合性措施。

预防保健工作通过对造成疾病流行的诸多因素进行分析，采取积极有效措施，治理改善和优化人类的自然和社会环境，消除引起疾病发生和流行的直接因素和间接因素，从而发挥巨大的社会和经济效益。做好预防保健工作不仅是医生的任务，同时也是护士的职责。

（二）预防保健工作特点

1. 社会性　预防保健工作对象不是局部的单个患者而是全局的群体。它预防传染病、地方病、职业病，保护环境，预防因环境而引起的疾病，制定消灭疾病流行的对策并组织实施。除了需要国家的投入和预防工作者认真履行职责以外，还必须争取全社会的支持。因此，预防保健人员与受保护人群、环境、社会各部门的关系都具有道德属性。预防保健人员必须以社会利益为重，坚持对社会负责，这是预防保健道德最主要的特点。

2. 群众性　预防保健的服务对象在多数情况下是健康人或受感染威胁的人，往往不像在临床护理中那样受到关切和尊重，护患关系也不同于医院那么直接、密切。预防保健人员为人群所做的工作都与人群生活的环境密切关联，如水源、饮食习惯、居住条件等，采取相应措施，根据可能产生疾病的各种因素，预防某种疾病在该地区人群中的流行。因此，预防保健人员要坚持群众路线，一切为群众的切身利益着想，自觉履行社会道德义务。

3. **滞后性**　预防保健以为群体服务为根本任务，其工作成效是长远的，短时间是显现不出来的，必须经过几年、几十年甚至数代人的努力才能充分体现出来。由于预防保健工作成效的滞后性，容易使人们产生重治疗轻预防的思想，甚至忽视预防工作的重要性。预防保健人员应用长远眼光看待和分析问题，从对社会利益长远负责的道德责任感出发，不计名利、甘愿付出，耐心细致地做好群众的思想工作和技术指导，避免发生急功近利的短期行为。

4. **紧迫性**　传染病疫情的发生和流行，除明显的季节性和区域性外，具有突发性和紧迫性的特点。因此要求预防保健人员行动迅速，配合医生立即赶赴现场，进行抢救、消毒、隔离等处理，以完成紧急预防任务，履行自己的道德职责。

二、预防保健中护理人员的伦理要求

（一）任劳任怨，尽职尽责

预防保健工作范围广，工作时间长，工作内容复杂，工作艰苦，再加之部分预防工作人员存在"重治疗，轻预防"的思想，甚至有不愿意从事预防保健工作的情况，这就要求预防保健工作人员要忠于事业、不图名利，不畏艰苦，不怕牺牲，尽职尽责，为人们的健康和幸福而奋斗。同时要树立新观念，适应医学模式的转变。从单纯的防病、治病转向整体预防的模式，将健康和社会发展的各个方面结合起来，将预防生理性疾病和预防心理性疾病相结合，保障社会人群不仅仅是不生病，而且在身体上、心理上和社会适应上均处于良好状态。

（二）面向社会，主动服务

预防保健工作直接面向社会，为广大群众服务。因此，参与预防保健的护理工作者，必须把群众的利益放在首位，坚持主动服务、优质服务。预防保健工作者要深入到群众生活、工作、学习的环境中去，开展卫生监测和监督工作。当遭受冷遇的时候，更需要预防保健工作者以高度负责的精神，积极热情的态度，主动提供服务。

（三）实事求是，科学严谨

预防保健工作人员要高度负责、一丝不苟地做好本职工作。实事求是，要求预防保健工作人员客观真实，实实在在做好本职工作。必须用科学的态度和实事求是的作风去对待工作。

（四）不畏艰难，秉公执法

预防保健工作是一项十分艰巨而复杂的任务。工作范围广，凡是有关人群卫生的事都要管。工作内容重，既要搞好防疫又要搞好治疗，既要防止传统疾病的复发又要防止新型疾病的发生，以维护人群的健康。工作条件差，调查研究到现场，监督检查到现场，投药消毒到现场，预防接种到现场，防治疾病到现场。工作效果慢，显著效果的滞后性，有很多时候得不到人们的理解和支持。这就需要预防保健工作人员克服困难，不怕艰苦。预防保健的许多工作是通过实施卫生法规进行的。预防保健工作中的护理人员是卫生法规的宣传、执行和监督者，应该在工作中坚持原则、秉公执法、执法必严、违法必究、不徇私情。

第三节　康复护理伦理

康复护理是康复医学不可分割的重要组成部分，是护理专业中的一个新领域，随着康复医学的发展而发展。在促进患者达到康复目标的活动中，护士承担着重要角色，发挥着重要作用。因此，必须遵循相应的护理伦理规范。

一、康复护理的含义及特点

（一）康复护理的含义

康复护理是指在总的康复医疗计划下，为达到躯体、精神、社会、职业全面康复的目标，通过护士与康复医师、康复治疗师及有关的专业人员共同协作，对残疾者、老年病、慢性病且伴有功能障碍者进行适合康复医学要求的专门护理和各种专门的功能训练。

在康复护理中，护士在评价伤残者及其实际需要的基础上制订康复护理计划，进行康复护理措施，包括提供舒适的环境和必要的设施，参与指导和协助伤残者功能障碍、日常生活能力及职业能力的恢复，预防继发性残疾和并发症的发生，展开心理护理和营养护理，指导及训练使用假肢、矫形器、自助器，观察和记录治疗反应并及时报告有关人员，最终保证康复计划的完成，并对护理目标的执行效果进行评价。

（二）康复护理的特点

1. 自我护理　自我护理是人为了自己的生存、健康和舒适所进行的自我实践活动。

一般基础护理采取的是"替代护理"的方法照顾患者，患者被动地接受护理人员的照顾和护理，这对于需要长期护理的功能障碍者来说，既影响了生活质量又不利于患者的独立。

康复护理应在病情允许的条件下，训练患者进行自我护理，重点是做好残存功能的强化训练、日常生活活动功能训练和使用辅助用具的训练，同时应对患者及家人进行必要的康复知识宣传，通过耐心地引导、鼓励、帮助和训练残疾患者，充分发挥其潜能，使患者掌握自我护理的技巧，从而由被动接受他人护理转变为自己照料自己的自我护理，同时鼓励家属参与，以适应新生活，为重返家庭和社会创造条件。

2. 延伸护理　伤残者的康复通常是一个漫长的过程，往往具有长期性和延伸性，不能寄希望于在治疗期间就能达到康复。康复护理的延伸性是指对患者的康复护理工作从治疗期间一直延续到患者回到家庭和社会后，甚至终生。因此，护理人员不仅要关心患者在治疗期间的康复，而且还要关心患者回到家庭或社会后的康复护理。要了解患者残存功能性质、程度、范围，在总的康复治疗计划下，坚持不懈、持之以恒地对患者进行康复功能训练，使患者早日康复。

3. 心理护理　残疾者、老年病和慢性病患者除了身体结构或功能障碍外，还存在着不同程度的心理障碍。因此，除了重视患者身体的康复外，还必须重视心理康复。如果患者有轻度心理障碍，可以通过心理护理使其心理健康。

对于有严重心理障碍的患者，要配合心理医生，运用心理评定方法评估患者心理特点和心理障碍的性质、程度，在此基础上制订心理治疗计划，运用各种心理治疗技术医治患者的心理、情绪、认知行为等问题，使患者正视疾病，摆脱不良情绪的困扰，建立起生活的信心，以平和的心态接受各种功能训练和治疗，从而取得更好的康复效果。

4. 功能评估　功能评估即按照一定的标准，对康复患者机体功能缺损的性质、部位、范围、程度及其所产生的影响和能力的恢复等做出评定和分析，并以此为依据制订和调整护理计划。围绕康复医疗总体计划，功能评估可分为初期、中期、后期三个阶段进行。先对患者进行初期评定，并制订出完整的康复护理计划；治疗中期对患者再次进行阶段性功能评估并修改康复护理计划；后期对患者进行最后的功能评估及研究制订出其住院后的康复护理计划。

二、康复护理的主要内容

由于康复护理的对象大多数是残疾者和慢性疾病患者，这些患者有的是躯体功能障碍，有的是精神障碍，因此，康复护理主要包括以下内容。

（一）预防畸形和并发症

伤残者大多数是肢体活动受限，因此，护理过程中应特别注意体位变换，帮助患者进行被动活动，保持关节的功能位置，避免并发症的发生。

（二）日常生活活动能力的恢复

康复护理的目标之一是帮助患者训练、恢复日常生活所必需的活动能力。训练过程中要细心照料患者，例如就餐、穿脱衣服、整理床铺等，防止意外损伤的发生。要循序渐进，恢复一项巩固一项，增强患者生活自理的信心。

（三）心理护理

伤残者大多由于肢体功能障碍，容易产生自卑心理；有些患者因康复时间长、康复进程慢、效果不显著等原因而产生急躁、孤独、焦虑、抑郁等不良心理。所有护理人员要深入了解患者的心理活动，耐心疏导，以真挚的感情与他们交往。通过优质的护理服务，改变他们的异常心理状态，帮助他们树立康复治疗的信心。

（四）治疗后的继续护理

康复是一个长期的过程，患者经过短期康复治疗后，仍需要在家中继续锻炼，巩固、提高治疗效果，才能真正"回到社会"。因此，护理工作仍需要继续进行，护理人员要定期家访指导、咨询和进一步落实活动能力恢复的计划和新要求等。

三、康复护理的伦理要求

护士是康复患者恢复功能的主要指导者和训练者，护理工作好坏直接关系患者能否达到预期的康复目标。因此，在道德意义上康复护理人员应突出遵循以下伦理规范。

（一）同情患者，尊重人格

伤残者不仅形体上的完美受到破坏，而且还出现了生活、工作的障碍。由于身心残疾而产生自卑感、危机感及戒备心理，容易表现出抑郁、焦虑、激愤、猜疑，甚至怀有敌意的种种心态，但仍拥有做人的尊严，享有独立人格的权利。因此，康复护理人员必须理解和尊重他们，应把他们作为常人对待，给予深切的同情和关怀，更要尊重他们的人格，以各种方式恢复他们的尊严和能力，帮助他们树立战胜伤残的意志，克服病态心理，增强信心，促使患者重新走向生活，走向社会。

（二）严谨认真，精心护理

康复治疗的手段很多，最常用的有物理治疗和医疗体育，如超声波、红外线、电兴奋、水疗、热疗等。在进行这些治疗的过程中，需要每一位康复护理工作者持有高度的责任心和严谨认真的科学态度，要精心操作，不能有任何的粗心马虎，否则一旦出现差错事故，轻者延误患者的康复，造成患者的痛苦，重者还会危及患者的生命。

（三）耐心训练，细心服务

康复医疗中矫形、整容都是在手术之后，均要求护理人员具有细心耐心的作风，进行细心的术后观察和耐心的护理，方能取得满意的效果。

康复医疗中的体育疗法、作业疗法、语言矫治等手段，是一些既艰苦又单调的治疗方法，有时患者可能不合作，甚至拒绝治疗。因此，要求康复护理人员必须耐心劝导和鼓励患者树立战胜疾病的信心，向患者讲明治疗的重要性，认真示范，纠正患者的错误动作，达到治疗的目的。绝不能有不耐烦和敷衍的表现，以免动摇患者的信心，影响治疗效果。

（四）体贴入微，热情帮助

多数康复对象的生活不能完全自理，甚至洗漱、餐饮、更衣、排泄等日常琐事也有困难。护士要勇于奉献，热情地帮助他们做好日常生活护理和自理能力训练。护士要以满腔的热情和谦恭有礼的态度对待患者，给他们以真诚、平等、亲切和可靠的感觉，建立融洽的护患关系，有针对性地解决患者的实际困难。

总之，护理人员要理解他们的困难，真心实意地帮助他们，要使患者感到温暖和慰藉，增强康复信心。

第四节　健康教育伦理

健康教育是解决公共卫生问题的重要手段，是全民素质教育的重要组成部分，也是帮助社区居民提高保健意识、改变不良行为的最佳方法。健康教育对于减少和消除健康危害因素，预防和控制重大疾病和公共突发卫生事件，保护和促进人口健康，营造有益健康的环境有重要意义。通过对社区人群及家庭进行健康评估，找出存在问题，提出有效措施，以维护和促进社区人群健康，是社区护士的工作职责。

一、健康教育的含义和内容

（一）健康的含义

不同历史时期、不同的人对健康有不同的理解和解释，国内外不同专家也从不同角度给健康下定义，但基本精神是一致的，即健康的人应该达到生理和心理平衡，同时能够适应物理环境和社会环境。

健康不只是没有疾病、残障，还应具备从事社会规定的角色和实现自我目标的能力，并应有积极的情感和人生态度。世界卫生组织（WHO）在宪章中明确地将健康定义为"健康不仅是没有疾病和身体缺陷，还要有完整的生理、良好的心理状态和社会适应能力"。这个定义从人的自然属性和社会属性两个方面反映了健康的实质，阐明了人的健康是一个整体，包含了生理、心理和社会三个方面，缺一不可。1990年，WHO又将健康概括为四个方面：躯体健康、心理健康、社会适应良好、道德健康，目前这一科学的四维健康观被社会各界和各学科广泛接受。

（二）健康教育的含义

健康教育是指通过有计划、有组织、有系统和有评价的教学互动活动，促使人群自愿采取有益健康的行为，以消除或降低影响患病的危险因素，降低发病率、伤残率和死亡率，达到促进健康、预防疾病、加速康复、提高国民生活质量的目的。

护理健康教育是健康教育大系统中的一个分支，是主要由护士进行的、针对患者或健康人群所开展的具有护理特色的健康教育活动。按照现代护理观，健康教育的对象是所有的人，包括患者和健康人。健康教育的目的是使人们具有自我保健能力，对自己的健康从依赖医院和医生逐步转向依靠家庭和自己；善用健康的观念处理个人生活、家庭生活、社会生活。

通过改变不利健康的各种行为习惯，使人们建立科学的生活方式，规律的作息制度、科学的锻炼、合理的营养、适宜的精神文化生活、健康和谐的人际关系，提高健康素质，达到精神、躯体和社会关系等方面的和谐统一。许多国家有护士法明确规定，护理人员有"教育患者的责任"，患者有"接受健康教育的权利"。高质量的健康教育，具有提高患者依从性、减轻患者心理负担，增强各种治疗效果的作用。随着疾病谱的变化，健康教育将成为一些疾病的主要治疗方法。

做好健康教育，有利于建立良好的护患关系，提高护士在患者心目中的地位，消除偏见，有利于社会及患者进一步认识护理工作。加强护理健康教育，对于保证新医学模式在医疗护理服务实践中的落实，切实改善医疗护理人际关系，促进全民健康目标的实现具有重大意义。

（三）健康教育的内容

1. 健康教育的分类　健康教育是一个十分宽泛的概念，一般分为两个部分：一般疾病的健康教育和临床健康教育。按教育场所可分为：医院健康教育、社区健康教育、家庭健康教育等。按目标人群可分为：儿童健康教育、青少年健康教育、妇女健康教育、老年健康教育等。按教育的目的或内容可分为：疾病健康教育、营养健康教育、生理与病理健康教育、心理健康教育等。

2. 健康教育的主要内容　健康教育的主要内容包括对一般疾病的健康教育及临床健康教育。

（1）一般疾病的健康教育　主要包括以下内容。

①针对法定传染病，如结核、病毒性肝炎、伤寒等疾病，应对患者、家属进行健康教育，包括对传染源、传播途径、预防方法以及疫情、隔离、消毒、护理治疗等进行健康教育宣传。

②对慢性非传染性疾病，如肺源性心脏病、慢性支气管炎、冠心病等，应结合患者的主要症状、用药、饮食、预后和平时注意事项等进行健康教育宣传。

③对检查化验知识，应向患者阐明检查中的注意事项、标本如何采集以及解释检查结果。

④对药物方面应就合理用药知识及各类药物的适应证、禁忌证、服药剂量、不良反应和药物保存方法等进行宣传教育。

（2）临床健康教育　包括患者从入院到出院的全过程，其教育方式可根据患者疾病诊断治疗的每个环节进行针对性教育，主要包括以下内容。

①入院教育，主要目的是使住院患者积极调整心理状态，尽快适应医院环境，配合治疗，促进康复。

②心理指导，主要是要帮助患者克服心理健康问题，安心住院治疗。

③饮食指导，结合对患者的治疗和康复，指导患者养成良好的饮食习惯。

④作息指导，鼓励有活动能力的患者适当活动和休息，对需要卧床的患者指导其做力所能及的床上锻炼，并注意调整卧床休息与睡眠的关系。

⑤用药指导，应告诫患者遵医嘱按时服药，同时讲解一些药物可能出现的不良反应，严重时及时与医生联系。

⑥特殊指导，对需要特殊治疗及护理的患者做好相应的教育指导。

⑦行为指导，指导患者掌握一定的自我护理或促进健康的行为方法。

⑧出院指导，巩固住院治疗及健康教育效果，进一步恢复健康。

二、护理人员健康教育伦理要求

（一）以人为本，尊重服务对象

健康是每个人的平等权利，是不分宗教、信仰、国籍、党派、贵贱，是所有个体都必须具有的，是人人都应享有的。因此，要坚持"人人健康，人人参与"的原则。

护理人员要树立以人为本的理念，尊重所有的服务对象，维护正常的人际关系，工作中要耐心细致，使每个人的健康都能得到保障。

（二）特定观念认识，服务基层

健康教育目前已作为一种重要手段应用于临床和社区保健康复工作中，作为一名护理人员，首先要树立现代护理观，明确健康教育的重要性、必要性、长期性和复杂性，切实把健康教育作为一种自觉行为。

开展护理健教育不同于卫生宣传教育，是贯穿于护理工作的全过程，是护理人员从被动执行护理操作逐步过渡到以人的健康为目的主动进行预防保健和促进健康。同时应看到在我国广大的农村地区，医疗卫生知识水平还比较低，尤其是边远穷困地区，居民文化还相对落后，卫生条件较差。因此，面向广大农村和基层，向居民群众普及卫生保健知识，让群众自己主动采取行动保护自身健康，这是广大护理人员应尽的职责。

（三）自觉履行职责，科学指导

护理人员要坚决贯彻预防为主的方针，树立"大卫生观"，把护理服务由医院扩大到人群、社会，由对患者的护理扩大到对健康人的卫生保健服务，并采取切实可行的多种形式，开展有利于社会成员身心健康、有利于保护生态环境的活动，把增进人类健康作为自己的职业道德责任和目标。

为了更好地开展健康教育，护理人员必须进行自我完善，应用生物—心理—社会医学模式指导护理健康教育工作。只懂得生物医学知识是不够的，必须加强横向知识的学习和渗透，特别是加强人文社会科学知识的学习，努力提高自身的素质和能力，以严谨的态度、务实的作风进行科学的护理健康教育指导。切忌为了追求经济利益而夸大某些药物、疗法、仪器的实际效用，以免健康教育走上歧途。

总之，护理健康教育是护理工作的一个重要组成部分，应该纳入护理管理体系，与护理工作融为一体，进行有效的管理。护理人员应及时了解患者的心理、生理及社会状况，选择适当的健康教育时间和适合患者健康教育内容及施教方法，使每个公民获得公平、公正的健康教育，促使患者自觉养成有利于健康的行为，从而到达最佳健康状态。

目标检测

答案解析

一、选择题

【A 型题】

1. 社区工作主要是"（　　）位一体"的基本卫生服务工作

    A. 五　　　　　　　　B. 六　　　　　　　　C. 八

    D. 四　　　　　　　　E. 三

2. 预防保健工作是贯彻（　　）工作方针

    A. 预防为主，治疗结合　　B. 预防为主，治疗为辅　　C. 防治为主

    D. 治疗为主　　　　　　　E. 预防为主，防治结合

3. 康复护理的主要内容（　　）

    A. 预防畸形　　　　　　　B. 预防并发症　　　　　　C. 预防畸形和并发症

    D. 预防畸形或并发症　　　E. 预防畸形与其他疾病

【X 型题】

1. 社区哪五个要素构成（　　）

    A. 人群　　　　　　　　　B. 地域　　　　　　　　　C. 服务设施

    D. 文化指导　　　　　　　E. 管理机构

2. 健康教育按目标人群可分为（　　）

    A. 幼儿健康教育　　　　　　B. 儿童健康教育　　　　　　C. 青少年健康教育

    D. 妇女健康教育　　　　　　E. 老年健康教育

二、简答题

1. 什么是社区护理？

2. 社区护理的特点？

3. 社区护理的道德要求？

三、护理职业角色训练

（一）角色训练理念

人类对护理工作的需求是普遍的，护士工作服务于人生命的全过程。对于即将进入临床工作的护生进行系统的护理伦理教育是十分必须必要的，让护生不仅了解护理伦理学的理论基础，了解护理实践中必须遵循的基本伦理原则和伦理规范，而且使护生了解护理发展所引发的伦理问题，解决"是什么""为什么"和"怎么做"的问题，让护生更好地为维护和促进人类健康服务。

（二）角色训练目标

通过组织护生进行一定形式的护理职业角色训练，使护生领会到具体护理职业活动中的伦理要求，在未来的护理工作中，能自觉运用护理伦理学的基本理论来指导、调整自己的行为，树立一切为了病人和全心全意为人民健康服务及为护理事业献身的理念。

（三）角色训练计划

护理伦理学课程"社区护理伦理"部分的学习，旨在要求护生从整体上了解社区护理服务工作，领会预防保健、康复护理、健康教育的道德规范，明白康复护理及健康教育的主要内容。职业角色训练方案围绕上述知识点进行编制。

1. 角色训练形式　　计划组织一个"走进社区，我爱护理"为主题的演讲比赛，以加深护生对护理职业的热爱，根据学生人数将学生分为若干小组，各组在不偏离主题的前提下，自行确定题目和内容。

2. 角色训练要求　　时间：护理伦理学课程"社区护理伦理"部分学习结束的下一次课堂用20分钟时间进行演讲比赛。要求学生课后通过网络、教材、参考书籍、报纸杂志等多种途径收集有关资料，结合"社区护理伦理"部分教学的知识重点，完成一个演讲稿，800字以内。以小组为单位撰写演讲稿，最终每个小组筛选（推举）一名学生代表小组参加班级演讲。教学班内的小组组稿由组长具体负责。

3. 成绩评定　　演讲比赛计入平时成绩。完成演讲稿写作的学生每人记入实践成绩1分；被小组推选参加班级演讲的学生在此基础上加1分；演讲获得第1、2、3名的同学在前两项的基础上分别再加1分。

（四）角色训练小结

整个角色演练活动结束，教师就"职业角色训练活动"进行小结与点评。

（王园园　张绍异）

书网融合……

本章小结　　　　　　　　微课　　　　　　　　题库

第八章　护理科研伦理

PPT

◎ 学习目标

知识目标：

通过本章学习，重点掌握护理科研道德要求、人体实验的道德准则和人体实验的类型。

能力目标：

在临床护理工作中能够按照护理科研伦理，能开展护理科研的工作。

思政目标：

在护理科研工作中，树立追求真理，勇于探索的精神。

任何一门学科的发展与进步都离不开科研活动，护理科研是现代护理活动的重要组成部分，是护理学发展的关键环节。护理科研伦理是指护理科技工作者在参与临床医疗科研和护理科研中应遵循的道德准则，是促进护理科研发展的重要动力，是保证护理科研活动达到预期目的的重要条件。

>> 情境导入

情境描述　2010年8月上旬，《科学》杂志和《波士顿环球报》先后报道，美国哈佛大学进化心理学家、当今心理学界领军人物马克·豪泽被学生告发涉嫌学术造假，50岁的豪泽是动物和人类认知领域的权威，此次涉及的研究课题为通过跟踪灵长动物的行为，揭示重要人类特征（如道德、语言和数学能力）的起源。

哈佛大学经调查后发表声明，豪泽在"数据的获取、分析、保存、研究方法和最终结果"都存在问题，证实豪泽要为8项科研不正当行为"负上全责"，将被停职1年。美国麻省地区联邦检察官办公室、美国卫生部联邦研究诚信办公室以及美国国家科学基金调查办公室都将展开调查。

讨论　作为一名医学生，你认为应当以一种什么态度和精神对待科学呢？

第一节　护理科研的道德伦理意义

一、护理科研的特点

（一）护理科研的概念

护理科研（introduction to nursing research）是从实践中发现需要研究的护理领域问题，通过科学的方法系统地研究或评价该护理领域的问题，直接或间接地指导护理实践的过程。护理科研的基本任务是认识和揭示疾病的发生、发展和转归过程，提出护理的有效措施和方法，并以此提高护理技术水平、促进人类健康、保证社会安定和繁荣。护理科研同其他科学研究一样，要求科学研究工作者能够遵循护理科研伦理规范，保证科研工作的正常进行，这对保障护理科研为人类健康服务有着重要意义。

（二）护理科研的特点

护理科研从护理学的任务与范围出发，以现有的自然科学、社会科学等方面的成就为基础，形成了本学科的特点。

1. 研究范围的广泛性　随着人类健康新理念的确立，医学新模式的转变，护理概念、职责范围以及工作组织形式等方面都有了新的变化，护理研究的范围也变得更加广泛。护理科研已从过去医院内单纯的疾病观察、临床护理等向医院外社区人群护理、中西医结合康复与保健护理、全方位整体护理和医学人文护理等多方面发展，内容十分广泛。

2. 研究内容的实用性　随着社会的进步，医学技术的发展，学科之间相互渗透的趋势越来越明显，护理领域的科研呈现出广泛的前景。另外人类对环境保护的关注和对自身健康的认识上升到新的高度，在人类新健康理念确立的同时，对我们护理工作提出了更新更高的要求。作为护理科研工作者，必须探索合理的护理程序、改进护理技术、在护理工作中引进现代科学技术，充分体现护理科研的时代性和实用性。

3. 研究对象的特殊性　护理研究的对象大多是以个体方式存在的人，人的生命只有一次，同时人又是与社会紧密联系的具有生理、心理属性的个体，并且在形态、生理、心理、所处的环境和条件等方面还存在着个体差异。因此护理研究人员在研究时除需要医学、护理学知识外，还必须运用心理学、社会学、伦理学等人文科学知识进行综合分析，这样才能掌握人类生命、健康、疾病及其防治的本质和规律。

4. 研究过程的复杂性　护理科研对象的特殊性决定了护理科研过程的复杂性。在患者身上进行科研工作，需特别注意不能对患者健康带来不良影响、也不能增加患者的痛苦，更不能延误患者的治疗或促使病情发展。所以护理科研很少能在实验室进行，常常直接对患者实施，在实践中探索规律。这就导致护理科研过程繁杂，耗时长，需要积累经验，造成了护理科研的复杂性和艰巨性。

5. 研究成果的两重性　任何科研成果都具有双重性，科研成果的价值应该与人的价值、社会价值相一致。但是，即使是对人类有价值的、合乎伦理的科研过程，其结果也可能会给人类带来一定的困惑甚至伤害。再者，对医学护理科研成果的不恰当应用，同样会造成严重的社会或环境问题，危害人类的生存和发展。因而，如何保障医学护理科研的选题、过程、结果及其应用符合伦理性便成为了当今护理科研的重要命题。

二、护理科研道德伦理的意义

（一）护理科研道德的定义

护理科研道德是指在护理科研活动中所产生的道德现象和在护理科研实践中用以调整人际关系行为规范的总称，是能够保证护理研究目标实现，促进护理事业快速发展，完善护理学科自身的理论体系，促进护理科研、教学工作的开展以及保证研究工作有益于人类健康的重要条件。

🔧 **拓展阅读**

"要学会做科学中的粗活。要研究事实，对比事实，积聚事实。"

——巴甫洛夫

（二）护理科研道德的意义

1. 为护理科研工作者提供有力的动力支持　高尚的护理科研道德是推动护理科研前进的强大动力。崇高的科研道德能够激励护理科研工作者为护理学事业勇于献身，在科研的征途中克服艰辛、百折不挠，敢于攻坚、善于攻坚，从而取得科研的成功。

2. 为护理科研工作者把握正确的科研方向　科研道德在很大程度上决定着科研活动的出发点和发

展方向。护理科研工作是一把双刃剑，既可造福人类，也可给人类带来灾害。护理科研必须把握正确方向才能真正造福人类，高尚的护理科研道德正是端正医学科研动机和方法的重要保障。

3. 为护理科研工作者协调工作中的各种关系　社会的发展和科学的进步使学科交叉、相互渗透的趋势日益明显，在科研活动中仅靠个人的力量是难以完成的，任何一项较大的护理科研项目都需要多学科、多专业、多人员的团结和协作才能取得。这就要求护理科研人员具有谦虚谨慎、团结协作、互相尊重的道德意识，才能为护理科学研究的顺利进行提供保障。

第二节　护理科研的伦理要求

护理科研的伦理规范是保证护理科研步入正轨的唯一出路。在科研活动中，要求参与的护理科研人员必须遵循护理科研的一般道德原则和具体道德要求。护理科研的具体道德要求，是指关于护理科研选题、设计、组织、资料收集、实验观察、结果分析及其发表应用等每一环节应该遵循的道德规范。护理科研的一般道德要求，则是贯穿于上述每一过程的总体道德原则。

（一）护理科研的一般伦理要求

1. 目的明确，动机纯正　护理科研的根本目的是认识人体生命的本质，寻求增进健康、预防疾病、恢复健康和减轻痛苦的途径和方法，提高整个人类的健康水平和生活质量。护理科研工作者从事任何创造性的研究活动，必须从上述纯正动机出发，不图个人名利，不计较个人得失；推进护理事业发展、造福人类；表现出护理科研的善性、道德性。为此，才能产生科研动力，激发创造热情，获得良好的科研成果。

2. 勇于开拓，勤于探索　护理科研是一个涉及多学科的创造性工作，创新精神和创造意识对科学发展具有重大的意义。由于历史的原因，我国护理科研工作较长时间受"护理科研无所作为、护士搞不了科研"旧观念的束缚，发展比较缓慢。随着护理事业发展带来的护理研究领域和视野的扩展，要求护理科研人员突破旧有的条条框框，以百折不挠的顽强毅力去开拓新的知识领域。

3. 实事求是，尊重科学　护理科研的成果最终都将被运用于临床医疗护理之中，直接关系到患者的生命安全与健康。因此，护理科研工作者，具有尊重科学、实事求是、一丝不苟、严谨治学的优良品质；在科研中保持怀疑精神与批判态度；敢于坚持科学真理，修正谬误。只有这样，才能确保科研成果的可靠性，才能真正做到直接对患者的健康和生命负责。

4. 团结协作，共同前进　现代护理科研工作常常需要多层次、多部门、跨行业的通力合作才能取得成功，因此，团结协作是护理科研工作者必须具备的伦理道德素养。在科研协作过程中，护理科研人员必须尊重他人，对能力弱者不轻视，对能力强者不嫉妒；有成绩不骄傲，有缺点和错误勇于改正；正确对待同事之间、学科和部门之间的关系。

5. 患者第一，知情同意　在护理科研的实践中，凡是涉及人体实验的操作，都必须对受试者事先详细讲解该项实验的目的、意义和方法以及可能出现的不适和潜在的危险，征得受试者的理解和同意，使受实验者自觉地参加并配合该项实验。护理科研工作在进行人体实验时必须充分尊重受试者的利益，始终把受试者的利益放在第一位。

💡 **拓展阅读**

　　"在科学研究中，如果没有与他人的合作与交流，只是埋头钻研，视野不开阔，在科学研究的道路上，就难免有局限性，还容易发生偏差。"

——杨振宁

（二）护理科研具体问题的伦理要求

1. 课题申报中的伦理要求　护理科研人员在研究课题的申报、计划实施及结题、验收等整个科研活动过程中，必须诚实而为，并确保提供所有包括未公开的材料真实客观、准确可靠。必须严格保存实验和调查研究中的所有数据、记录，以备查证。

2. 课题研究过程中的伦理要求　在科研的各个阶段，护理科研工作者应该定期向有关管理机构提供研究进度、成果质量与数量及其学术影响等的说明。对于可能给人类健康、社会发展、生态平衡等方面带来潜在影响，应积极配合有关机构作出客观评价，并把结果公布。

3. 尊重知识产权的伦理要求　在科研活动中，应充分尊重他人的知识产权，发表论文或以其他形式报告的科研成果中涉及引用他人成果时，必须注明出处。引用他人论点必须如实标出，不得发生捏造、篡改、剽窃等不端行为，也不得对他人的上述行为进行任何袒护。

4. 科研成果评价中的伦理要求　护理科研工作者应客观、公正、公平地评价他人的科研成果，尊重他人的名誉。对向自己的研究提出批评和质疑的，要以谦虚、诚实的态度对待，并以科学的方法证明自己科研成果的正确性与正当性。

5. 对待受试者时的伦理要求　科研工作者应尊重研究对象的人格、尊重人权；应当保护受试者的合法权益和个人隐私，并保障其知情同意权。

6. 对待实验动物时的伦理要求　在饲养管理和使用实验动物过程中，应遵循"减少、替代、优化"的"3R"原则，科学、合理、人道地使用实验动物。

7. 科研成果宣传报道中的伦理要求　在学术交流与合作时，不得带有歧视或偏见，应一视同仁、平等对待。尊重个人的人格与尊严，诚实地与他人交流、合作，不得利用科研活动为个人谋取不正当利益。

护理科研是在临床护理、康复护理和社区人群的生命救治、卫生保健等方面探索维护和促进人类健康的规律和方法，它是推动护理学科发展，提高临床护理质量的重要手段。

> 💡 **拓展阅读**
>
> "科学绝不能不劳而获，除了汗流满面而外，没有其他获得的方法。热情、幻想以整个身心去渴望，都不能代替劳动，世界上没有一种轻易的科学。"
>
> ——赫尔岑

第三节　人体试验的护理伦理

》 情境导入

情境描述　患者孙某，女，40岁。因类风湿关节炎入院治疗。住院后，责任护士告之医院目前开发出一种运用综合护理技术局部外治的方法，已取得初步效果，但还需要一部分患者参与临床疗效试验。护士还告诉患者可以自愿参加，但希望类风湿关节炎患者都参加。孙某原来不想参加这项试验，但碍着面子，还是抱着试一试的态度参加了。参与试验一个星期之后，她自觉效果不好，便中途退出了试验。责任护士对她的做法很不满意。为此，孙某很苦恼，担心医生护士今后不会认真给她治疗护理了。

讨论　请从科研的角度出发，对护士上述做法和态度的改变进行分析。

医学科学的进步和发展离不开研究，而医学研究很大程度需要依赖人体试验。同样，护理科研的发展也需要以人体作为研究对象。近年来，护理科研发展迅速，但在研究中经常会遇到研究人员的方法和患者权利冲突的情况，在资料收集过程中，由于担心研究结果受到影响而不告知受试者相关信息的情况时有发生。因此，如何在研究中尊重人的生命、权利和尊严，尤其当科学和伦理产生冲突时，遵循伦理原则指引护理科研就显得非常重要。

一、人体试验的概念及意义

（一）人体试验的概念

人体试验是直接以人作为受试对象，用科学的试验方法，有控制地对受试者进行观察和研究，以判断假说真理性的生物医学研究过程，它在医学研究中有着极其重要的地位。由于在人体试验中不能完全支配受试者的行为。因此，只能在遵循医学伦理原则的前提下设计人体试验方案，尽量使受试者避免受到伤害及发生某些干扰试验的行为。

（二）人体试验的意义

1. 人体试验是医学和护理学存在和发展的必要条件　医学与护理学的发展始终没有离开过人体试验研究。人体试验在古代就已存在，如中国古代"神农氏尝百草，始有医药"等；在古希腊也有医神埃斯克雷波斯在荒山野村考察动植物性质的传说。这些都反映了人类早期的医学活动离不开人体试验。近代以来，大量的物理、化学、生物学技术在医学领域的应用更是以人体为试验对象，如琴纳牛痘接种的发明等，都证明人体试验加快了近现代医学的发展。

2. 人体试验是医学及护理学科研成果转化为临床实践的重要环节　医学及护理的任何新理论、新方法，在应用之前，无论经过何种成功的动物实验，都必须在基础理论研究及动物实验后做临床人体试验。人与动物是有种属差异的，只有经过了人体试验证明确定的理论、方法及药品才能应用到临床。特别是对于一些人类特有的、不能用动物复制模拟的疾病，更需要人体试验。即使已经在临床上常规运用的理论和方法也必须不断地经过人体试验加以改进和完善。所以从医学及护理学的发展来看，人体试验是研究的一个不可缺少的重要环节。

二、人体试验的伦理意义

（一）以造福人类为目的的人体试验，为人类健康的发展做出了巨大贡献

对人体试验的道德价值历来都有不同的看法，人体试验尽管从总体上能促进人类医学的发展，但毕竟存在风险，可能对患者或受试者带来一定的损害。与损害相对应的则是收益：第一，受试者本人可以是直接受惠者；第二，对医学事业的发展有促进作用；第三，给社会带来健康福音。如第38届南丁格尔奖获得者吴景华，在1958年宁夏发生麻疹大流行期间，为了给好动的孩子输液，她在自己孩子的头上试验，发明了小儿头皮针输液法。由此可见，人们通过亲身的尝试、体验来发现、研究各种针药的治病效果，依靠人体试验得出的结果控制了危害人类健康的诸多疾病。可以说，人体试验为医学和护理学的发展、为人类的健康做出了巨大的贡献。这符合造福人类的目的，所以伦理学上赋予了人体试验以积极肯定的评价。

（二）背离医学目的、违反伦理规范的人体试验，给人类带来巨大灾难

历史上人体试验也给人类带来无法估量的灾难。二战期间，德、日法西斯以战争为目的，利用战俘和平民进行惨无人道的人体试验，致使几百万人无辜死亡。1997年美国披露在非洲进行的艾滋病药物疗效试验，有上万妇女参加了试验，由于对很多参加试验的非洲艾滋病孕妇没有提供抑制母婴传播的药

物，致使大约 1000 名新生儿感染了艾滋病。显然，这些人体试验，由于背离医学目的和正义动机，或违反伦理规范，或损害受试者利益，是为伦理学所坚决否定的。

（三）常规临床应用前的人体试验，是必不可缺的重要环节

如果将仅仅经过动物实验的药品，直接广泛地应用于临床，就等于用所有的患者做试验，这是极不道德的。例如，在新药"反应停"上市出售之前，有关机构没有对其可能产生的副作用开展详细研究和人体试验，结果造成了数以万计的出生婴儿有短肢畸形；前苏联的组织疗法在我国推广使用，有些医生用它来治疗肺炎，导致患者死亡；在公众中流行的鸡血疗法、甩手疗法、红茶菌疗法等都缺乏人体试验的科学根据。所以，为了维护人类健康，科学的人体试验必然成为医学和护理学科研的核心，以及发展的关键。人体试验不仅是医学的起点，也是医学试验的最后阶段，它在医学及护理学中的价值和伦理意义是不容忽视的。

三、人体试验的类型

人体试验按照试验主体的不同，分为如下两种。

（一）自体试验

即研究人员利用自己的身体进行的试验研究。研究者因担心试验会对他人带来不利影响，或者试图通过试验亲身感受以获取第一手资料。此种试验结果准确可靠，体现着科研人员为探索真理的崇高献身精神。如医学家汤飞凡把沙眼病原体滴进自己的左眼，结果证实了沙眼病原体的致病性，解决了延续半个世纪关于沙眼病原体的争论。

（二）受试者试验

以人体试验受试者在主观上是否出于自愿为标准，可以将非自体试验分为志愿试验、欺骗试验和强迫试验。

1. 志愿试验 即受试者在知情同意的情况下，自愿参加的试验研究。对于某些新药、新技术，参试者可能出于奉献精神、经济目的、健康目的或为了解决某些社会问题而参加临床试验。受试者可以是患者，也可以是健康人，也可以是社会志愿者。

2. 欺骗试验 即为了达到试验目的，利用欺骗的手段在受试者身上进行的人体试验。欺骗试验的合法性存在疑问，这类试验往往会对受试者造成一定的身心伤害。

3. 强迫试验 即违背受试者意愿而强制进行的人体试验。一般见之于战争年代，用政治或武力的压力强迫受试者参加的人体试验。强迫试验不仅侵犯了受试者的人身自由，而且可能对受试者造成严重的身体和精神的伤害。

欺骗试验和强迫试验无论后果如何，在道德和法律上都会应受到谴责和制裁。

四、人体试验的伦理准则

人体试验除了必须遵守《赫尔辛基宣言》所一再肯定的医学人体试验道德原则外，还应遵循尊重原则、有利原则和公正原则等基本原则。具体来讲，凡涉及人体的医学护理学研究应包括如下几个具体的道德准则。

（一）维护受试者利益原则

凡涉及人体的试验首先要维护受试者的健康利益，这一准则应放在高于科学与社会利益的位置。当这一原则与人体试验的其他原则产生冲突时，应首先遵循这一原则，主要包括以下内容。

1. 必须坚持安全第一 所有的人体试验都要预测试验过程中的风险并进行毒副试验，并由伦理专家和临床医师参与或指导，保证受试者身体和精神上受到不良影响降到最低。如果试验有可能对受试者造成较为严重的伤害，那么无论这项试验的科学价值有多大，这项试验也不能进行。

2. 必须进行受益/代价评估 每个涉及人体的医学护理学研究项目，都必须对预计的试验风险或好处进行评估。只有当研究的重要性超过给受试者带来的风险和压力，并且研究结果有可能对参与的人们有益时，涉及人体研究才是合理的。

3. 考虑特殊受试者的特殊要求 某些特殊的受试群体特别容易受到伤害，因此需要特别保护，包括患者、犯人、儿童等。以儿童作为受试者必须得到其监护人的同意，而且事先必须经过动物或成人试验证明此项研究有益而无害。

（二）医学目的性原则

《赫尔辛基宣言》中指出，人体试验的目的必须是旨在增进诊断、治疗和预防等方面的措施，任何背离这一目的的人体试验都是不道德的。开展人体试验之前，必须严格审查其是否符合医学目的。

1. 禁止出于政治、军事等非医学目的的人体试验 这类人体试验主要发生在第二次世界大战期间，德、日法西斯对战俘和平民进行了灭绝人性的人体试验，这些试验大部分出自非医学目的。

2. 严防出于经济、个人目的等非医学目的的人体试验 科研人员必须把个人目的、经济目的、社会目的与医学目的性原则有机地统一起来。那种忽视医学目的，单纯追求个人自我价值和经济效益的行为是违背医学伦理道德的。

3. 坚持把医学目的性服从于维护受试者健康利益 《赫尔辛基宣言》指出："在涉及人体对象的医学研究中，应优先考虑人体对象的健康幸福，其次考虑科学和社会的利益。"如果把医学目的作为最终目的，忽视或无视实验手段的正当性，其结果往往会误入歧途，导致对受试者的伤害。

（三）科学性原则

为保证人体实验的科学性，应当做到以下几点。

1. 试验设计必须严谨 科学设计前必须充分了解相关的文献资料，试验设计应符合随机、对照、重复和均衡等科学原则，充分估计可能发生的突然事件及应急对策，并设计周密严谨的医学监护和医疗保护措施。

2. 人体试验必须以动物实验为基础 经过动物实验并获得充分科学依据，才能推向人体试验阶段。对于不治之症或垂危患者，在疗法无效时，在患者或家属同意的前提下，才可考虑未经动物实验的新药、新技术进行试验性治疗。

3. 人体试验完成后必须作出科学报告 报告要力求数据的完整、准确、无误，忠于事实、忠于结果，所得科研资料要妥善保管；不可任意篡改事实和数据，欺瞒造假，捏造试验过程。

4. 正确认识和使用对照试验 对照试验是一种为了科学地了解试验效果，在对试验对象进行试验的同时，设置另一组未加任何影响的相同对象，以便比较的研究方法。在进行对照试验时，要特别注意对照组和试验组的齐同性和可比性。

（四）知情同意原则

受试者知情同意权，是指受试者对人体试验研究的性质、目的、期限、经费来源、试验方法、采用的手段，以及任何可能的利益冲突、科研工作者与其他单位之间的从属关系、课题预计的好处以及潜在的风险和可能造成的痛苦等信息，有充分知悉，并在此基础上自主、理性地表达同意或拒绝参加人体试验的意愿的权利。知情同意原则的具体要求如下。

1. "知情"的要求 研究者要向受试者提供关于人体试验的真实、足够、完整信息，而且要使受试者对这些信息有着正确的理解，并可以根据这些信息作出理性判断加以同意。

2. "同意"的要求 受试者必须具有同意的能力且必须是自主、自愿的同意。

（1）受试者必须具有同意的能力 一般应考虑两个可操作的因素：首先是年龄，一般建议18周岁以上的人才具有同意能力；其次是精神状况，是否有昏迷、痴呆等精神障碍。

（2）受试者必须是自主、自愿的同意 在试验前应该将试验目的、预期效果、可能出现的后果及危险等，对受试者详加说明，取得了受试者的自愿同意后方可进行试验。这样做不仅保护了受试者的利益，同时也尊重了人的基本权益和尊严。

3. 对特殊人群知情同意的处理 在涉及人的生物医学研究中，贯彻知情同意是非常复杂的，在特殊情况下，可以免除知情同意。

（1）知情同意的代理 对于无行为能力或限制行为能力的受试者，如婴幼儿及少年患者、智残患者、休克患者等，其知情同意由家属、监护人代行。在我国，知情同意权代理人的先后顺序应为：首先是配偶、父母与子女，其次是家庭其他成员，再次是患者委托的其他人员。

（2）知情同意的免除 为促进急救医学的发展，以危重患者作为受试者也是必要的。因为从科学角度上看，临床急救方面的人体试验研究最好由危重患者做受试者，但是在治疗过程中不允许危重患者参与比标准治疗有更多风险的研究。

（五）公平合理原则

公平合理原则要求对选择的受试者在程序和结果上应该是公平的，具体要求包括以下内容。

1. 受试者的纳入和排除必须是公平的 受试者的选择应有明确的医学标准，即适应证和禁忌证，确定到底哪些人适合参加试验，哪些人不适合参加试验。不允许用非医学标准来选择或排除受试者，禁止把脆弱人群（如儿童、孕妇、精神病患者等）作为受试者。

2. 受试者参与研究有权利得到公平的回报 受试者参与人体试验是对科学研究的支持，因此，我们应该给予公平的对待。研究结束时应确保每个参加试验的患者能够利用研究所证实的最好的预防、诊断和治疗方法；参与临床药物研究时，受试者服用的试验药物都须是免费的；对于对照组的受试者，在试验结束时有权利同样免费地使用试验药物。

（六）伦理审查原则

《赫尔辛基宣言》要求涉及人类受试者的试验研究方案，应当交由特别任命的伦理委员会评论、指导和批准。要求对人体试验的设计、开展，必须接受独立于资助者、研究者之外的伦理委员会的审查，以保证涉及人的生物医学研究遵循维护受试者利益、医学目的性、科学性、知情同意和公平合理伦理准则的实现。

目标检测

答案解析

一、选择题

【A 型题】

1. 护理科研的研究范围越来越广，是（ ）

　　A. 护理科研的基本任务　　　　　　　　B. 护理科研的作用

　　C. 护理科研的基本内容　　　　　　　　D. 护理科研的特点

2. 在护理科研过程中护士应首要考虑（　　）

    A. 受试者的利益　　　　　　　　　　B. 研究的社会利益

    C. 研究的经济效益　　　　　　　　　　D. 研究的医学价值

3. 人体试验的对象是指（　　）

    A. 特殊病情的患者　　　　　　　　　　B. 健康人

    C. 临终患者　　　　　　　　　　　　D. 各种不同的受试者

4. 维护受试者利益，不应（　　）

    A. 减轻受试者肉体上、精神上的痛苦　　B. 带来可以避免的痛苦、损害

    C. 设计安全有效的试验方案　　　　　　D. 进行必要的动物实验

5. 在我国，知情同意权代理人的先后顺序应为（　　）

    A. 父母与子女、配偶、家庭其他成员、患者委托的其他人员

    B. 患者委托的其他人员、配偶、父母与子女、家庭其他成员

    C. 配偶、患者委托的其他人员、父母与子女、家庭其他成员

    D. 配偶、父母与子女、家庭其他成员、患者委托的其他人员

二、简答题

1. 简述护理科研的道德要求。

2. 简述人体试验的类型和道德准则。

三、护理职业角色训练

（一）角色训练理念

护理伦理学是调整护理实践中人与人之间关系的一门应用科学，护理专业学生学习护理伦理学相关知识后再进行护理职业角色训练，不仅可以认清自己的价值观及角色责任，加强护理职业道德修养，还能更好地维护和促进人类健康服务，对推动护理事业的全面发展及社会主义精神文明建设具有重要的现实意义。

（二）角色训练目标

护理伦理学理论知识的学习可以帮助护理专业学生培养建立信仰、甘于奉献、懂得仁爱的良好品质，树立患者权利观，增强护理职业道德责任感。特别是要护生知道什么是爱、为什么要爱、作为一名护士如何爱，具体在护理活动中施爱的技术，以及遭遇利益和各种冲突时，能对护理伦理行为进行正确评价和选择，能自觉进行护理伦理修养、接受护理伦理教育、监督和考核。

（三）角色训练计划

护理伦理学课程"临床护理科研的道德要求"学习，旨在加深学生对护理科研工作中的伦理道德规范理解；认识临床护理科研中人体试验的意义与类型，领会人体试验的道德规范。职业角色训练方案围绕上述知识点进行编制。

1. **角色训练形式**　根据学生人数和教学时数将学生分成若干小组，组织学生收集近年来学术界出现的一些违背科学伦理的现象，包括抄袭剽窃、伪造虚报、重复性研究等并进行讨论。

2. **角色训练要求**　时间：护理伦理学课程"临床护理科研的道德要求"部分学习结束的下一次课堂用 20 分钟时间进行小组汇报。要求各小组成员结合课堂所学知识对收集的科研伦理不良现象进行分析、讨论，并探讨护理科研伦理的社会价值及如何防范科研违规行为。最终每个小组筛选（推举）一名学生代表小组汇报讨论结果。教学班内的小组组稿由组长具体负责。

3. 成绩评定　汇报结果计入平时成绩。完成收集资料及参与探讨的学生每人记入实践成绩 1 分；被小组推选参加汇报的学生在此基础上加 1 分；汇报讨论结果获得第 1、2、3 名的同学在前两项的基础上分别再加 1 分。

（四）角色训练小结

整个讨论汇报活动结束，教师就"职业角色训练活动"进行小结与点评。

（张绍异）

书网融合……

本章小结

题库

第九章 医学新技术中的护理伦理

PPT

◎- 学习目标

知识目标：

通过本章学习，重点掌握脑死亡的标准及伦理意义，人类辅助生殖技术应用中存在的伦理问题及使用原则。熟悉人类辅助生殖技术研究的对象与内容。

能力目标：

通过对人类辅助生殖技术伦理内容的学习，初步运用相关伦理学的原则，解决辅助生殖技术中存在的伦理问题。

思政目标：

科学看待新技术的运用，树立正确的生死观。

随着医学技术的发展，为了攻克医学难题，诞生了许多新的医学技术，新技术在推动医学进步的同时，也可能对人类生理心理、权益尊严、道德法律产生不良影响。根据中国社科院的相关调查，在科技伦理领域最受关注的问题中，基因技术排在首位，机器人、人类增强、人工智能等分列其后。我国《医疗技术临床应用管理办法》第四条明确规定：医疗技术临床应用应当遵循科学、安全、规范、有效、经济、符合伦理的原则。

≫ 情境导入

情境描述　1987 年 4 月，上海市卢湾区法院受理了一起试管婴儿案件：一位年轻女子状告其丈夫遗弃妻儿。女子结婚数年一直没有怀孕，检查后，其丈夫患有无精症，他们夫妇听闻上海市某市级医院能进行人工授精手术，出于求子心切，他俩经过商量后，由丈夫通过熟人到该医院联系手术，接着又由丈夫数次陪妻子去医院落实，最后终于如愿以偿，也果真怀孕了。当然，这一切都是瞒着别人进行的。他们如愿得到一个男孩，但婴儿的伯伯发现这侄子丝毫不像弟弟，起了疑心，于是再三逼问，憨厚的弟弟讲出实情。这位思想封建的兄长不能容忍这个孩子！于是，动员全家人都不认这个孩子，将母子俩驱赶出门。这是我国发生的第一起人工授精婴儿引起的法律争端。

讨论　1. 谁是孩子的父亲？

　　　 2. 提供人工授精技术服务应该通过哪些程序？

　　　 3. 应该如何处理这件诉讼案？

第一节　人类辅助生殖技术中的伦理问题

一、人类辅助生殖技术的概念

人类辅助生殖技术（human assisted reproductive technology，HART）是指运用医学技术和方法对配子、合子、胚胎进行人工操作，替代自然生殖过程，以达到受孕目的的技术，主要包括：人工授精

（artificial insemination，AI），体外受精（*in vitro* fertilization，IVF），无性生殖即克隆技术（cloning tech-nique）。

人类辅助生殖技术是用医学技术来模拟人类自然生殖的全过程，给不孕不育患者带来了希望，也对人类传统生育方式、相关法律、生殖伦理道德产生巨大冲击。2001年，原卫生部出台了《人类辅助生殖技术管理办法》。该文件规定，人类辅助生殖技术应以医学治疗为目的，符合计划生育政策、伦理原则，保证辅助生殖技术的应用在规定范围内进行。

二、人工授精

（一）人工授精概述及分类

人工授精是指收集丈夫或供精者的精子，用人工技术将精液注入女性生殖道，以达到受孕目的的一种技术。根据精液来源不同，人工授精分为两种：一是夫精人工授精（artificial insemination by husband，AIH），即使用丈夫的精子进行人工授精，AIH生殖技术适用于丈夫由于生理或心理障碍，不能正常性交或存在少精症、弱精症、精液不液化、严重早泄、逆向射精等情况；二是供体人工授精（artificial insemination by donor，AID）即用捐献者精子进行的人工授精，AID生殖技术适用于丈夫患有无精子症、严重的遗传缺陷或Rh因子不合，或夫妇双方均是同一常染色体隐性杂合体等情况，自然受孕易引起流产、早产及新生儿畸形或严重的胎儿溶血症，需要采用人类辅助生殖技术挑选优质精子或卵子辅助优生。

💡 **拓展阅读**

人工授精早在19世纪末已有记载，人工授精技术真正成功地应用于临床始于20世纪50年代，主要是通过夫精人工授精来治疗男性不育症，后来才逐渐发展到供体人工授精，现已成为男性不育症的重要治疗手段之一。1890年，美国人杜莱姆首先将人工授精用于临床，1953年美国首先应用低温冷藏的精子成功进行人工授精；我国原湖南医学院（现中南大学湘雅医学院）于1983年用冷藏精液成功进行人工授精。

（二）供精人工授精的伦理问题

1. 孩子父亲身份问题　供精人工授精所出生的孩子拥有两个父亲：一个是养育他/她的父亲，称为社会学父亲；另一个是给他/她遗传物质的父亲，即生物学父亲。颠覆了以传统的血缘关系作为判断真正父亲的标准。那么，谁是孩子真正的父亲？谁对孩子负有道德上的权利和义务？传统观念认为具有生物学遗传的才是真正的父亲，另外一种观点认为，社会学父亲长期对孩子承担抚养职责，孩子经后天的养育和教育后才可能成为对社会有用的人，养育比提供遗传物质更重要，多数国家都肯定社会学父亲是道德上的合理父亲。

2. 后代的知情权问题　关于人工授精孩子在成年后了解自己的生殖信息和身世的权利，包括获取"生物学父亲"相关信息的权利，各国的规定也不尽相同。支持后代知情权的国家认为，从孩子方面考虑，完全隐瞒遗传学父母的信息，是对孩子的不尊重与不公平，可能导致近亲结婚问题出现。比如，英国支持孩子在一定条件下有知道遗传学父母信息的权利；瑞典规定人工授精出生的孩子满18周岁后应向他宣布与他有血缘关系的父亲或母亲的姓名。反对后代知情权的国家认为，对供精出生的孩子进行保密，主要考虑这可能会影响供精者今后的家庭和生活，可能会影响孩子与养育父母的亲子关系。为了避免今后不必要的矛盾和纠纷，实施互盲和保密原则是非常有必要的。

3. 选择优秀精子问题　随着优生优育技术的发展，选择优秀精子是否可以优生优育问题，学术界争议较大。基因决定论者认为，有计划地选择具有"最佳基因"的精子进行人工生殖技术，可以提高人类质量。非基因决定论者认为，人的生长是一个复杂的生物和社会过程，是遗传物质与社会环境相互作用的结果。人的基因有无优劣之分？人应不应该"改良品种"？面对这些伦理道德问题，学者们普遍认为：如果丈夫是遗传病基因携带者，那么选择一个非携带者的健康男性供精进行人工生殖技术，可防止生出一个有缺陷的婴儿，这是符合道德规范的。

4. 单身女性申请供体人工授精问题　少数国家法律允许单身或同性恋家庭有生育的权利，采用供精技术生育孩子。但是我国法律没有类似规定，绝大多数人认为单亲家庭不利于孩子的成长，后代在单亲家庭成长可能会受到极大的心理和社会的伤害，会影响孩子的身心健康。

5. 精子的商业化问题　目前供体精子的需求与日俱增，有人提出通过精子商业化拓宽精子的来源。反对者认为如果把精子作为商品买卖，那么异源性卵子和胚胎也将会成为商品，人体的各个器官如心、肺、肾也都将成为商品，配子商品化引发人体器官商品化，产生多米诺骨牌效应。精子商品化可能会促使供体为金钱而隐瞒自己的遗传缺陷或传染病，精子库为追求赢利而忽视精子的质量，从而影响出生后代的身体素质。精子的商品化可使供精者多次供精，造成同一供精者的精液为多人受孕，增加近亲婚配的可能性，不利于后代健康。因此，严格管理供体人工授精，严防精子商品化，坚持维护个人、家庭和社会利益的原则是非常必要的。

三、体外受精

（一）体外受精概述

体外受精俗称"试管婴儿"，是指从女性体内取出一定数量卵子，在器皿内培养后，加入经技术处理的精子，待卵子受精后，继续培养，待其发育到 4 细胞或 8 细胞的早期胚胎时，取出 2 ~ 3 个早期胚胎转移到子宫内着床，发育成胎儿直至分娩的技术。体外受精技术可分为：①体外受精—胚胎移植，主要适用于有女性输卵管阻塞、排卵障碍、不明原因性不孕等；②供卵，主要适用于有卵巢功能衰竭、携带遗传性疾病基因等；③代孕（surrogacy），主要适用于某些妇女因无子宫或子宫不利于受孕着床，需借助他人的子宫使受精卵着床继续妊娠。

（二）体外受精的伦理问题

1. 多胎的伦理问题　多胎妊娠是指一次妊娠宫腔内同时具有两个或两个以上胎儿。为提高受孕成功率，辅助生殖技术应用中放入多个胚胎，导致单次妊娠孕育的胎儿数不少于两个，多胎妊娠率高达30%。多胞胎的出生违背了优生优育的政策，不仅导致孕妇孕产期相关疾病及并发症的发生率提高，而且新生儿死亡、早产及出生缺陷等风险也相应增加。有些宗教国家认为流产是非法的，因此选择性减胎术是被禁止的。我国允许多胎减胎术，在《人类辅助生殖技术管理办法》中明文规定：对采用人类辅助生殖技术的多胎妊娠必须实施减胎术，要求妇女在行辅助生殖技术时必须签署多胎妊娠减胎知情同意书，严禁三胎及以上的妊娠分娩。但实际上一些夫妇得知三胎后拒绝减胎，另外，减胎手术本身也存在风险，如可能会引起流产、术中损伤其他胎儿等情况，因此对不愿减胎的孕妇，医务人员需强调减胎的重要性及相关风险。

2. 冷冻胚胎的伦理问题　在辅助生殖技术应用过程中，一般会多培养一些胚胎，除 2 ~ 3 枚胚胎植入子宫腔外，剩余的胚胎则会被冷冻保存起来备用，但是这种做法存在伦理问题。存在冷冻保存期限和如何处置问题，是否可以用于科学研究或被销毁，尚没有明确规定。体外受精成功受孕后，剩余胚胎在夫妻双方知情同意下可以选择胚胎的去向，比如用作科学研究、被赠送或被销毁。若在胚胎冷冻保存过程中，夫妻双方离异或发生意外，单方即使有胚胎的"所有权"，但不能够独立使用冷冻胚胎，出现了胚胎谁也不能用和谁可以处理问题。这些都会引起相关伦理问题或法律纠纷，关于胚胎的归属权、亲权和继承权等，法律法规尚属空白。

3. 胚胎性别鉴定的伦理问题　在中国，由于"重男轻女""传宗接代"等传统观念在人们心中根深蒂固，一些夫妇利用胚胎植入前遗传学诊断技术（pre - implantation genetic diagnosis，PGD）来甄选胚胎性别，甚至不惜多次进行流产或引产手术，严重损害妇女的身心健康，也造成国家人口性别比例失调，是对人类自然繁衍规律的极大挑战。PGD 技术需正规化使用，不可作为一些人的性别选择工具，否则会造成严重的社会危害。

4. 代孕的伦理问题　代孕俗称"借腹生子"，会造成子代拥有多个父母，给社会伦理带来巨大的冲击。代孕技术合乎伦理吗？支持者认为：代孕技术造福了一些不适宜生育的女性，给她们提供了哺育后代的机会。反对者认为：代孕行为强行剥离了孕妇与胎儿建立在生理基础上的母子亲情，导致家庭关系、亲子关系的复杂化，出现了基因母亲、孕育母亲、养育母亲，使得母亲角色难以定论。还有母亲替女儿代孕、妹妹替姐姐代孕等现象，扭曲了以血缘为纽带的亲情关系，导致人伦关系的混乱，会引发抚养权、继承权、生殖犯罪等一系列法律问题。更有甚者以代孕为职业，将孕育生命的子宫变成赚钱的工具，将出生的孩子作为买卖的商品。代孕行为把生殖功能商业化，是对女性的侮辱，毫不顾及伦理道德底线。

四、无性生殖

（一）无性生殖的概念

无性生殖即克隆技术，是指取出供体细胞，把其携带遗传信息的细胞核植入去核的卵细胞中，通过细胞融合技术让结合体继续发育，从而培养出有相同遗传特征后代的生殖方式。与人有关的克隆技术主要有三种：基础研究性克隆、治疗性克隆和生殖性克隆。

（二）克隆的伦理问题

克隆技术如果被应用于人类自身的繁殖，将引发众多伦理道德与法律问题。生殖性克隆可使单身的个体获得后代，将改变人类男女自然结合的生育方式，完全违背了人类繁衍的自然规律和人类伦理关系的基本准则，会使人类失去遗传多样性，它是对人权和人类尊严的挑战，给社会带来动乱和纷争，最终将危及全人类生存发展的根本利益。

我国政府在对待生殖性克隆的问题上，始终坚持在任何情况、任何场合、任何条件下，都不赞成、不允许、不支持、不接受任何人以任何形式开展生殖克隆人的实验，但支持在严格审查和有效监控条件下对治疗疾病和生殖有帮助的克隆。

 拓展阅读

克隆羊"多莉"

1997 年 2 月 27 日的英国《自然》杂志报道了一项震惊世界的研究成果：1996 年 7 月 5 日，英国爱丁堡罗斯林研究所的伊恩·维尔穆特（Wilmut）领导的一个科研小组，利用克隆技术培育出一只小母羊。这是世界上第一只用已经分化的成熟的体细胞（乳腺细胞）克隆出的羊，克隆羊"多莉"诞生，首次实现了用体细胞进行动物克隆，这也意味着有"克隆人"诞生的可能性。

五、人类辅助生殖技术的伦理原则

随着人类辅助生殖技术的发展与应用，面临诸多社会、道德、伦理、法律方面的问题需要规范，我国于 2003 年颁布了《人类辅助生殖技术和人类精子库伦理原则》，要求相关专业从业人员严格遵守辅助生殖技术伦理原则。

（一）人类辅助生殖技术的伦理原则

1. 有利于供受体原则　有利于供受体原则包括"不伤害"和"确有助益"原则。综合考虑患者病理、生理、心理及社会因素，医务人员有义务告知患者治疗手段的利弊及其所承担的风险，制定最有利于患者的治疗方案。同时，实施人类辅助生殖技术要求保护供体的健康和合法权益。

2. 知情同意原则　实施人类辅助生殖技术前，医务人员必须充分告知相关信息及风险，夫妇双方自愿同意并签署知情同意书后方可实施。知情同意原则包括信息告知、信息理解、自愿同意三个方面。接受人类辅助生殖技术的夫妇在任何时候都有权中止该技术的实施，有权处置实施人类辅助生殖技术过程中获得的配子和胚胎，未经双方知情同意，不得买卖或用其他方法处理配子和胚胎。

3. 保护后代原则　医务人员有义务告知接受人类辅助生殖技术治疗的夫妇，使用该技术出生的孩子（包括有出生缺陷的孩子）同自然受孕分娩的孩子一样享受伦理、道德和法律上的权利和义务，保障他们的家庭地位和社会地位。如果有证据表明该技术将会对后代产生严重影响，医务人员有义务停止该技术的实施；医务人员不得对近亲间及任何不符合伦理原则的精子和卵子实施人类辅助生殖技术；不得实施代孕技术和以生育为目的的嵌合体胚胎技术。

4. 社会公益原则　个人利益和社会利益多数时候是一致的，但也有可能产生冲突。二者发生冲突进行抉择时必须贯彻"社会利益第一原则"。不得对不符合国家人口和计划生育政策和单身女性实施人类辅助生殖技术，不得实施非医学需要的性别选择。

5. 保密与互盲原则　为保护供精者和受者夫妇所出生后代的权益，供体与实施医生、供体与受体、供体与后代应保持互盲。精子库应建立严格的保密制度，受者夫妇、供精者及实施辅助生殖技术医务人员均无权查阅后代的一切身份信息资料。

6. 严防商业化原则　医疗机构和医护人员要严格掌握适应证，禁止以营利为目的的供精行为，禁止买卖精子、卵子、胚胎，对供者的误工费用、交通费用和所承担的医疗风险费用给予必要补偿。

7. 伦理监督原则　应建立生殖医学伦理委员会，由医学伦理学、心理学、社会学、法学、生殖医学、护理学等领域专家和群众代表组成生殖医学伦理委员会。该委员会对人类辅助生殖技术的开展进行指导和监督，有利于伦理原则的贯彻实施。

（二）人类精子库的伦理原则

在使用供体的精子进行人类辅助生殖技术时，应遵循以下伦理原则。

①对供精者进行严格检查，排除肝炎、性病、艾滋病病毒感染者和遗传性疾病者。

②要尽可能扩大供精者来源，严禁同一供精者的精子供5名以上妇女受孕。对供精者和人工授精出生后代的记录进行保密，保存好相关记录。如果两个通过人工授精的后代申请结婚，精子库有义务提供他们生物学父母的遗传情况。

③在中国目前的经济、文化条件下，不支持未婚单身妇女实施人工授精。

④接受异源性精子开展人类辅助生殖技术，医务人员应向接受异源性精子的夫妇说明供精者（匿名）情况、辅助生殖技术机理，需经已婚夫妻双方同意并签署知情同意书。

⑤应努力保护实施辅助生殖技术的妇女及其出生孩子的权益，孩子出生后具有与自然出生的孩子同样的地位和权利，对孩子和母亲不得歧视。

⑥应对供精者保密，不允许其知道他所提供精子的去向。

⑦应明确告知供精者，他仅提供遗传物质。

第二节 脑死亡标准

死亡是人生的必然过程，现代医学不仅要深入探索人类生命的奥秘，也要进一步揭开人的死亡之谜。正确认识死亡，开展死亡教育，宣传新的死亡标准，如何定义和确诊死亡，如何对待死亡，这不仅是十分重要的医学问题，也是十分重要的伦理学问题。

（一）死亡的标准

1. 死亡的概念 完整意义上的"人"应具备生物学、心理学和社会学三个方面的属性和意义，当以上三方面属性或意义完全和永久丧失时，即标志着一个人的死亡。医学上将死亡分为濒死期、临床死亡期和生物学死亡期三个阶段。第一阶段为濒死期，此期患者心、肺、脑、肝、肾等主要器官极度衰竭，功能逐渐趋向停止，但是细胞内代谢尚存在；第二阶段为临床死亡期，此期患者主要器官功能已丧失，宏观上人的整个生命活动已终止，但微观上其组织细胞内代谢过程仍未停止；第三阶段为生物学死亡期，此期又称"真正死亡期"，是指患者全身器官、组织和细胞生命活动完全停止，生命现象彻底消失。

2. 心肺死亡标准 心肺死亡标准包括的内容如下。

（1）心肺死亡标准 心肺死亡即心脏停止搏动，呼吸终止，是生命结束的标志。多年来，医学一直把心肺功能作为人类生命最本质的特征。自古以来，心脏就被看作是人体的中心器官，我国古代有"心者，君主之官"的理论，古希腊亚里士多德也提出过心脏灵魂器官学说。1628 年英国学者哈维发表《心血运动论》，在人类历史上第一次科学地揭示了心脏在血液循环中的功能和作用，这更加稳固了心肺死亡标准的权威地位。

（2）心肺死亡标准的伦理问题 以心跳、呼吸停止作为判定死亡的标准在人类历史上已沿用了几千年。随着生物医学的进步尤其是生命支持技术的发展，以及人类对自身的认识和理解不断加深，传统死亡标准受到前所未有的挑战。例如心肺复苏技术可以使某些心跳、呼吸骤停的人"死而复生"，心脏移植术的开展使得心脏功能完全丧失的患者免于死亡威胁，人工呼吸机的应用使停止呼吸的人也有可能再度复呼吸。医学生物学的发展，人们逐渐认识到，人的死亡并不是一个时间点，而是在分子水平上逐渐发生、发展的一个动态过程，可因医学的介入而发生逆转。由此可见，心跳和呼吸的停止在一定程度上已失去作为死亡标准的权威性。

3. 脑死亡标准 随着人们对死亡问题的深入认识，对心肺死亡标准也有了新的理解，加上器官移植、医疗资源有效分配等社会需要，促进了脑死亡概念的出现和脑死亡标准的形成。1968 年，美国哈佛医学院特设委员会发表报告，把脑死亡定义为不可逆的昏迷或"脑死"，并提出 4 条判别标准：①对外部刺激和身体内部需要毫无知觉和完全无反应。②自主运动和自发呼吸停止。③反射、主要是诱导反射消失。④脑电波平坦或等电位。认为凡是符合这 4 条标准，并在 24 小时内反复多次检查，结果均无变化，即可宣告死亡。我国在判定脑死亡时更加严格谨慎，将"全脑死亡"定义为脑死亡，全脑功能丧失是指包括大脑、小脑、桥脑和延髓等所有脑组织的脑细胞广泛、永久地丧失全部功能。从而最大限度地保护个人的生命权。

（二）脑死亡的立法现状

国外脑死亡立法主要有 3 种情况：①国家立法明文规定脑死亡可以作为死亡判断的标准，如美国、德国、日本、法国、芬兰、挪威、瑞典、加拿大、澳大利亚等国家。②脑死亡缺乏法律上的支持，但在临床实践中得到普遍承认和较广泛应用，如英国、瑞士、比利时、奥地利、新西兰、韩国、泰国等数十个国家。③脑死亡标准悬而未决，没有为社会所接受，传统心肺死亡标准仍然占据主导地位。其中，同时认可心肺死亡和脑死亡标准的国家包括美国、日本、奥地利、瑞士、芬兰等。我国大陆目前未出台脑死亡相关法律、法规，只是进行了相关的学术讨论。

（三）脑死亡标准的伦理意义

1. 有利于科学地确定死亡　从生物学角度分析，执行心肺死亡标准可能存在"假死"现象，但处于脑死亡状态的患者，目前尚未有被救活的报道。目前神经细胞死亡尚无逆转方法，确定脑死亡者也就意味着全部机体功能的丧失。虽然有的患者脑死亡之后在医疗技术支持的情况下维持血液循环及呼吸，但临床的抢救尚无成功的报道。从社会学角度来看，意识思维的存在是人类价值产生的前提，当感觉、知觉、意识等大脑固有机能不可逆且永久性丧失的时候，个体已失去了人的本质特征，此即为哲学意义上的死亡。

2. 有利于维护个体尊严　如果将心、肺作为判断死亡的关键器官，那么在临床上，有些脑死亡患者的家属会要求医院继续给患者提供生命支持，直至其心脏停搏。而对患者进行气管插管、使用呼吸机等措施不仅不能使患者死而复生，还会加重患者痛苦并影响其形象和尊严。如果将脑死亡标准作为判定死亡的标准之一，则可适时终止对脑死亡者无限制的、无意义的医疗护理支持，使其安详、有尊严地走向生命终点。

3. 有利于节约医疗资源　一项调查显示，ICU患者的费用是普通病房患者的4倍，其中，脑死亡患者的医疗护理费是其他重症患者的2倍。现阶段，医院床位资源不足，供求矛盾突出，尤其大型三甲医院的ICU更是一床难求，因为脑死亡患者占用床位资源，一些值得抢救的患者因无法入住而没办法得到及时有效的治疗。因此，执行脑死亡标准有利于节约有限的医疗卫生资源。

4. 有利于器官移植的发展　在所有组织中，脑组织对缺血、缺氧最为敏感。当缺血、缺氧尚未引起其他器官、组织损害或坏死时，脑组织已开始出现死亡。若依照脑死亡标准对供体作出死亡诊断，就能及时为受体提供有用器官或组织，这将大大提高器官移植的成功率。这既对器官受体有益，又对器官供体无害，符合功利论的伦理观。脑死亡标准的建立虽然有利于器官移植的发展，但是它不能成为执行脑死亡标准的必要理由，这只是脑死亡带来的有利结果之一而已。

第三节　器官移植与基因治疗的伦理分析

》 情境导入

情境描述　2016年，张某与王某正在读大学一年级的儿子被确诊为尿毒症。患者面临两个选择：要么换肾，要么终身透析，患者及其家属最终选择肾移植手术。为了节省十几万的肾移植费用及不确定的排队时间，父亲张某将自己的一个肾脏捐给了儿子。2021年，儿子移植的肾脏又衰竭了，其母王某又提出捐肾给儿子，夫妇态度坚决地向医院提出了捐肾申请。慈爱双亲接力捐肾救子的消息，打动了很多人。因考虑到第二次移植复发的可能性比较大，医院伦理委员会经过权衡，以10票反对1票同意的结果否决了捐肾申请。这也意味着，感人的亲情故事最终让位于医学伦理和理性。

讨论　1. 我们应如何看待器官移植这种医疗技术所涉及的伦理学问题？
　　　2. 我国器官移植的伦理原则是什么？

一、器官移植

（一）器官移植概述

器官移植是指将健康器官植入患者体内用以替代某个或某些完全丧失功能的器官，以提高生命质量或挽救生命的医疗技术。广义的器官移植不仅包括心、肝、肾、肺等实质性脏器移植及其联合移植，还包括骨髓、角膜和胰腺等组织、细胞移植。器官移植为延长人的寿命提供了重要的手段，堪称为 20 世纪一项重大的医学奇迹。然而，如何看待和处理器官移植医学发展与人们观念、道德、伦理的冲突，已成为当前生命伦理学研究的重要课题。

（二）器官移植的类型

按照移植物的来源及其遗传背景不同，器官移植分为 4 种类型：①自体移植：即供者和受者为同一个体。这种移植不会发生排斥反应。②同质移植：又称同遗传型间移植，指相同遗传基因型不同人体间的移植，即供者与受者虽非同一个体，但有着完全相同的遗传基因型，如同卵双生子之间的移植。这种移植如同自体移植，一般不会发生排斥反应。③同种异体移植：指供者与受者属于同一种属但不是同一个体，如人与人、猪与猪之间的移植，临床大多数移植属此类型。这种移植常出现排斥反应。④异种移植：指不同种属间的移植，如猪与羊、狐与狗之间的移植。此类移植可产生严重的排反应，目前尚无长期存活的报道。另外还有原位移植、游离移植、吻合移植、输注移植等多种移植方式。

 知识链接

器官移植的发展历史

人类很早就有用器官移植来治病的传说，18 世纪有关于器官移植的报道，19 世纪有皮肤、肌腱、软骨等移植的报道。20 世纪初，法国医生突破血管吻合技术的瓶颈，使得器官移植的实验研究得以较广泛开展。20 世纪 40 年代，阿勒西斯·卡莱尔（Alexis Camel）攻克了器官移植排异反应的难题。1954 年，哈佛大学以墨里尔（Memil）及牡莱（Mumay）为首的移植小组首次成功地完成了同卵双生子之间的肾移植。1978 年，新一代免疫抑制药环孢素的问世使临床同种器官移植进入一个新的时期。20 世纪 90 年代，随着对免疫排斥反应、缺血再灌注损伤等问题更深入地认识和研究，以及器官保存液、现代外科技术与麻醉技术等的发展与进步，新的免疫抑制药的不断涌现，移植器官及其受体的存活率提高，尤其是肾、心、肝三种最常见的器官移植，功能存活率大幅度提高。

（三）器官移植的伦理问题

器官移植的最大难题是器官来源问题，供体缺乏成为器官移植发展的瓶颈，而人们的伦理及道德观念是造成供体器官缺乏的根本原因。其次，中国传统文化中占主导地位的儒家思想，诸如"生要全肤、死要厚葬"等思想对器官移植的发展也有较大的负面影响。

1. 一般性伦理问题 器官移植除涉及器官来源、器官分配等核心伦理问题外，还有一些一般性伦理问题如患者接受器官移植后人格是否完整；高昂的器官移植费用是否符合公平原则；成功率目前尚未达到100%，或有些成功率很低的器官移植，是否符合有利、无伤害的伦理原则等。这些问题既涉及生命的价值与尊严以及人们对生命完整性的自我理解，也涉及医疗资源的合理分配，还涉及技术应用的伦理导向。

2. 器官来源、获取方式

（1）器官来源 器官移植的来源包括以下内容。

①胎儿器官：目前所有的器官移植治疗效果最好的是胎儿器官。然而将胎儿器官作为移植供体，涉及许多无法解决的伦理难题，如胎儿是不是人？运用胎儿的器官、组织和细胞是否需要知情同意？医生应该征求谁同意？出于治疗目的培育胎儿是否合乎道德？胎儿器官、组织和细胞的产业化是否合乎道德？此外，人们更担忧的是胎儿器官移植会对胎儿造成伤害，比如有人有意流产以出卖胎儿，为获得可供移植的器官而专门怀孕或流产等。因此，许多国家都禁止采取胎儿器官移植。

②异种器官：在人类器官不能满足移植需求的情况下，人们很容易想到利用其他物种的器官。虽然随着医学科技的不断发展，动物器官用于人体器官移植的技术障碍正在不断被攻克，但无论是同种器官移植还是异种器官移植，都会面临床医学伦理学问题。首先是移植器官的种类受到限制，如睾丸、卵巢这类腺体不能进行移植，脑组织也不能移植，其他器官是否能够移植，要以该器官移植后能否引起人的特性的改变为伦理准则。其次，动物的器官移植到人的身上，异种器官移植会不会引起患者其他器官结构或功能的改变？人是否会显示动物的特征呢？如果某人在生育前就进行了异种器官移植，他的下一代体内会不会存在动物的基因？会不会威胁人类的安全？异种器官移植是否破坏自然法则？是否会被错用或滥用？动物器官蕴藏的病毒是否会传染给人？这也是必须考虑的健康风险问题。

③人造器官：随着现代材料科学技术和人工智能技术的发展，人们陆续研制了可以替代人体脏器功能的机械装置，用以置换已丧失功能的人体脏器，这种机械装置称为人工脏器。人工脏器的应用虽然部分地缓解了供体不足的矛盾，并避免了供体选择的某些道德难题。但它的应用又引发了一系列新的社会伦理、法律问题。概括起来主要有：靠人工脏器生存的人的尊严问题；人工脏器植入者的生命质量问题；人工脏器的应用与公正分配医药资源的矛盾；克隆器官的问题等。引发出值得思考的问题有人是什么？人类行为的目的是什么？什么是评价人类行为恰当与否的标准？人类改变自然的力量究竟有多大？结果将如何？涉及经济、伦理、法律和哲学层面的问题。

（2）器官获取方式　器官获得方式包括以下内容。

①自愿捐献：自愿捐献包括活体供者和尸体供者两种。活体供者器官捐献一定要绝对自愿，这不仅意味着供者的知情同意，而且是在没有任何威胁利诱的情景下的自觉同意。活体器官捐献的原则是不危及供体的生命和健康，同时又能救助患者的生命，并防止以捐献为名进行器官买卖。尸体供体器官捐献是指供体在生前自愿签署协议，同意死后可以摘取其组织或器官用来进行移植。其道德合理性是在供者自愿和知情同意前提下实现利他目的。

②推定同意：推定同意是指政府授权给医师，允许他们从尸体上收集所需要的组织和器官用于移植。推定同意有两种形式：一种是国家授权于医师来摘取尸体上有用的组织或器官，可以不考虑死者及其家属的意愿；另一种是法律推定，当不存在来自死者或家属的反对时，就可以进行器官收集。推定同意有可能引发非自愿捐献问题，所以仍有一定的伦理问题。

③器官买卖或器官商业化：有关器官买卖或器官商业化主要有两种观点。

赞成器官买卖的人的主要伦理依据是：在高度发达的商品社会中，凡是奇缺稀有的东西极易用商品化来解决供求上的不平衡，允许器官上市买卖，可增加器官供应，解决器官稀缺的问题。供体本人或其委托的代理人有使用和处置供体自身器官的自由。器官上市，摘取器官及时，可改善移植的质量，缓解或消除医师、供体和家属之间的矛盾。反对器官商品化的理由是：个人利用和处置自己的身体的自由不是绝对的，而是有限制的。器官上市把人体各部分看成商品，这是人性的物化，削弱了利他主义的道德观。器官上市违反了平等、公正的人道主义原则。器官的商业化将引发社会性犯罪。我国政府反对把活人的器官作为商品买卖，因为购买器官是一种以他人的痛苦来换取自己幸福的不道德行为。

④信贷交换：信贷交换即建立信贷制度。凡是已捐献器官的供体，本人、后代或家属在未来需要器官时，可优先得到供体，但不鼓励受体直接出钱给供体或供体的家属。这是一种类似社会相互救助的措

施，是值得倡导的。

3. 器官分配引发的伦理问题 人体器官是一种稀有资源，医生面临着受体选择的伦理道德难题。如对康复希望很小的患者实施器官移植术是否合适？在器官供不应求的情况下优先给谁移植？是按排队顺序先后还是按出钱的多少？还是按病情的严重程度？如此等等。

（1）器官移植的宏观分配 虽然器官移植的治疗效果和治疗价值已十分明确，但其费用昂贵。器官移植引发医疗卫生资源如何分配与使用的伦理问题。目前，各国普遍存在医疗卫生资源不足的情况，而器官移植则可能花费大量的卫生资源去挽救一个生存质量不高、存活期有限的生命，这是否是对卫生资源的浪费？对不能享受基本医疗卫生服务的人们是否公平？有人认为，在国家分配有限的卫生资源时，应该将更多的资源用于常见病、多发病的防治和基本卫生保健。但对于器官衰竭的患者而言，器官移植可能是唯一有效的治疗手段，而且，不开展或限制开展器官移植无疑会影响医学科学的进步和发展，也影响人的生存权利。因此，卫生资源的宏观分配是器官移植的伦理学难题。

（2）器官移植的微观分配 由于器官供不应求，器官如何在不同患者之间分配是一个棘手的伦理难题。医生怎样分配稀有卫生资源，这一问题现实而直接，如果不能妥善解决，不仅影响医患关系和器官移植的发展，甚至会导致一系列的社会问题。目前移植领域中比较通行的器官分配方法是"急救优先、先来先得"。此种做法有一定的合理性，但对于器官衰竭的患者来说，病情的紧急与否有时是相对而言的，这给掌握器官分配权的医生带来伦理困扰。器官移植微观分配的另一个问题是：同样需要移植器官的老人、儿童和青年，谁应优先得到移植机会？对这一问题也存在伦理争议。

4. 我国器官移植受体选择的主要依据 目前，器官移植供体器官存在明显不足，医生面临着器官分配的伦理道德难题。有限的供体器官如何分配，谁能优先得到器官，由谁做出裁决等问题都受到社会的关注，目前医学伦理界认为应从以下标准考虑。

（1）医学标准 指由医务人员根据医学科学发展和自身医疗技术水平能否达到的医学判断标准。这包括：①患者的器官是否已经衰竭，除器官移之外有没有其他办法解决器官功能；②医务人员及所在医疗单位整体技术水平，是否已经达到能进行器官移植的技术水平。如果面对数位患者患有同样的疾病需要同样的器官移植时，应该从配型、余年寿命、生命质量等医学标准来评价和决定。

（2）社会标准 指一个社会人面临器官移植时所需要考虑的一些问题。如患者的年龄、家庭角色、社会价值和个人应付能力等因素，因为这些因素对器官移植成功与否、医院经济运行状况等都很重要，因此需要认真对待。

①年龄：如果在老年人与青年人中间相比，一般来说应当对青壮年患者优先。

②家庭角色：是指一个人在家庭中所承担的角色任务，角色任务重者优先。

③社会价值：是指通过衡量一个人对社会贡献大小或可能性来判断的，贡献大者可以优先考虑，判断一个人的社会价值并不是十分容易的事，有时甚至发生主观片面现象。如何确定哪一个人的社会价值更高？是医生自己进行判断还是成立一个委员会来判断？每一个人在生与死面前是否有同等权利？这和患者的平等医疗护理权有一定冲突，应慎重执行。

④个人应付能力问题：这包括患者配合治疗的心理承受能力和患者经济支付能力。患者的配合治疗能力是医务人员在一定条件下选择可否进行器官移植的重要标准。经济问题在我国目前条件下是一个需要考虑的问题，由于器官移植费用较高，包括术后的抗免疫排异反应费用，都需要考虑到个人的经济支付能力，否则可能会出现前功尽弃的局面，如果处理不好就会出现有钱的富人买健康，没钱的穷人坐以待毙，这又不符合医德规范。

（四）器官移植的伦理原则

我国开展器官移植科学研究和临床实践已有多年的历史。器官应用种类的广泛性是我国人体器官移植的一个突出特点，但供体的严重缺乏制约了我国器官移植技术的发展。为了更好地促进这项工作的开展，我们不仅要打破传统道德观念的桎梏，而且应该恪守一系列伦理原则。

1. 知情同意原则 知情同意原则是器官移植的首要伦理原则。自愿捐献是器官移植供体的主要来源，活体捐献一般来源于与受者有血缘关系的家属、无血缘关系的配偶及自愿无偿献出器官的健康者，需要自愿捐献者的知情同意书。从已确认死亡的人体上摘取用于移植的器官和组织，一定要有死者生前自愿捐献的书面或口头遗嘱，签署知情同意书应当在医院伦理委员会或者相关机构的监督下进行，应向供体、受体及其家属交代的以下事项：①受体的病情和可能采取的治疗措施及预后；②某一活体器官移植术的现状；③活体器官移植术的手术过程；④器官摘取时可能发生的危险；⑤有关这一技术远期疗效及并发症发生率；⑥出现并发症后可能采取的救治措施；⑦术后需长期使用免疫抑制剂及有可能带来的毒副作用；⑧手术费用及术后长期的医疗费用。

2. 效用原则 器官移植供体缺乏的现实，使效用原则成为器官移植的必然原则，国际移植学会发布的关于活体捐赠肾脏和尸体器官分配的伦理准则，着重强调如何保障器官的有效利用。任何导致有限供体器官浪费的行为和做法都是不道德的。

3. 公平原则 每一个急需移植的患者都有获得器官的理由，但是现实是器官极为缺乏，器官是稀有卫生资源。在器官分配中，应通过公平原则，确定谁有获得稀有器官的优先权。

4. 患者健康利益至上原则 器官移植必须对受体的健康有利，不能给患者带来更大的伤害，医务人员一定要认真把握适应证，选择的移植器官的规格和质量合适，组织得力的手术人员，选择最佳手术方式，做好手术前的一切准备，制定详细的术后抗排斥、抗感染等治疗和护理方案。

5. 唯一性原则 唯一性原则是指在针对受体的所有治疗方案中，器官移植是唯一具有救治希望的方案。这是因为：①器官移植成功率低，对受体的生命威胁大；②对患者及其家属来说，器官移植代价太大；③器官是一种十分稀缺的卫生资源，不可能大规模提供。

6. 保密原则 保护已经实施器官移植的患者的保密权和隐私权，不得随意将其作为宣传的对象，也应保护供体方的秘密和隐私。

7. 尊重和保护供体原则 人们的注意力更多地放在器官受者身上，器官移植是为了帮助受者，所以，很容易忽视器官供者的利益。对于尸体供者，医务人员在摘取器官时，态度应严肃认真，表情要肃穆，内心应充满对死者的敬意。对于活体供者，除了应予以尊重外，还要给以必要的保护，促其伤口早日愈合，恢复健康。

各国对器官移植的伦理准则都非常重视，伦理准则是器官移植这项医学高技术为人的生命健康服务的保障。目前，我国尚没有制定关于器官移植的法案，也没有统一的伦理准则。在借鉴国外经验和国际准则的同时，我国的医学工作者，特别是从事器官移植工作的医务人员正在强烈呼吁我国器官移植的立法工作。同时，有必要开展更多的宣传教育活动，以提高医护人员对器官移植和器官捐赠的伦理认知水平。

二、基因治疗

(一) 基因治疗的概念

1. 基因治疗的定义 基因治疗（gene therapy）是指将外源正常基因导入靶细胞，以纠正或补偿缺陷和异常基因引起的疾病，以达到治疗目的。其中也包括转基因等方面的技术应用，也就是将外源基因通过基因转移技术将其插入患者的适当的受体细胞中，使外源基因制造的产物能治疗某种疾病。从广义说，基因治疗还包括从 DNA 水平采取的治疗某些疾病的措施和新技术。

2. 基因治疗的方法 基因治疗主要通过基因替换、基因抑制、基因导入三种机制发挥作用，主要有两种方法：一是把患者的体细胞取出，将异常基因修饰成正常基因，然后再把修饰后的细胞放回患者体内。此方法又称体外法，其优点是易于操作，安全性好，但其实施规模受到一定的限制；二是将目的基因导入患者体内的细胞，以取代致病基因，使异常细胞获得正常功能，从而达到治疗遗传病的目的。第二种方法又称体内法，其有利大规模实施，但其技术上要求高，需要对导入的基因及其载体进行严格的安全性研究。

3. 基因治疗的现状　自 1990 年全球首例基因治疗临床试验的成功开展揭开了基因治疗时代的序幕之后，有望从根本上治愈一些现有的常规疗法不能解决的疾病。目前正被研究用于治疗包括癌症、遗传病和传染病在内的疾病，2017 年 10 月 19 日，美国政府批准第二种基于改造患者自身免疫细胞的疗法（yescarta 基因疗法）治疗特定淋巴癌患者。基因治疗是当前医学研究的热点问题，由于基因治疗技术具有科技含量高、成本投入高、商业利益高的"三高"特点，目前研究现状是无论哪一种基因治疗都处于初期的临床试验阶段，均没有稳定的治疗和完全的安全性。中国基因治疗的临床研究方兴未艾，开展的临床试验数量已为全球第二，为基因治疗的良性发展创造了有利的条件。

（二）基因治疗的伦理问题

1. 基因治疗的必要性　在人类的生长发育过程中，致病基因可使宿主细胞发生有害的基因突变等，因此，生老病死是人类的自然规律。然而，基因治疗改变了这一自然法则，基因治疗的原理是移植健康基因替代"坏"的致病基因，使病人症状减缓甚至消失，如矫正双亲传给下一代的异常基因、有缺陷的基因以达到治疗遗传性疾病的目的。因此，基因治疗有利于改善人类健康及下一代的繁衍。基因治疗的初衷是善意的并给人类带来一定的益处，但其技术复杂，实施过程中存在诸多风险，因此，基因治疗的必要性也是值得思考。

2. 基因治疗的安全性问题　安全性问题是基因治疗的主要伦理问题。目前，基因治疗在理论研究和技术操作上都存在许多需要解决和改善的问题，如传染效率、细胞毒性、靶向性等。只有提高安全性才能减少关于基因治疗伦理问题的争论，应该尽可能提高基因治疗技术上的安全性。

3. 基因治疗所引发的人类遗传资源的争夺　实施基因治疗至少有两种基因资源是必须的，一是具有正常功能的目的基因；二是作为治疗对象的靶基因。发达国家有技术和资金，可研制开发用于基因治疗的各种目的基因，而发展中国家尤其是人口众多的国家则具有丰富的靶基因资源。如何利用基因资源，如何分享研究成果及其产生的商业利益等，都是人类基因争夺所涉及的问题。

4. 基因治疗与人口的老龄化问题　有专家所预言，将来任何疾病都可以在基因水平上得到治疗，那么，人类的健康水平必然会有大幅度提高。然而，人们在享受健康的同时，还将面临着人口的老龄化问题。老龄化问题已成为人口法阵的主要特征之一，而基因治疗的问世更加速了人口老龄化的发展，这必将给人类社会带来新的挑战。

（三）基因诊断和基因治疗的伦理原则

1. 尊重与平等的原则　"基因歧视"是指随着科学技术的发展，人们有可能从基因的角度对人类全体的遗传倾向进行预测，这些遗传信息的揭示和公开，将对携带某些"不利基因"或"缺陷基因"者的升学、就业、婚姻等社会活动产生不利的影响。"基因歧视"可以是针对一个人、一个家族或一个民族。因此，基因诊断与治疗应尊重本人意见，平等对待，应该在法律上禁止基因歧视行为。

2. 知情同意原则　由于患者对于基因治疗手段的过高期望和估计，以及患者和研究人员之间潜在的利益冲突，将使知情同意程序变得非常重要。告知其潜在的各种危险性，坚持"个人自决"原则，所谓"自决"就是在完全知情状况下，由患者本人自主选择。同时，个人基因的使用也应该征得本人同意，避免基因滥用行为。

3. 保护隐私原则　患者个人对自己的生物性状特征的资料有绝对的隐私权，对其如何处理完全由本人自主决定。任何人想要以不正当的目的和手段取得它，都是违法的。患者的个人隐私不得向外泄露。除非是为了促进人类共同的福利，如克服某些严重遗传疾病，才可以使用这些资料，并应先取得当事人的同意。法律应规定个人的基因隐私权、专利权神圣不可侵犯。

4. 以治疗为目的的原则 任何治疗都要有利于患者的健康，坚持"有利不伤害原则"，实施基因治疗前，应充分评估治疗的风险与利弊，治疗应安全无害、竭力减轻患者痛苦和精神压力、力求降低诊疗费用等，并且实施前应向患者充分说明存在的风险，制定应对风险的方案，确保安全实施。基因研究的开展应遵循有利于促进健康，禁止任何以商业为目的基因治疗。

基因治疗技术给人类疾病治疗带来福音的同时也带来了新的伦理挑战，需要政府制定合理的方针政策，规范科技工作者的行为，才能使技术与伦理相辅相成，相互促进，引领科学技术纵深发展。

目标检测

答案解析

一、选择题

【A 型题】

1. 下列哪项不是供体人工授精的适应证（ ）

　　A. 丈夫患有严重的遗传缺陷　　　　　　B. 夫妻 Rh 因子不合

　　C. 自然受孕出现严重的胎儿溶血症　　　D. 自然受孕出现新生儿畸形

　　E. 丈夫患有逆向射精

2. 下列哪项不是人类辅助生殖技术的伦理原则（ ）

　　A. 有利于供受体原则　　　B. 知情同意原则　　　C. 商业化原则

　　D. 保密与互盲原则　　　　E. 保护后代原则

3. 脑死亡标准不包括下列哪项（ ）

　　A. 心跳停止　　　　　　　　　　　　　B. 脑电波平坦或等电位

　　C. 自主运动和自发呼吸停止　　　　　　D. 反射、主要是诱导反射消失

　　E. 对外部刺激和身体内部需要毫无知觉和完全无反应

4. 脑死亡标准的伦理意义不包括下列哪项（ ）

　　A. 有利于科学地确定死亡　　B. 有利于维护个体尊严　　C. 有利于节约医疗资源

　　D. 有利于促进科学发展　　　E. 有利于器官移植的发展

5. 目前器官移植的类型不包括下列哪项（ ）

　　A. 自体移植　　　　　　　B. 同质移植　　　　　C. 同种异体移植

　　D. 异种移植　　　　　　　E. 异质移植

6. 移植器官获取方式不包括下列哪项（ ）

　　A. 自愿捐献　　　　　　　B. 推定同意　　　　　C. 死刑犯器官

　　D. 器官不得买卖　　　　　E. 信贷交换

7. 器官移植唯一性原则是指（ ）

　　A. 一个器官只供一名患者使用　　　　B. 唯一具有救治希望的方案

　　C. 一个器官只有一个编码　　　　　　D. 唯一能保护患者健康的方案

　　E. 唯一不需要花钱买卖

8. 基因歧视是指（　　）

  A. 对携带某些"不利基因"或"缺陷基因"者在升学、就业、婚姻等社会活动时的特别限制

  B. 对携带某些"不利基因"或"缺陷基因"者在升学、就业、婚姻等社会活动时的特别优待

  C. 不尊重"不利基因"或"缺陷基因"携带者

  D. 不与"不利基因"或"缺陷基因"携带者交往

  E. 在法律上允许"不利基因"或"缺陷基因"携带者生育

二、思考题

1. 供精人工授精技术涉及哪些伦理问题？

2. 人类辅助生殖技术的伦理原则是什么？

3. 脑死亡的伦理意义有哪些？

4. 器官移植常引发哪些伦理问题？

三、案例分析

陈某和王某婚后 6 年不孕，经医生诊断陈某患有无精症，缺乏生育能力。

夫妻商量同意后来医院进行供精人工授精手术，1 年后顺利生下儿子。3 年后，陈某因癌症去世。他在患病期间曾立下遗，称儿子小陈是通过供精人工授精所生，不是他的亲生儿子，其名下所有财产归父母所有。陈某妻子王某将公婆告上法庭，王某出具有丈夫签名的人工授精知情同意书和协议书，证明其儿子小陈虽系供精人工授精所生，但是是经他们夫妇俩共同签字同意的。最终，母子遗产继承权获得法院支持。

请思考：请从伦理角度判断供精人工授精所生育的孩子的真正父亲应该是谁，是养育他的父亲还是提供他一半遗传物质的父亲？为什么？

（钟代曲）

书网融合……

本章小结

题库

第十章 护理道德修养与评价

PPT

◎ 学习目标

知识目标：

通过本章学习，重点掌握护理道德修养的方法、评价标准与方式。了解护理道德修养的要求与意义、护理道德评价的依据与作用。

能力目标：

通过护理道德修养与评价的相关知识，初步学会护理道德的自我修养，运用护理道德评价方法，评价护理工作中的护理道德。

思政目标：

学习护理道德修养相关知识后，在工作中遵守护理道德，为患者提供高质量的护理服务，促进护理事业的发展。

护理道德是指在护理活动中所产生的护理道德意识现象和护理实践中用以调整护理人际关系的行为规范的总称。护理道德修养是指护理人员在医疗实践中，依据护理道德的基本原则和规范所进行的自我教育、自我省悟、自我塑造，经过长期积累和锻炼而形成的医德境界和医德情操。每个人的道德品质不是与生俱来的，护理道德修养的养成，是一个长期、复杂且艰巨的过程。护理道德修养是提高护理人员道德认识、陶冶道德情感、培养良好职业道德行为习惯的重要手段。护理道德评价是对护理道德实践活动善恶是非的道德评价，它影响护理人员的行为选择。护理道德修养与评价对护理人员道德水平的提高，对促进护理科学的发展起着十分重要的作用。

第一节 护理道德修养

一、护理道德修养的概念与要求

（一）护理道德修养的概念

修养的含义广泛，"修"含有修明、整治、提高的意思；"养"含有养成、涵养、培育的意思。道德修养是道德活动的一种重要形式，是一定道德原则、规范转化为个人的道德认识、道德意志、道德信念、道德情感和行为习惯的过程。护理道德修养是指在护理职业活动中，护理人员在思想意识和道德品质方面的自我锻炼和自我改造过程，是护理人员对照社会主义护理道德基本原则、规范和范畴，进行反省、检查、自我批评和自我剖析，在实践中不断提高自己的道德水平，形成的护理道德品质、道德情操和达到的道德境界。

（二）护理人员职业道德规范要求

1. 忠于职守，患者第一 热爱护理职业，做好本职工作。有高度的事业心和工作责任感，全心全意为患者服务。尊重患者的生命价值和人格，尊重患者平等就医的权利。一视同仁，任何情况下，不得以任何手段轻视和侮辱患者。

111

2. 遵守制度，安全操作　对护理工作一丝不苟，严格执行"三查八对"制度。执行医嘱，及时准确；护理记录，正确清楚；观察患者，认真细致；抢救患者，有条不紊；坚持查对，准确无误。遵守制度，安全操作，避免差错，杜绝事故发生。

3. 勤奋学习，精益求精　更新知识，发展护理科学。在不断开阔医护专业知识的基础上，积极运用心理学、社会学、美学、人文学、伦理学等相关学科知识，做好护理工作。

4. 热情服务、以诚待患　以诚挚体贴的态度做好基础护理、专科护理和心理护理，努力为患者提供最佳的护理服务。

5. 互尊互助，团结协作　同事间相互尊重、互帮互助，主动与医、技、工等人员团结、协作，共同完成医疗护理工作。

6. 仪表端庄，稳重大方　仪表端庄，精神饱满，服装整洁，动作轻柔，语言温和，礼貌待患。

7. 医德高尚，慎独守密　医德高尚，作风正派，努力培养诚实、正直、慎独、上进的品格和严谨的工作作风。单独操作时，不做有损于患者利益的事，为患者保守秘密，不泄露患者的隐私和秘密。

二、护理道德修养的内容与境界

护理道德修养的内容主要是按护理道德规范所提出的要求，护理人员自我教导、自我提高的过程。

（一）护士道德修养的内容

1. 人文修养　人文修养是指一个人在人文思想、人文知识、人文技能和人文精神等方面的综合水平，是一个人成其为人和发展为人才的内在品质。如果说生理机制是一个生命体成其为人的物质条件，那么人文修养则是决定这个生命体是人才还是非人才的主要内在因素。在人文修养的四个组成部分中，人文思想是根基。人文，首先是一种思想，一种理念；人文知识是基础，具备人文修养必须有人文知识底蕴；人文精神是人文修养的核心要素，是护理人员必须领会并付诸实践的精神范式；而人文技能则是人文修养的外显部分，是理念与精神的外化，是理论联系实际的体现。人文修养大体分为三个层次，即基本层、发展层和高端层。人文修养的四个方面相辅相成和谐发展，三个层次逐层发展，推动个人人文修养的提升。

2. 语言修养　护士的语言修养是护士综合素质的体现，如果护士具备良好的语言沟通能力，在与患者沟通时，就会使患者能够充分理解治疗和护理的目的，进而积极配合护士的工作，将有利于治疗和护理目标的实现。护士的专业语言应具备通俗性、科学性、治疗性、准确性、情感性、委婉性、保密性、严肃性等特点。护士与患者接触、治疗、护理、实施技术操作时，使用专业性语言沟通，对减少不良刺激，减少疾病带来的肉体上的痛苦及精神上的折磨，将起着重要作用。因此，护士应注重自身语言修养的培养和提高。

3. 艺术修养　护理的艺术性主要通过护士的形象、素质、涵养来向患者展示一种独特的美。护士通过语言的美来换取病人的最大信任，使病人身心愉悦地接受治疗。通过人的眼神、表情、动作、仪表等非语言方面来进行人与人之间的信息交往和沟通，向患者展示白衣天使美的风范和护理艺术性。因此，护士应注重个人形象、素质、涵养方面的培养和提高。

4. 礼仪修养　礼仪是人们在交往中约定俗成的规范和准则，是礼貌、礼节、仪表等具体形式的统称，礼仪是人类文化的组成部分和人类文明、道德的反映，也是一个国家、民族、组织、企业的形象和个人修养的外在体现。护士礼仪是护士综合素质的体现，她不但代表着个人的品德修养，更能体现医院的整体形象，既要符合道德规范和传统文化习惯、风格、禁忌等，还要具有艺术性和科学性。南丁格尔说："护理人员，其实就是没有翅膀的天使，是真善美的化身。"这是护理职业本身的道德要求，同时也是社会对护士角色的定位。护士礼仪包括了护士的仪容、姿态、服饰、语言等内容，它详细且具体地规定了护士在护理活动中的着装、发饰、站、坐、行、言语等方面的细则。所以，护士在与患者接触中，要时刻注意自己的行为举止，使之符合国际交往的礼仪规范，护理礼仪的学习就是不断提高护理人员的综合素质修养，塑造良好的职业形象的重要手段。

5. 个性修养 个性亦称"人格"，指个人的精神面貌或心理面貌。在心理学中，个性与人格有广义和狭义之分。广义个性指个人的一些意识倾向和各种稳定而独特的心理特征的总和，狭义的个性指个人独具的心理特征，即指个人的品德、操行。护士角色人格特指从事护理职业的群体，共同具备并形成相似的角色适应性行为的心理特征总和，具有鲜明的职业特性。护士角色人格特征包括：敏锐的观察力、准确的记忆力、评判性思维能力、良好的注意力、出色的沟通能力、稳定的情绪等，护士角色人格以职业经历为前提，因此，护士不断磨砺个人的职业人格特征，逐渐走向成熟，才能为患者提供良好的服务。

（二）护士道德修养的境界

护理道德境界是护理人员通过护理道德教导和护理道德修养，所达到的护理道德觉悟以及所形成的护理道德品质情况和情操水平。在实际工作中，因为修养程度的差别，护理道德境界的表现有着不同的层次。

1. 自私自利的护理道德境界 这一境界的护理人员，一切护理行为的动机都是为个人的私利，把护理工作作为获得个人名利的手段，谋取私利的资本。

2. 先私后公的护理道德境界 该境界的护理人员，在医疗活动中能够考虑集体、患者的利益，但也比较关心自己的私利。当个人利益与集体、患者利益发生矛盾时，他们就会变得迟疑不定，可能会牺牲集体、患者的利益而获得个人利益。

3. 先公后私的护理道德境界 这一境界的护理人员，把国家、集体、患者利益放于个人利益之上，关怀患者病痛，对工作仔细负责。其虽也关怀个人利益，但当个人利益与整体、患者利益发生矛盾时，他们总能以大局为重，需要时能牺牲个人利益。

4. 无私奉献的护理道德境界 属于此境界的护理人员，对患者极端热忱，对工作极端负责，对技术精益求精，工作中一心一意为人民的服务。从不计较个人的得失，一切以患者利益为重，把工作当做个人的事业，以无私奉献为人生的最大欢乐和幸福。

护理人员通过护理道德教导和护理道德修养，可以由较低层次的护理道德境界升高到高层次的护理道德境界。不同层次的护理道德境界之间是可以互相转化的。现代社会，护理人员的护理道德观受到各种冲击的影响，难以避免出现护德护风问题。护理人员唯有自觉接受监督，检点自己的言行，严格自律，长久磨炼、修养，才能达到无私奉献的境界。

三、护理道德修养的意义

护理道德修养和品质在医疗道德体系中具有重要的地位和作用。护理人员的道德修养水平影响着自身的护理行为和护理质量，良好的护理职业道德修养是提高护理质量的前提。护理道德修养主要有以下作用。

1. 有利于提高护士素质 护理职业是涉及病人生命安全的职业，是不可缺少的社会角色。社会的进步和发展，需要造就一代新型的、适应社会需要的护理人才。而个人护理道德的提高，是提高护理队伍整体素质的先决条件。这就要求护理人员要努力学习护理的传统美德，并在献身护理事业的实践过程中形成高尚的道德品质和情操，以适应医学科学发展的需要。要全心全意为改善人们生命质量和身心健康服务，成为一代具有理想人格和全面发展的新型护理人才。

2. 有利于提高护理工作质量 护理质量取决于护理技术条件和护理人员的服务态度，即护理道德的两个方面。道德高尚的护理人员，善于把所掌握的护理技术科学地、有效地运用到护理实践中去，全心全意地为人民服务，力争取得最佳效果。护理人员经常是单独进行护理操作，有些难以量化的可测指标，就需要护理人员的道德良心，以本人的内心意志和信念作为驱动力，对患者高度负责的自觉性和责任感，完成护理过程。有了这种道德责任，不仅可以避免那些玩忽职守的事故发生，还可使之成为一种强大的推动力，促使护理人员认真钻研技术，严格执行操作规程，保证和提高护理质量。

3. 有利于推进护理科学发展　当代护理科学的发展已经进入新的领域，学科本身内涵的深化，新理论、新技术的充实和应用，以致随之而来的新矛盾，都表明护理道德对于护理科学的发展发挥着越来越大的作用。例如器官移植中的护理、危重病人的监护、整体护理和自我护理等，都是以强调人的整体性、尊重人的生命、尊重人的尊严和权利为基本条件来实现的。护理新技术的应用，迫使护理人员进行自我调节，要学习新理论，掌握新技术。然而，只有具备了高尚护理道德的人才能真正圆满地完成整体护理，实现护理科学向新阶段、新层次发展。

4. 有利于促进社会道德进步　护理道德是整个社会道德的重要组成部分。护理工作涉及社会的各个领域、各个行业、各类人群的服务，从某种意义上说，护理道德也是社会道德的一个窗口，它直接反映当今社会道德的总体风尚。因此，加强全体护理人员道德水平的培养和提高，有利于促进整个社会道德水平的提高。

四、提高护理道德修养的方法

护理人员高尚的护理道德品质是通过护理道德修养和护理道德评价逐步形成的，护理道德修养是一个活到老、学到老、修养到老的过程。每个护理工作者想要具备高尚的护理道德品质，必须践履这一过程。护理道德修养又是一门艺术，其修养方法有以下几方面。

（一）学习求知

苏格拉底说：知识即美德。没有一定知识作为前提，护理人员的道德修养是无法进行下去的。因此，要进行护理道德修养，首要的是应该自觉加强学习。

1. 自觉努力学习护理专业知识　表面上看，这种知识与护理道德修养没有关系，但是护理道德修养不是为修养而修养的。修养的目的最终还是为了更好地为患者提供优质的服务。这就需要护理人员具备高超的护理专业技能。没有这种专业知识的储备，护理道德修养就成了无根之木。

2. 自觉努力学习护理道德知识　但丁说：道德常常能填补智慧的缺陷，而智慧却永远填补不了道德的缺陷。护理人员要进行道德修养，首先要明白什么是善、什么是恶、为什么要进行道德修养以及如何进行道德修养等问题，而这些问题都需要通过对道德知识的了解掌握来获得答案，没有护理道德知识的储备，护理道德修养则变为无源之水。

3. 自觉学习身边楷模　孔子在《论语·述而》中说"三人行，必有我师，择其善者而从之，其不善者而改之"，护理人员在进行道德修养时应注重学习身边楷模，这样才能大大促进自身进行道德修养的自觉性。

（二）内省自讼

柏拉图说：道德不是芝麻绿豆的小事，那是做人的大事，因此，个人在做人做事的过程中应经常内省自讼。《论语·里仁》说："见贤思齐，见不贤而内自省也。"提示护理人员应经常就自己的品行是否合乎护理道德的要求进行自我反省，通过自我反省随时了解、认识自己的思想、意识、情绪与态度。这实际上是一个对自身道德品行的自我检查、自我评价的过程。护理人员只有将这一过程变成长期持之以恒的行为，才能够使个体道德修养得以提升。

（三）克己自律

克己的方法是指护理人员应尽量自觉克制自己不正当的欲念，时刻将自己的思想和行为纳入道德规范容许的范围之内，《论语·颜渊》记载"克己复礼为仁，一日克己复礼，天下归仁"。自律是德国著名思想家康德提出的，就是要求"人为自己立法"，自觉遵守道德规范。克己是要求"不得违背"，自律就是要求"自觉遵守"，二者从正反两方面说明了在护理道德修养过程中，护理人员面对护理道德的行为态度。

（四）注重慎独

"慎独"是指护理人员在自己独处、无人监督的情况下，要求自己按照既定护理道德要求行事，这是道德修养的最高境界，同时也是最难做到的，它需要护理人员完全凭借自我的道德克制力来对个人内心深处比较隐蔽的意识、情绪进行管理和自律。护理事业心是护理人员"慎独"的前提，责任心是"慎独"的思想基础，同情心是"慎独"的道德来源，持之以恒是培养"慎独"的必备要素。注意慎独的方法在护理道德修养上尤其重要，护理领域的特殊性就在于护理行为大多数都是在无人监督的情况下独立完成的，这时，护士的慎独修养就直接关系到护理质量的高低。总之，为了搞好护理工作、维护患者利益，护理人员应加强"慎独"修养，努力达到"慎独"境界。

（五）内外兼修

护理人员除加强内在道德修养外，还要加强外在道德修养，内在的道德修养往往通过外在的仪表和言行等来展现。如护理人员应加强仪表修养，着装整洁、得体，给人以端庄、稳重之感；加强语言修养，声音温和，语调平缓，尊重患者。此外，护理人员还应加强行为修养，举止端庄稳重，不卑不亢，动作轻柔灵活，时刻爱护、关心患者。总之，护理人员的外在道德修养是护理道德修养的重要组成部分。护理人员需要内外兼修，不断完善自身，将护理道德修养内化于心，外化于行，从而达到至善至美。

第二节　护理道德评价

护理道德评价是指人们依据护理道德原则和规范，通过社会舆论或个人内省活动，在他人或自己履行道德规范和展现道德品质之后，对其行为进行善与恶、是与非的判断，表明褒贬态度。道德评价贯穿道德认识发展的始终，它有助于道德信念的形成，对道德行为有正向的强化作用。

一、护理道德评价的作用

（一）权威性作用

护理道德评价具有维护护理道德原则和规范的权威性作用。在护理实践中，护理人员将对其行为本身和行为结果进行道德价值判断，以确认是否符合护理道德原则和规范。对符合护理道德原则和规范的行为给予表扬和鼓励，对违背护理道德原则和规范的行为给予批评和谴责，从而维护护理道德原则和规范的权威性。

（二）导向性作用

护理道德评价决定着护理道德行为的选择，它约束着护理人员，使其只能选择合乎护理道德评价标准的护理行为。在选择过程中，护理道德评价起着重要的导向作用。

（三）教育性作用

护理道德评价过程本身就是护理道德教育过程。护理人员通过护理道德评价，能够明辨善与恶、是与非。实践证明，护理道德评价的形成和完善，可以有效促使医疗卫生行业形成良好的医德医风。

1. 护理道德评价对护理人员具有外在教育作用　护理道德评价的依据是护理道德原则和规范。对正当的、美好的、高尚的护理行为给予表扬和鼓励，对不正当的、丑恶的、卑劣的护理行为予以贬斥。护理人员通过护理道德评价，能正确理解护理道德原则和规范，形成正确的职业道德观念，提高职业道德意识水平，并将道德观念和道德意识转化为道德行为。

2. 护理道德评价同时对护理人员具有内在教育作用　内在道德教育作用即自我道德教育作用，是通过深刻的自省和自我道德评价来完成的。这种自我道德评价较外在评价更能作用于护理人员的道德情感，它不仅激励护理人员坚持道德原则，多做符合道德规范的事，并且当护理人员一旦有不道德护理行为苗头的时候，能通过内心反省，来达到自我控制和自我调整，从而纠正自己的护理行为，使之符合道德规范。

（四）调节性作用

护理道德评价对护理活动中的各种人际关系能起到调节作用。护理道德规范的基本功能是指导、规范和调节护理人员的行为，使其按照护理职业道德要求，正确处理护理实践中的各种人际关系，从而顺利地开展护理实践活动，满足人们的健康需求。这种指导、规范和调节作用主要是通过道德评价来实现的。在护理实践中，通过护理道德评价，对个体之间、个体与集体、个体与社会、集体之间、集体与社会之间的行为，做出善与恶、是与非、应当与不应当的道德判断。从而达到调节护理人员与护理对象，以及护理人员与其他专业技术人员关系的目的，使护理活动中的各种人际关系更加和谐。

二、护理道德评价的标准

护理道德评价的标准是衡量护理人员职业行为的善恶及社会效果优劣的尺度和标准。人们在进行护理道德评价时既要求护理行为的动机符合社会道德需要，又强调护理行为后果无害、有利、尊重、公正，满足社会对人类健康发展的基本需要。只要符合护理道德基本原则的行为就是善行，反之就是恶行。目前常用的护理道德评价标准有以下几个方面。

1. 疗效标准　疗效是评价护理道德的标准，也是护理工作的目的。因为护理工作的最终目的是维护和促进患者健康，所以护理伦理评价的基本标准就是护理行为是否有利于患者的身心健康。

2. 科学标准　时代在发展，护理科研也需要与时俱进。护理行为是否有利于促进护理科学的发展和社会进步这也是一项标准。这就对护理人员提出了较高的要求。伴随着医学技术的不断发展，新的技术手段在广泛运用的同时也受到了来自各方面的质疑，有的会与传统道德观念产生矛盾，如安乐死、器官移植等。树立科研意识，通过积极地开展护理科学研究，揭示生命运动的本质和规律，用实际行动推动护理科学的进步。

3. 社会标准　人的健康与环境因素息息相关。考察护理行为是否有利于人类生存环境的保护和改善，是否有利于人类的健康与福祉也是护理道德评价的标准之一。护理人员不仅承担着救治义务，同时还肩负着提高生命质量的使命。

护理道德评价是一个十分复杂的道德认识和实践过程，因此，在进行护理道德评价时应掌握评价标准的复杂性。

三、护理道德评价的依据

护士的行为总是在一定动机、目的支配下采取相应手段进行的，并产生一定的行为效果。因此，动机与效果、目的与手段就是护理道德评价的依据。

1. 动机与效果　动机是指护理人员自觉实行某一行为之前的主观愿望或意向。效果是指护理行为所产生的客观后果。评价护理行为时，必须从效果上来检验动机，从动机上看效果，并把动机与效果统一到实践中做出具体分析。

　　动机与效果相统一是护理道德评价的重要依据之一。一般情况下，好的动机产生好的结果，坏的动机产生坏的结果，把动机与效果统一起来很容易对护理行为做出客观、公正的评价。但由于护理行为受多方面因素的影响和制约，有时动机与效果会不一致甚至出现矛盾。好的动机不一定会得到好的结果，不良的动机可能"阴差阳错"而出现好的效果，这就需要将动机与效果联系起来分析，切不可简单地以效果来判断动机，也不能以动机代替效果。当良好的动机产生坏的效果时，就要客观地分析产生坏效果的原因，避免片面地以效果否定动机，需要总结经验教训，不断改进，最终达到动机与效果的统一；同样，当不良动机产生好的效果时，需要联系动机分析效果做出公正的评价，澄清事实，从而使动机与效果统一起来。总之，评价护理人员动机与效果的道德是非，要坚持动机与效果的辩证统一。

　　2. 目的与手段　目的是指护理人员经过自己的努力后期望达到的目标，手段是指护理人员为达到这一目标所采取的措施、方法和途径。目的规定手段，手段服从目的，二者相互制约、相互联系。目的与手段的统一是护理道德评价的另一主要依据，应遵循以下五项原则：①有效性原则。即护士所选用的护理手段应经过实践检验，证明对患者是有效的。②一致性原则。即护士选用的护理手段与治疗目的相一致。③最优原则。即护士选用的护理手段必须是最优的，最优的护理手段是指在当时、当地的护理设备和技术条件允许下，痛苦小、花费少、安全性高、效果好的手段。④知情同意原则。指护士所采取的护理方案，包括护理手段、护理措施以及预后情况等要告知患者家属，并征得同意。⑤社会原则。即护士选用的护理手段必须考虑社会效果，当患者个人利益和社会利益出现矛盾时，患者利益应服从社会利益，做到既对患者个人利益负责，更要对社会整体利益负责。

四、护理道德评价的方式

　　正确地开展护理道德评价，对于全社会护理道德水平的提高，推动社会主义精神文明建设，加速卫生事业的发展，促进护理伦理学学科建设及护理道德理论体系的构建，都具有十分重要的作用。护理道德评价主体不同，护理道德评价的方式也不同，主要有社会评价和自我评价。而选择和运用恰当的评价方法是护理道德评价取得预期成效的前提和基础。

（一）社会评价

　　社会评价起着塑造人、影响人的重要作用。每个人都希望得到社会肯定性的评价，肯定性的评价能强化人们再次重复良好行为的心理，否定性的评价则可以减少以至消除相应不良行为的再次出现。护理道德社会评价包括质和量两个方面，所谓护理道德的质就是善与恶，所谓护理道德的量就是护理道德善恶的程度。以往人们对护理道德的善恶判断只停留在定性分析上，而忽视或难以对护理道德的善恶作出量的分析。

　　1. 护理道德的定性评价　护理道德定性评价是指在一定范围、环境、条件或时限内，通过社会评价、组织评价、患者评价、同行评价、自我评价等多种形式，对护理人员的护理道德行为给予定性的评价。在使用定性评价时应严肃认真，每一评价步骤都应该实事求是、谨慎认真、公正合理、恰如其分地对护理人员作出公正的评价。

　　（1）听取组织和领导的反映　这种方法是上级和本级组织及领导采取听汇报、检查走访、征求意见、召开座谈会等形式收集信息，经归纳、整理而作出的评价。对护德护风好的单位和个人给予表扬奖励，反之给予批评和惩罚，这种方法具有指导、检查、督促和落实的作用，操作中应防止报喜藏忧、弄虚作假和官僚主义作风。必要时可进行随机检查和调查，以增强评价的真实性。

　　（2）听取患者的反映　这是最直接、最具体、最普遍的一种方法，就是以患者的亲身感受，反映一个单位或某一个护理人员的护理道德表现，使单位和护理人员在事实面前，看到差距，承认错误，经过自己的反思，省悟过来。或在组织和领导的教育下，在短时间内纠正。值得注意的是少数患者的反映可能具有偶然性和片面性，个别患者可能因医院条件和护理人员技术水平及个人要求未得到满足而反映失实，弥补的办法是广泛听取意见，排除偶然性，对收集到的各种反映进行综合分析，排除片面性。

（3）听取同行的反映 同行是开展护理道德评价的最好人选，他们可以充分利用在一起工作，从事同一种专业，与分管的患者在同一个环境，能真实准确地反映出某一名护理人员的护理道德状况。这种方法能站在专业的角度具体分析护理人员的某种护理行为是否符合护理道德要求。但要注意到青年与老年、上级与下级护士之间的差别，要注意防止掺入某些成见和感情因素等。

在定性评价中，还有一些方法，如设立护德护风意见箱、护德护风举报电话、聘护德护风监督员、实行院长接待日、召开各种座谈会、请新闻媒体监督、问卷调查、走访、致社会公众的公开信、护理人员挂牌服务和公开医疗收费价格等。对获得的护理道德定性评价信息，可以按照"很满意、满意、比较满意、不满意、未表态"和"高尚、良好、一般、不良、低劣"两种形式作进一步处理。第一种形式用"是否满意"来评价护理道德，属外在性质；第二种形式是用"是否高尚"来评价护理道德，属内在性质，在实际操作中可以兼而用之。

2. 护理道德的定量评价 护理道德的定量评价，是指把护理道德所包含的具体内容加以量化，经过系统分析得出较为客观的评价结论。这种方法操作简单，实用性强，能够对具体问题进行具体分析，可以克服定性评价中存在的模糊性、主观性、表面性等弊端。护理道德定量评价具体内容通常是依据医疗单位和护理人员的服务思想、服务态度、敬业精神、遵章守纪情况、护理技术水平等因素确定的。

（1）四要素评价法 即通过判定"德、能、勤、绩"四种要素进行的定量评价。为力求全面、准确、客观、公正和便于操作，可以将德、能、勤、绩分解为若干子项。在德的方面可以设置政治态度、政策水平、法治观念、组织纪律、职业道德和社会公德等方面的内容。在能的方面可以设置学术技术地位、学术技术深度、科研能力、处理和解决疑难问题能力、学历和履行岗位能力等内容。在勤的方面可设置事业心、责任感、勤奋精神、协作精神、工作作风、遵守劳动纪律等内容。在绩的方面可以设置学术成果、培养人才、立功受奖、完成工作质量、效率等内容，并确定适当分值和权重，规定重要的项目实行一票否决。通过计算综合得分而得出量化结果，并用简单的文字表述和结论性判断概括定量评价结果。

（2）百分制评分法 即采用日常工作中常见的、最简单的、最容易操作的百分制评价考核方法对护理道德进行评价。首先，根据护理道德建设需要和护理道德评价标准，列出考核主项和子项，针对具有普遍性或倾向性的问题设置扣分标准。如拟定与护德护风有关的内容：服务态度、服务思想、工作作风、敬业精神、协作精神、技术水平、科学态度、劳动纪律、行为举止、廉洁行医、遵纪守法、虚心好学、关心集体等内容，并将其内容进行分解设置分值进行评价。其次在诸项得分之外另列奖分、罚分。以利于突出重点，拉开档次。

（3）模糊综合评价法 是以模糊数学为基础，针对评价对象在定性和定量上的模糊性，应用模糊关系合成的原理，根据多个评价因素对被评判事物隶属等级状况，进行综合评价的一种方法。它将各个要素从系统中抽象出来，对每个要素先分别进行模糊评判，再根据各要素对总体作用的大小，确定相应的权数，把权数和评判结果复合，得出一个较为清晰的结论。首先划分出服务思想、服务态度、工作作风、敬业精神、廉洁行医等几个大类，再将每一大类划分为满意、比较满意、一般满意、不满意、未表态等梯度，给定相应分值，同时对各大项的良性表现分别规定相应分值。将上述内容列成矩阵，求取模糊数学的解，从而作出综合性的定量评价。

（4）综合指数评价法 是将反映评价对象的各项指标的数值差异，通过线性组合来构造综合指标而进行评价的一种方法。它通过计算形式综合多个指标的信息，定量地反映几个指标的综合平均变动程度，该方法通过确定综合指数计算模式，划定指标范围，进行等级评价或指数顺位评价。其过程是：首先，根据护理道德的构成要素和评价需要，确定评价指标；其次，计算护理道德各指标的综合平均变动程度；最后，依据综合指数进行等级评价或指数顺位评价。

除了以上几种方法之外，不同的医疗卫生单位或部门，根据本单位或本部门的特点，可以积极探索科学的、适用的、易行的护理道德量化评价方法。如有的单位或部门实行护理道德目标管理，对护理人员实行岗位责任制，进行考核评估，执行奖优惩劣的方法。实践证明，采用护理道德评价的定量评价方法，对护理道德判断更加科学，这对于护理人员的自我认识和护理道德修养，对于护理道德的判断和各种奖惩措施的正确实施，对护理道德素质的养成和医学科学技术的发展都具有十分重要的意义。

（二）自我评价

自我评价是护理人员通过内心信念对自己的行为进行的道德评价。护理人员的内心信念是指护理人员发自内心的对护理道德义务的真诚信仰和强烈责任感，是对自己行为进行善恶价值评价的精神力量，是护理人员进行道德行为选择的内在动机和道德品质形成的基本要素。内心信念在道德评价中的作用是通过良心来发挥的。在一定的内心信念影响下，护理人员为自己履行了某种道德义务而感到精神愉悦、心安理得或问心无愧；当自己做了不符合道德规范的行为时，会感到内心谴责、羞愧不安。由于内心信念是发自内心的自我评价的动力，它以理智为前提，不仅具有自觉性特点，而且对自己的行为具有道德的内控作用。

总之，无论是社会评价还是自我评价都不是独立存在的，它们相互补充，相互制约，互为依据，相辅相成。没有社会舆论和传统习俗的外部条件的长期影响，内心信念是不可能形成的。内心信念的形成与增强，对社会舆论和传统习俗又有促进作用。内心信念是社会舆论的基础，社会舆论通过内心信念发挥作用。社会评价和自我评价同为护理道德评价方式，共同促进护理道德水平的提高。

目标检测

答案解析

一、选择题

【A 型题】

1. 护理道德修养的最高境界是（ ）

    A. 自私自利的护理道德境界   B. 先私后公的护理道德境界   C. 先公后私的护理道德境界

    D. 无私奉献的护理道德境界   E. 大公无私的护理道德境界

2. 护理道德修养的方法不包括（ ）

    A. 学习求知   B. 内省自讼   C. 先公后私

    D. 注重慎独   E. 内外兼修

3. 护理道德的评价作用不包括（ ）

    A. 权力性作用   B. 权威性作用   C. 导向性作用

    D. 教育性作用   E. 调节性作用

4. 护理道德评价的标准不包括（ ）

    A. 有利   B. 无害   C. 自立

    D. 公正   E. 互助

5. 下列哪项是护理道德定性评价方法 （　　）

    A. 四要素评价法　　　　　B. 百分制评分法　　　　　C. 模糊综合评价法

    D. 听取同行的反映　　　　E. 综合指数评价法

二、简答题

1. 护理道德修养的层次及境界分别是什么？

2. 护理道德评价的方式有哪些?

三、护理职业角色训练

（一）案例

某医院消化内科一肝硬化患者突发上消化道出血，病情危急，需要紧急处理。时值晚班护士和夜班护士交接班时间，晚班护士小高认为，自己已到下班时间，夜班护士小杨已到达科室，应该由夜班护士处理，且该患者有乙型肝炎病史，参与救治可能对自己不利。于是小高视抢救现场于不顾，离开了科室。小杨独自1人配合医生完成了肝硬化出血患者的抢救，使患者转危为安。

1. 请护生扮演晚班、夜班护士与肝硬化出血患者。

2. 请扮演者谈个人扮演角色的感受。

3. 请其他护生从护理道德规范的角度对护士小高和小杨的行为进行评价。

（二）角色训练目标

通过组织护生进行护理角色训练，使护生对护理职业道德有深刻的体会，认识到崇高的护理职业道德在护理工作中的重要性，培养自己良好的职业道德品质。

（三）角色训练计划

1. 情景剧表演。①提前写出剧本；②选定角色扮演者按计划排练（护士小高、护士小杨、肝硬化患者、医生等）；③情景剧表演（20～30分钟）。

2. 角色扮演者谈角色感受（每人3～5分钟）。

3. 其他护生从护理道德规范的角度对护士小高和小杨的行为进行评价（15～20分钟）。

（四）角色训练小结

整个角色演练活动结束，教师就"护士职业道德角色训练活动"进行小结与点评。

（钟代曲）

书网融合……

本章小结

题库

第十一章 卫生法律法规的基本理论

PPT

◎ 学习目标

知识目标：

通过本章学习，重点掌握卫生法律法规的含义及其特征；掌握卫生法律法规的功能；熟悉卫生法律关系和法律责任的基本形式。

能力目标：

学会运用卫生法律法规知识，具有依法行事的能力。

思政目标：

培养学生具有卫生法律理念的时代新人。

≫ 情境导入

情境描述 2020年6月2日，某乡镇卫生监督执法人员在日常监督检查工作中发现一疑似无证行医点，经查看，发现该地点屋内摆放有大量口腔诊疗宣传画、口腔科药品及器械，同时看到还有一名患者在接受"口腔大夫"的治疗。执法人员立即开展相关调查，"大夫"黄某表示该地点目前尚未取得《医疗机构执业许可证》但在办理过程中，其本人没有《医师执业证书》。执法人员于现场发现有关收费记录，经询问患者，核实收费600元。执法人员随即对现场证据予以固定，并对现场发现的药品器械予以证据先行登记保存，于该场所外张贴《公告》使公众知晓该违法行为。

黄某的行为违反了《中华人民共和国基本医疗卫生与健康促进法》第三十八条第二款的规定，依据《中华人民共和国基本医疗卫生与健康促进法》第九十九条第一款的规定，对当事人作出没收药品和器械，罚款50000元的行政处罚，同时责令立即停止执业行为。目前，当事人已自觉履行了该处罚决定，本案结案。

讨论 1. 执法部门对黄某作出的行政处罚，体现了卫生法规范作用中哪些作用？

2. 案例中的卫生法律主体、客体、内容分别是什么？

3. 案例中，哪些卫生法律关系变更或消灭了？

4. 案例中当事人黄某承担了什么么样的卫生法律责任？

第一节 卫生法律法规的作用和形式

一、卫生法律法规的概念

卫生，是指为增进人体健康、预防疾病、改善和创造合乎生理要求的生态环境、生活条件所采取的个人和社会措施。

卫生法律法规是指由国家制定或认可，并由国家强制力保证实施的，旨在调整保护人体健康并规范与人体健康相关活动中形成的各类社会关系的法律规范的总和。所谓"与人体健康相关活动"，主要指

"卫生"活动。

　　卫生法律法规有狭义和广义之分。狭义的卫生法，又称形式意义上的卫生法，是指国家立法机关按照法定程序所制定的以卫生法典命名的卫生法。广义的卫生法，又称实质意义上的卫生法，是指除包括狭义的卫生法外，还包括其他国家机关依照法定程序制定、颁布的卫生法规和卫生规章等，也包括宪法和其他部门法中有关卫生内容的规定。

　　卫生法律法规是国家法律体系中的一个重要组成部分，是依法治国中不可缺少的一环。它具有法律的一般属性，又有特定的调整对象，并具有自己的特征而有别于其他法律。

二、卫生法律法规的特征

（一）卫生法是行政法律规范和民事法律规范相结合的法律

　　卫生法以调整卫生社会关系为主要内容。卫生社会关系既存在于卫生机构、卫生人员与卫生行政部门之间，也存在于卫生机构、卫生人员与患者之间，当然还存在于其他产生卫生社会关系的主体之间。我国卫生机构和卫生人员在提供卫生服务时，其与患者的关系多是由行政法律规范来调整的，但这并不妨碍医患关系受民事法律规范的制约。如患者权利主要具有民事性质，但我国将患者的权利纳入了行政法律规范，同时又规定侵害患者权利的行为要承当一定的民事赔偿责任，对严重的侵权行为还要追究相应的刑事责任。

（二）卫生法是在医学发展演变基础上逐步形成的专门法律

　　卫生法既是法律的一个分支，又与医学密切相关，是法学与医学相结合的产物。因此，卫生法具有浓厚的技术性。医学的进步为卫生法的发展提供了广阔的空间，而卫生法的发展则推动了社会文明的进程。从医学实践中总结出来的反映客观规律的医学技术成果不断被卫生法所吸收，是卫生法生命力的源泉。卫生法的内容中含有大量的医学技术成果，既表示了卫生法的技术性、专业性，也说明了卫生法的普遍性、广泛性。医学技术成果是卫生法的立法依据，也是卫生法的实施手段。离开了医学技术，卫生法是难以生存和发展的，所以，在卫生法中医学技术规范是不可缺少的重要组成部分，占有十分突出的地位。

（三）卫生法是强制性规范与任意性规范相结合的法律

　　按照对人们行为规定或限定的范围或程度，法律规范可以分为强制性规范与任意性规范。卫生法中的规定，既有强制性的，也有非强制性的，但以强制性的规范为主。卫生法作为调整卫生社会关系的专门法律，具有鲜明的国家干预性，其目的是保证卫生行政部门有效地行使职权，以维护社会安全和卫生秩序，保障公民健康。

（四）卫生法是具有一定国际性的国内法

　　由于对卫生本身共性的、规律性的普遍要求，特别是随着各国之间人员往来和贸易与合作的快速发展，任何一个国家或地区都不可能置身于世界之外，而只能从自身利益的互补性出发，去适应世界经济一体化的发展趋势。因此，各国卫生法在保留其个性的同时，都比较注意借鉴和吸收各国通行的卫生规则，使得与经济发展密切相关的卫生法具有明显的国际性。如世界卫生组织、联合国粮农组织、国际食品法典委员会、国际医学法学会等制定的相关法律在国内有法律效力。

三、卫生法律法规的作用

　　卫生法律法规的作用是指卫生法律法规对个人以及社会所产生的积极的影响。卫生法律法规的作用一般分为规范作用和社会作用两种。

（一）卫生法律法规的规范作用

卫生法律法规的规范作用主要指卫生法律法规对个人的行为所起的作用，具体包括以下几个方面。

1. 指引作用　卫生法为人们的卫生行为提供指引作用，主要是通过规定人们的允许行为和禁止行为，来发挥其规范性引导作用。引导作用可分为个别引导和规范性引导。

2. 评价作用　卫生法的行为评价作用是用卫生法律来衡量、判断他人卫生行为是否符合卫生法律规范。评价对象是他人的卫生行为。

3. 教育作用　教育作用主要通过卫生法律的实施，对一般人起到教育作用，并按卫生法律规范自己的卫生行为。

4. 惩戒作用　卫生法律的惩戒作用是由于卫生法具有国家强制力保障实施的特性所产生的，因此也成为卫生法强制作用。主要通过制裁、惩罚违法犯罪行为，以及预防违法犯罪行为。

（二）卫生法律法规的社会作用

卫生法的社会作用是指卫生法律对卫生领域各种社会关系发挥调节作用，对社会卫生事务的管理以及公共卫生利益的维护所产生的影响。

1. 维护公民生命健康，保障公共卫生利益　卫生工作的目的是维护公民的生命健康，我国的卫生法律法规就是国家围绕并为了实现这一目的而指定的。为了使公民的生命健康权从法律上得到切实有效的保障，通过许多卫生标准，卫生技术规范和操作规范，赋予国家强制力的法律规范为手段，达到其目标。

2. 维护社会卫生秩序，规范卫生行政行为　国家对卫生事业的管理需要制定一系列的卫生政策，用以规范各级政府的卫生工作和人们的卫生行为，维护社会秩序。但是仅有卫生政策是不够的，只有具体化、法制化的卫生政策才能具有稳定性和强制性，才能得以真正落实。

四、卫生法律法规的形式

卫生法律法规的形式，是指卫生法律法规的具体的外部表现形态。也就是通常说的卫生法律法规的渊源。主要包括以下内容。

（一）宪法

宪法是我国的根本法，它是包括卫生法部门在内的所有法律部门的重要法源。我国宪法中有关维护人民健康的医药卫生方面的条款，就是我国卫生法的法律依据之一，是制定卫生法律法规的重要依据，而且在卫生法体系中具有最高的法律效力。《宪法》第二十一条就明确规定："国家发展医疗卫生事业，发展现代医药和我国传统医药，鼓励和支持农村集体经济组织、国家企业事业组织和街道组织举办各种医疗卫生设施，开展群众性的卫生活动，保护人民健康。"这条具有最高法律效力的规定，就是国家制定的维护人民健康的具体法律法规的最权威的法律依据之一。

（二）卫生法律

所谓卫生法律，即由全国人大及其常委会所制定的法律文件。它包括两大类：一类是由全国人大制定的，称为卫生基本法。我国目前还没有由全国人大制定的卫生基本法律；另一类是由全国人大常委会制定的，称为基本法律以外的卫生法律。

从广义上讲，卫生法律又由两部分组成：一部分就是上述由全国人大常委会制定的直接关于医药卫生、维护人民健康方面的专门法律，诸如《中华人民共和国传染病防治法》《中华人民共和国药品管理法》《中华人民共和国环境保护法》《中华人民共和国母婴保健法》《中华人民共和国献血法》《中华人民共和国执业医师法》《中华人民共和国职业病防治法》等，这也是我国卫生法体系中的骨干部分，也是卫生法直接的重要的法源。另一部分是由全国人大及其常委会制定的其他部门法中有关医药卫生、维护人民健康的规定或条款，例如《中华人民共和国刑法》中规定在医药卫生、维护人民健康方面所禁止的行为以及对实施了这些行为造成严重社会危害的犯罪主体的刑罚的条款；《中华人民共和国婚姻法》（《中华人民共和国民法典》自 2021 年 1 月 1 日起施行。《中华人民共和国婚姻法》同时废止。）中规定禁止结婚的身体条件的条款；《民法典》中规定对公民健康权的保护条款等等，这些都是卫生法的组成部分，也可以视为卫生法的间接渊源。

（三）卫生行政法规

卫生法规，即由国家最高行政机关国务院按照法定程序制定并颁布或批准颁布的在全国实施的有关医药卫生的规范性文件，这是卫生法最直接、最主要的法源。例如《医疗机构管理条例》《医疗事故处理条例》《血液制品管理条例》等。其效力低于宪法和法律，但也是卫生行政执法和司法的重要法律依据。

（四）地方性卫生法规、规章

地方性法规在卫生法法源中也占有重要地位。所谓地方性卫生法规规章，即由全国各省、直辖市人大及其常委会、省会市和国务院规定的较大市的人民代表大会及其常委会依法制定和批准的关于本地区的各种医药卫生条例、办法、规定和决定。其法律效力低于宪法、法律以及医药卫生行政法规，而且只在制定机关所辖的范围内有效。

（五）自治条例与单行条例

卫生自治条例与单行条例，即由民族自治地方的人大及其常委会依法在其职权范围内根据当地民族的政治、经济、文化的特点，制定并发布实施的有关本地区医药卫生行政管理方面的法律文件。卫生自治条例与单行条例，作为卫生法法源，只限于民族自治地方适用。

（六）卫生标准和技术规程

卫生标准、卫生技术性规范和操作规程（统称"技术规程"）是有关卫生立法体系中，由母法派生出的技术规范性法规，一经法律、法规确认，便可成为我国卫生法律体系的组成部分。由于卫生法律、行政法规比较抽象，除了卫生规章予以具体化外，还需要卫生标准和技术规程予以细化。我国的卫生标准和技术规程均属可区分为国家标准、行业标准和地方标准，但均属强制性标准。

（七）国际卫生公约、条约

国际卫生公约、条约是指我国作为国际法主体与外国政府或国际组织缔结的，有关卫生事务的双边或多边协议和其他具有条约、协议性质的规范性法律文件，如《国际卫生条例》《精神药物公约》等。国际卫生公约、条约虽然不属于我国国内法的范畴，但我国政府一旦参加缔结或者成为某一国际卫生法规的签字国，它就成为我国医学法的法律依据之一，那么除我国政府声明保留的条款外，其在我国有优先适用的效力，对我国同样具有约束力。

第二节　卫生法律关系

一、概述

（一）卫生法律关系的概念

1. 法律关系　法律关系是根据法律规范产生的以主体间的权利与义务关系的形式表现出来的特殊的社会关系。

2. 卫生法律关系　卫生法律关系是指卫生法律规范调整的人们在卫生活动中所形成的权利和义务关系。

（二）卫生法律关系的特征

卫生法律关系是法律关系的一种，同时又是有别于其他法律关系的一种特殊法律关系，其独有的特征如下。

（1）卫生法律关系是既存在于平等主体间也存在于不平等主体间的一种法律关系。

①卫生民事关系：卫生法律关系中主体平等关系。医疗机构与患者是平等卫生法律关系的种类。

②卫生行政关系：卫生法律关系中主体不平等关系。卫健委与医疗机构是不平等主体。

（2）卫生法律关系是卫生法确认的法律关系，具有特定的范围。

（3）卫生法律关系所体现的利益是个人和社会的健康利益。

（4）卫生行政部门和医疗卫生机构是卫生法律关系中最主要的主体。

二、卫生法律关系的构成要素

卫生法律关系的要素，是指构成每一个具体的卫生法律关系必须具备的因素。任何一个卫生法律关系都必须同时包括主体、客体和内容三个要素，缺一不可。

（一）卫生法律关系的主体

卫生法律关系的主体，是指卫生法律关系的参加者，即在卫生法律关系中享有权利或者承担义务的人。其中享有权利的一方是权利主体，承担义务的一方是义务主体。

具体而言，我国卫生法律关系的主体有以下几类。

1. 国家机关　主要表现为卫生领域的行政机关，包括各级卫生行政机关、各级药政监督管理部门、卫生检疫部门等。

2. 法人　主要指各级医疗卫生服务单位以及医疗卫生工作有关的食品、药品、化妆品生产经营单位。

3. 自然人　在卫生法律关系中，自然人包括中国公民、外国公民和无国籍人。

（二）卫生法律关系的客体

卫生法律关系的客体，是指卫生法律关系主体的权利和义务指向的对象，它是联系卫生法律关系主体间权利和义务的纽带，是卫生法律关系不可缺少的构成要素。

由于卫生法的内容极其广泛，因此卫生法律关系的客体也是多种多样的。

1. 以物的形式出现的客体　食品、药品、化妆品、保健用品、医疗器械、生物制品等。

2. 以行为的形式出现的客体　医药保健服务、疾病治疗、公共卫生监督管理、健康相关产品的生产和经营等。

3. 以智力成果的形式出现的客体　医药知识产权等。

4. 以人身利益形式出现的客体　公共的生命健康权益等。以人身利益的形式出现的客体即公民的生命健康权益是卫生法律关系的最重要、最基本的客体。

（三）卫生法律关系的内容

卫生法律关系的内容，是指卫生法律关系主体依法享有的卫生权利和承担的卫生义务。

1. 卫生权利　指权利主体在卫生法律关系中获得卫生法律规范保护的权益。表现为权利人有权作出某种行为和要求义务主体作出某种行为。

2. 卫生义务　指义务主体在卫生法律关系中基于权利主体的请求或法律规定而承担的责任。表现为义务人按照权利人要求作出一定行为和依法不作某种行为。

三、卫生法律关系的产生、变更和消灭

卫生法律关系不是完全静止的状态，而是会随着特定情形的出现而发生变动。

（一）卫生法律关系的产生

卫生法律关系的产生是指卫生法律关系主体间的权利义务关系的确立和形成。如患者的就医行为就引起医患诊疗法律关系的产生。

（二）卫生法律关系的变更

卫生法律关系的变更是指构成某一卫生法律关系的要素发生了变化，如主体、客体或者权利义务的内容发生了变化。如发生了医疗损害，就可能引起卫生法律关系内容的变更。

（三）卫生法律关系的消灭

卫生法律关系的消灭是指因某种事实存在使原有卫生法律关系主体间的权利义务关系的终止。

卫生法律关系的产生、变更和消灭，不是随意的，必须具备相应法律规范和相关的法律事实两个条件。即：一是卫生法律规范的规定；二是卫生法律事实的出现。其中卫生法律规定的事前规定是前提条件，而有一定卫生法律事实出现则是必要条件。

 知识链接

卫生法律事实

卫生法律事实是指由卫生法律规范规定的、能够引起卫生监督法律关系产生、变更和消灭的现象。依据是否与当事人的一直有关，可分为两类。

（1）卫生法律事件　自然事件、社会事件。

（2）卫生法律行为　合法行为、违法行为。

第三节　卫生立法

一、卫生立法的概念

卫生立法，是指国家机关依照法定的权限和程序，制定、认可、修改、补充或废止规范性卫生法律文件的活动，又称卫生法的制定。

卫生法的制定有狭义和广义之分。狭义的卫生法的制定，专指全国人大及其常委会制定卫生法律这种特定的规范性文件的活动。广义的卫生法的制定，不仅包括狭义的卫生法的制定，还包括国务院制定卫生行政法规、国务院有关部门制定卫生部门规章、地方人大及其常委会制定地方性卫生法规、地方人民政府制定地方政府卫生规章、民族自治地方的自治机关制定卫生自治条例和单行条例、特别行政区的立法机关制定规范性卫生法律文件等活动。

卫生立法具有以下特点。

1. 权威性　卫生立法是国家的一项专门活动，只能由享有卫生立法权的国家机关进行，其他任何国家机关、社会组织和公民个人均不得进行卫生立法活动。

2. 职权性　享有卫生立法权的国家机关只能在其特定的权限范围内进行与其职权相适应的卫生立法活动。

3. 程序性 卫生立法活动必须依照法定程序进行。

4. 综合性 卫生立法活动不仅包括制定新的规范性卫生法律文件的活动，还包括认可、修改、补充或废止等。

二、卫生立法的依据

（一）宪法是卫生立法的法律依据

宪法是国家的根本大法，具有最高法律效力，是其他法律、法规的立法依据。宪法中有关国家发展医疗卫生事业，保护人民健康的规定，是卫生立法的来源和法律依据。

（二）保护人体健康是卫生立法的思想依据

法律赋予公民的权利是极其广泛的，其中，生命健康权是公民最根本的权益，是行使其他权利的前提和基础。失去了生命和健康，一切权利都成空谈。以保障人体健康为核心内容的卫生法，无论其以什么形式表现出来，也无论其调整的是哪一特定方面的社会关系，都必须坚持保护人体健康这一思想依据。

（三）社会经济条件是卫生立法的物质依据

法反映统治阶级的意志并最终由统治阶级的物质生活条件所决定。社会经济条件是卫生法制定的重要物质基础。改革开放以来，我国社会主义建设取得了巨大成就，生产力有了很大发展，综合国力不断增强，社会经济水平有了很大提高，为新时期的卫生立法工作提供了牢固的物质依据。

不过，中国特色社会主义进入新时代，我国的社会主要矛盾已转化为人民日益增长的美好生活需要和不平衡不充分的发展之间的矛盾。这些都是卫生立法工作的制约因素。因此，卫生法的制定必须着眼于我国的实际，正确处理好卫生立法与现实条件、经济发展之间的关系，以适应社会主义市场经济和卫生事业改革的需要，达到满足人民群众不断增长的多层次的卫生需求、保护人体健康、保障经济和社会可持续发展的目的。

（四）医药卫生科学是卫生立法的自然科学依据

卫生工作是以生命科学为核心的科技密集型行业，现代卫生事业是在现代自然科学及其应用工程技术高度发展的基础上展开的。以卫生关系为调整对象的卫生法，必然要涉及与人的生命、健康相关的自然科学。

因此，卫生立法工作在遵循法律科学的基础上，必须遵循卫生工作的客观规律，也就是必须把医学、卫生学、药物学、生物学等自然科学的基本规律作为卫生法制定的科学依据，遵循人与自然环境、社会环境、人的生理、心理环境相协调的规律，使法学和医药卫生科学紧密联系在一起，科学地立法，促进医学科学进步和卫生事业发展。只有这样才能达到有效保护人体健康的立法目的。

（五）卫生政策是卫生立法的政策依据

卫生政策是党领导国家卫生工作的基本方法和手段。它以科学的世界观、方法论为理论基础，正确反映了医药卫生科学的客观规律和社会经济与卫生事业发展的客观要求，是对人民共同意志和卫生权益的高度概括和集中体现。卫生立法以卫生政策为指导，有助于使卫生法反映客观规律和社会发展要求，充分体现人民意志，使卫生法律规范能够在现实生活中得到普遍遵守和贯彻，最终形成良好的卫生法律秩序，保障人民群众卫生权益的实现。因此，党的卫生政策是卫生法的灵魂和依据，卫生立法要体现党的政策。

三、卫生立法的原则

卫生立法的基本原则，是指卫生立法主体在进行卫生立法活动所必须遵循的基本行为准则，是立法指导思想在立法实践中的重要体现。根据《中华人民共和国立法法》的规定，卫生立法活动必须遵循以下基本原则。

（一）遵循宪法的基本原则

遵循宪法的基本原则，"一个中心、两个基本点"是党在社会主义初级阶段的基本路线的核心内容，是实现国家长治久安的根本保证，是我们的立国之本，是人民群众根本利益和长远利益的集中反映，理所当然地成为我国所有立法的最根本的指导思想，当然也是卫生立法所必须遵循的基本原则。宪法是人民意志和利益的集中体现，只有坚持和维护宪法原则，才能使卫生立法工作坚持正确的政治方向，反映人民群众医药卫生方面的愿望和要求，以保障和实现宪法所确定的公民的卫生权益。

（二）依照法定的权限和程序的原则

国家机关应当在宪法和法律规定的范围内行使职权，立法活动也不例外。这是社会主义法治的一项重要原则。依法进行立法，即立法应当遵循法定权限和法定程序进行，不得随意立法。

（三）从国家整体利益出发，维护社会主义法制的统一和尊严的原则

卫生立法活动应站在国家和全局利益的高度，从国家的整体利益出发，从人民长远的、根本的利益出发，防止出现部门利益、地方保护主义的倾向，维护国家的整体利益，维护社会主义法制的统一和尊严。这是依法治国，建设社会主义法治国家的必然要求。

（四）坚持民主立法的原则

中华人民共和国的一切权力属于人民。人民当家作主的一个重要方面，就是通过各种途径参与国家立法活动，使法律真正体现人民的意志，反映广大人民群众的根本利益和长远利益。

因此，卫生法的制定要坚持群众路线，采取各种行之有效的措施，广泛听取人民群众的意见，集思广益，在高度民主的基础上高度集中。这样也有利于加强卫生立法的民主性、科学性。广大人民群众参与卫生立法工作。调动他们的积极性和主动性，不仅使卫生立法更具民主性，而且有利于卫生法在现实生活中得到真正的遵守。

（五）从实际出发的原则

卫生法的制定，从实际出发，最根本的就是从我国的卫生国情出发，深入实际，调查研究，正确认识我国国情，充分考虑到我国社会经济基础、生产力水平、各地的卫生条件、人员素质等状况，科学、合理地规定公民、法人和其他组织的权利与义务、国家机关的权力与责任。坚持从实际出发，也应当注意在充分考虑我国的基本国情，在体现中国特色的前提下，适当借鉴、吸收国外及本国历史上卫生立法的有益经验，注意与国际接轨。

四、卫生立法的程序

卫生立法的程序，是指有权的国家机关制定卫生法所必须遵循的方式、步骤、顺序等的总和。程序是立法质量的重要保证，是民主立法的保障。卫生立法必须依照法定程序进行。

（一）卫生法律的制定程序

全国人大常委会制定卫生法律。程序如下。

1. 卫生立法准备 主要包括：编制卫生立法规划、作出卫生立法决策，起草卫生法律案。

2. 卫生法律案的提出和审议 包括：卫生法律案的提出和列入议程，听取卫生法律案说明，全国人大常委会会议审议或全国人大教科文卫委员会、法律委员会审议等。

3. 卫生法律案的表决、通过 卫生法律草案提请全国人大常委会三次审议后，由常委会全体会议投票表决，以全体组成人员的过半数通过。

4. 卫生法律案的公布　获全国人大常委会通过的卫生法律，由国家主席以主席令的形式公布。卫生法律的公布是卫生立法的最后一步，是卫生法律生效的前提。

（二）卫生行政法规的制定程序

与卫生法律的制定程序不同，卫生行政法规的制定程序如下。

1. 立项　相关行政管理部门需要制定卫生行政法规的，应当向国务院报请立项，由国务院法制局编制立法计划，报请国务院批准。

2. 起草　起草工作由国务院组织，一般由卫生部等业务主管部门具体承担起草任务。

3. 审查　卫生部等业务主管部门有权向国务院提出卫生行政法规草案，送国务院法制局进行审查。

4. 通过　国务院法制局对卫生行政法规草案审查完毕后，向国务院提出审查报告和草案修改稿，提请国务院审议，由国务院常务会议或全体会议讨论通过或者总理批准。

5. 公布　卫生行政法规由国务院总理签署国务院令公布。

6. 备案　卫生行政法规公布后 30 日内报全国人大常委会备案。

（三）地方性卫生法规、卫生自治条例和单行条例的制定程序

1. 地方卫生立法规划和计划的编制

2. 地方性卫生法规案的起草　享有地方立法权的地方人大常委会教科文卫委员会或卫生厅（局）负责起草地方性卫生法规草案。

3. 地方性卫生法规案的提出　享有地方立法权的地方人大召开时，地方人大主席团、常委会、教科文卫委员会、本级人民政府以及 10 人以上代表联名，可以向本级人大提出地方性卫生法规案；人大闭会期间，常委会主任会议、教科文卫委员会、本级人民政府以及常委会组成人员 5 人以上联名，可以向本级人大常委会提出地方性卫生法规案。

4. 地方性卫生法规案的审议　向地方人大提出的地方性卫生法规案由人大会议审议，或者先交教科文卫委员会审议后提请人大会议审议；向地方人大常委会提出的地方性卫生法规案由常委会会议审议，或者先交教科文卫委员会审议后再提请常委会会议审议。

5. 地方性卫生法规案的表决、通过、公布和备案　地方性卫生法规案经地方人大或人大常委会表决，以全体代表、常委会全体组成人员的过半数通过，由有关机关依法公布，并在 30 日内报有关机关备案。

（四）卫生规章的制定程序

1. 卫生部门规章的制定程序　①立项。②起草。卫生部门规章案的起草工作以国务院医药卫生部门的职能司为主，卫生法制与监督司或政策法规司参与配合。起草时可以请医药卫生专家、法律专家参与论证。③审查。卫生部门规章案一般由医药卫生部门下属的业务主管司（局）在其职责范围内提出，送卫生法制和监督司或政策法规司审核。④决定。卫生部门规章草案审核后，提交部（局）务会议讨论，决定通过。⑤公布。卫生部门规章由部门首长签署命令予以公布。⑥备案。卫生部门规章公布后 30 日内报国务院备案。

2. 地方政府卫生规章的制定程序　①起草。政府卫生规章案由享有政府卫生规章制定权的地方卫生行政部门负责起草。②审查。政府卫生规章案由地方卫生行政部门在其职责范围内提出，送地方任命政府法制局审核。③决定。政府卫生规章草案经法制局审核后，提交政府常务会议或者全体会议讨论，决定通过。④公布。政府卫生规章由省长、自治区主席或者市长签署命令予以公布，并在 30 日内报国务院备案。

第四节　卫生法律法规的实施

一、卫生法律法规实施的概念

卫生法的实施，是指通过一定的方式使卫生法律规范在社会生活中得到贯彻和实现的活动。卫生法的实施过程，是把卫生法的规定转化为主体行为的过程，是卫生法作用于社会关系的特殊形式。

一般认为，卫生法的实施主要有卫生法的适用和卫生法的遵守两种方式。

二、卫生法的适用

卫生法的适用有广义和狭义之分。从广义上来讲，卫生法的适用是指国家机关和法律、法规授权的社会组织，依照法定的职权和程序，行使国家权力，将卫生法律规范创造性地运用到具体的人或组织，用来解决具体问题的一种专门活动。它包括医药卫生行政部门以及法律、法规授权的组织依法进行的卫生执法活动，司法机关依法处理有关卫生违法和犯罪案件的司法活动。从狭义上来讲，卫生法的适用仅指司法活动。本书指的是广义的卫生法的适用。

卫生法的适用是一种国家活动，具有以下特点。

1. 权威性　卫生法的适用是体现国家意志的活动，具有法的普遍的约束力和强制性，因而也具有极强的权威性。

2. 特定性　卫生法适用的根本目的是保护公民的生命健康权。

3. 合法性　有关机关及授权组织对卫生管理事务或案件的处理，应当有相应的法律依据。

4. 程序性　卫生法的适用是有关机关及授权组织依法定程序进行的活动。

5. 国家强制性　卫生法的适用是以国家强制力为后盾实施的活动。

6. 要式性　卫生法的适用必须有表明适用结果的法律文书，如卫生许可证、罚款决定书、判决书等。

三、卫生法的效力范围

（一）卫生法效力范围的概念

卫生法的效力范围是指卫生法的生效范围或适用范围，即卫生法在什么时间、什么地方和对什么人适用，包括卫生法的时间效力、空间效力和对人的效力三个方面。

1. 卫生法的时间效力　该效力是指卫生法何时生效、何时失效，以及对卫生法生效前所发生的行为和事件是否具有溯及力的问题。

2. 卫生法的空间效力　该效力是指卫生法生效的地域范围，即卫生法在哪些地方具有拘束力。

3. 卫生法对人的效力　该效力是指卫生法对哪些人具有拘束力。

（二）卫生法的适用规则

卫生法的适用规则是指卫生法律规范之间发生冲突时如何选择适用卫生法律规范的问题。卫生法的适用规则主要有五点。

1. 上位法优于下位法　不同位阶的卫生法律规范发生冲突时，应当选择适用位阶高的卫生法律规范。

2. 同位阶的卫生法律法规具有同等法律效力　在各自权限范围内适用。

3. 特别规定优于一般规定　即"特别法优于一般法"。同一机关制定的卫生法律、卫生行政法规、地方性卫生法规、卫生自治条例和单行条例、卫生规章，特别规定与一般规定不一致的适用特别规定。

4. 新的规定优于旧的规定　即"新法优于旧法"。同一机关制定的卫生法律、卫生行政法规、地方性卫生法规、卫生自治条例和单行条例、卫生规章，新的规定与旧的规定不一致的，适用新的规定。

5. 不溯及既往原则　任何卫生法律规范都没有溯及既往的效力，但为了更好地保护公民、法人和其他组织的权利和利益而作的特别规定除外。

 知识链接

法的效力等级体系

　　在我国，法律的效力等级具体表现为：宪法为最高级，第二级是法律，第三级是行政法规，第四级是省、自治区、直辖市地方性法规，第五级是设区的市地方性法规。

（三）卫生法效力冲突的裁决制度

（1）卫生法律之间对同一事项的新的一般规定与旧的特别规定不一致，不能确定如何适用时由全国人大常委会裁决。

（2）卫生行政法规之间对同一事项的新的一般规定与旧的特别规定不一致，不能确定如何适用时由国务院裁决。

（3）地方性卫生法规、卫生规章之间不一致时，由有关机关依照规定的权限实行裁决。

四、卫生法的遵守

　　卫生法的遵守，又称卫生守法，是指一切国家机关和武装力量、各政党和各社会团体、各企业事业组织和全体公民都必须恪守卫生法的规定，严格依法办事。卫生法的遵守是卫生法实施的一种重要形式，也是法治的基本内容和要求。

1. 卫生法遵守的主体　卫生守法的主体，既包括一切国家机关、社会组织和全体中国公民，也包括在中国领域内活动的国际组织、外国组织、外国公民和无国籍人。

2. 卫生法遵守的范围　卫生守法的范围极其广泛，主要包括宪法、卫生法律、卫生行政法规、地方性卫生法规、卫生自治条例和单行条例、卫生规章、特别行政区的卫生法、我国参加的世界卫生组织的章程及我国参与缔结或加入的国际卫生条约、协定等。对于卫生法适用过程中，有关国家机关依法作出的、具有法律效力的决定书，如人民法院的判决书、调解书，卫生行政部的卫生许可证、卫生行政处罚决定书等非规范性文件，也是卫生法的遵守范围。此外，公共卫生秩序、居民卫生公约、卫生公德等也属于卫生守法的范围。

3. 卫生法遵守的内容　卫生法的遵守不是消极、被动的，它既要求国家机关、社会组织和公民依法承担和履行卫生义务（职责），更包含国家机关、社会组织和公民依法享有权利。其内容包括依法行使权利和履行义务两个方面。

第五节 卫生法律责任与行政救济

一、卫生法律责任

（一）卫生法律责任的概念

1. 卫生法律责任概念 卫生法律责任是指卫生法律关系主体由于违反法定义务或约定义务，所应承担的带有强制性的法律后果。

2. 卫生法律责任的特点 卫生法律责任的特点包括以下内容。

（1）违反卫生法律规范的后果 构成卫生违法，是行为人承担卫生法律责任的前提条件。

（2）卫生法律责任必须有卫生法律、法规和规章的明确规定 在卫生法律关系中，违法行为很多，但不是所有的违法行为都要承担法律责任。只有卫生法律、法规、规章作出明确规定的，行为主体才承担相应的法律责任。

（3）卫生法律责任具有国家强制性 卫生法律责任的国家强制性，是以国家强制力作为后盾的，当违法者拒绝承担因其违法而必须承担的法律责任时，国家强制力将强制其承担。

（4）卫生法律责任必须由专门机关予以追究 卫生法律责任必须由国家授权的专门机关在法定职权围内依法予以追究，其他任何组织和个人都不能行使这种职权。

（二）卫生法律责任的种类

根据行为人违反法律规范的性质和危害程度，卫生法律分为民事责任、行政责任、刑事责任三种。

1. 卫生民事责任 指卫生机构或卫生工作人员或从事与卫生有关的机构违反法律规定侵害公民健康权利时，应向受害人承担赔偿责任。公民、法人由于过错侵害国家的、集体的财产，侵害他人财产、人身的生命健康，应当承担民事责任。

2. 卫生行政责任 指卫生行政法律关系主体违反卫生行政法律规范，尚未构成犯罪所应承担的法规后果。根据我国现行卫生行政管理法规的规定，注意包括行政处罚和行政处分两种。

卫生行政处罚是指卫生行政机关对违反了卫生法律法规的管理相对人所实施的一种行政制裁。卫生行政处罚的种类主要有：警告、罚款、没收违法所得、没收非法财物、责令停产停业、暂扣或吊销有关许可证等。

卫生行政处分是指行政机关或企事业单位依据行政隶属关系，对违法、违纪或失职人员给予的一种行政制裁。行政处分主要包括警告、记过、记大过、降级、降职、撤职、开除留用察看、开除八种。

3. 刑事责任 指违反卫生法的行为，侵害了刑法所保护的社会关系构成犯罪所应承担的法律后果。卫生法律、法规对于刑事责任的规定，是直接引用刑法中有关条款的规定。

根据我国《中华人民共和国刑法》规定，实现刑事责任的方式是刑罚。刑罚是国家审判机构依照《中华人民共和国刑法》的规定，剥夺犯罪分子某种权益直至生命的一种强制处分。

二、卫生行政救济的概念

卫生行政救济，是指公民，法人或者其他组织认为卫生行政机关的行政行为造成自己合法权益的损害，请求有关国家机关给予补给的法律制度的总称。包括对违法或不当的行政行为加以纠正，以及对于因行政行为而遭受的财产损失给予弥补等多项内容，其主要特征是：①卫生行政救济是对权利所进行的救济；②卫生行政救济是对行政所实施的救济；③卫生行政救济一般应在法律上形成为某种制度；④卫生行政救济一般是事后的救济。

三、卫生行政救济的途径

卫生行政救济的途径，是指通过何种途径实现救济的问题，即相对人在受到卫生行政机关行政行为侵害时，通过何种程序，何种路径实现救济的问题。我国现有的卫生行政救济途径主要是卫生行政复议、卫生行政诉讼和卫生行政赔偿。

从我国的法律规定来看，行政复议和行政诉讼相比，有以下区别。

1. 性质不同　①行政复议是行政机关的行政行为，属于行政机关系统内部所设置的对于行政管理和相对人实施救济的制度。②行政诉讼是人民法院的司法行为，属于在行政机关外部设置的对行政管理和相对人实施救济的制度。

2. 程序不同　①行政复议适用行政程序。②行政诉讼适用司法程序。

3. 审查范围不同　①行政复议对具体行政行为既审查合法性又审查合理性。②行政诉讼主要审查具体行政行为的合法性。

4. 法律效果不同　①行政复议以后仍可提起诉讼。②行政诉讼是两审终审。因此，一般情况下，发生行政争议后，行政复议是最为直接有效的解决途径，而行政诉讼是最为客观公正的解决途径。

目标检测

答案解析

一、选择题

【A 型题】

1. 卫生法律关系的构成要素包括（　　）

    A. 权利主体和义务主体

    B. 公民的生命健康、行为、物、人身、精神财富

    C. 卫生法律关系的当事人和卫生法律关系的内容

    D. 卫生法律关系的主体和客体

    E. 卫生法律关系的主体、客体和卫生法律关系的内容

2. 卫生法律关系的主体包括（　　）

    A. 卫生行政机关、企事业单位和社会团体、自然人

    B. 卫生行政机关、企事业单位和社会团体

    C. 企事业单位和社会团体、自然人

    D. 企事业单位和社会团体

    E. 各种从事医疗卫生服务的组织团体

3. 制定卫生基本法应依据的国家基本法律是（　　）

    A.《中华人民共和国红十字会法》

    B.《中华人民共和国宪法》

    C.《中华人民共和国传染病防治法》

    D.《中华人民共和国执业医师法》

    E.《中华人民共和国立法法》

4. 卫生立法程序排列正确的选项是（ ）

①法律议案的审议　②法律的公布　③法律议案的通过　④法律议案提出

A. ①②③④　　　　　　　　　B. ④①③②

C. ④③①②　　　　　　　　　D. ④③②①

二、简答题

1. 卫生法有哪些渊源？其主要内容有哪些？

2. 卫生立法应遵循哪些原则？

三、护理职业角色训练

（一）角色训练理念

在对护理伦理学知识理论学习、感悟乃至面对具体临床护理情境中法律规范、选择应激能力提高的过程中，护生的我们需要牢牢记住四个问题：根在护理职业生活，贵在知行统一，重在德艺双馨，难在慎独修养。只有这四个方面都做好了，才能在当今临床护理环境下朝着好护士的目标行进。只有在护理职业生活中，始终不渝地遵守护理职业道德规范，履行自己的护理职业责任与义务，才能终成德艺双馨的好护士。

（二）角色训练目标

通过组织护生进行案例讨论、辩论、知识竞赛、模拟法庭、法律诊所等一定形式的护理职业角色训练，使护生认识到在护理职业实践中，培养自己良好的职业道德品性和提高面对具体医疗情境时的法律应激适用能力的重要意义，进而将作为学理的法律规范要求与智慧转化为指导自己职业活动的法律法规实践，完成知与行的最终统一。

（三）角色训练计划

根据本章教学要求和教学目标，帮助学生了解卫生法律法规的制定、遵守和适用；掌握卫生法律法规的基本知识和理论，让学生明确卫生法律法规是以保障现代社会个人生命健康利益为最高价追求，是调整卫生法律关系的法律规范。职业角色训练方案围绕上述知识点进行编制，本次选取模拟情景剧展开训练。

1. 角色训练形式　计划组织一个"新生婴儿丢失医院有责吗"的模拟情景剧。通过情景模拟，让学生掌握卫生法律关系的构成要素与类型，培养学生透过现象认识事物本质的能力。

2. 角色训练要求　时间：护理伦理学课程"第十一章"学习结束的下一次课堂用 30 分钟时间进行情景剧展示。要求学生课后自学"第十一章"部分给出的相关知识链接资料和习题资料，结合"第十一章"部分教学的知识重点，以小组为单位根据案例组织排练情景剧。展示中课合理展开情景剧内容，要求真实演练。

3. 成绩评定　计入平时成绩。参与表演的学生每人记入实践成绩；在表演结束后，能正确回答相关问题的学生记分。

（四）角色训练小结

整个角色演练活动结束，教师就"职业角色训练活动"进行小结与点评。

（吴　凯）

书网融合……

本章小结　　　　　题库

第十二章　护士执业法律制度

ⓔ 微课

PPT

◎ 学习目标

知识目标：

通过本章学习，重点掌握护士的权利和义务；护士的法律责任。

能力目标：

通过对护士执业资格考试和注册制度的学习，初步运用相关理论，解决护理实践中问题。

思政目标：

学习护士法律制度的内容后，树立养成良好法律意识，养成执业法律习惯。

第一节　概　述

一、护士的概念和立法的目的

（一）护士的概念

1914 年钟茂芳在中华护士会议中第一次将英文"nurse"译为"护士"，大会通过后护士一词沿用至今。

2008 年 1 月 23 日国务院第 206 次常务会议通过了《护士条例》（以下简称《条例》），2008 年 1 月 23 日国务院令第 517 号公布，自 2008 年 5 月 12 日起施行。

《条例》共有六章三十五条，重点强调护士执业注册、执业权利和义务、医疗卫生机构的职责，法律责任等。《条例》规定：护士是指经执业注册取得护士执业证书，依照本条例规定从事护理活动，履行保护生命、减轻痛苦、增进健康职责的卫生技术人员。

护士从事护理工作必须满足以下执业条件。①护士必须经过执业注册：护士执业注册是护士管理的一项重要法律制度，未经护士执业注册的一律不得上岗；没有进行护士执业注册而从事护理工作的，视为违法，要追究相应的法律责任。②护士必须依照《条例》从事护理活动：在我国，所有注册过的护士必须按照法律、法规及相关护理技术规范开展护理活动。③护士的职责是保护生命、减轻痛苦及促进健康。

（二）立法的目的

护理法律是指由国家制定或认可，由国家强制力保证执行的，用以规范护理活动，如护理教育、护理管理、护理科学研究、护理服务及调整这些活动而产生的各种社会关系的行为规则的总称。

立法的目的体现在以下几个方面。

1. 充分保障护士的合法权益，维护护士的权利　通过护理立法，护理人员的地位、作用和职责范围有了明确的法律依据，使护理人员在从事正常护理工作的权利，履行自己的法定职责等方面最大限度地受到法律的保护，增强护理人员对护理专业崇高的使命感和安全感。通过明确护士应当享有的权利，规定对优秀护士的表彰、奖励措施，来激发护士的工作积极性；鼓励社会符合条件的人员学习护理知识，从事护理工作。在全社会形成尊重护士、关爱护士的良好氛围。

2. 严格规范护士的执业行为，促进护理管理科学化的进程 通过细化护士的法定义务和执业规范，明确护士不履行法定义务、不遵守执业规范的法律责任，促使广大护士尽职尽责，全心全意为人民群众的健康服务。护理法的实施，使护理管理法制化，从而保证了护理工作的稳定性及连续性，防止护理差错事故的发生，保证护理工作的安全及护理质量的提高。

3. 强化医疗卫生机构的职责 通过规定医疗卫生机构在配备护士、保障护士合法权益、加强在本机构执业护士的管理等方面的职责，促使医疗卫生机构加强护士队伍建设，保障护士的合法权益，规范护士护理行为，为促进护理事业发展发挥应有的积极作用。

4. 促进护理学科和护理教育的发展 护理法集中最先进的法律思想及护理观念，为护理专业人才的培养和护理活动的开展制定了法制化的规范及标准，使护理工作中有时难以分辨的正确与错误，合法与非法等，在法律的规范下得到统一，促进护理专业向现代化、专业化、科学化、标准化的方向发展。

 知识链接

> 护理法律的种类包括①由国家主管部门通过立法机构制定的法律，可以是国家卫生法律的一部分，也可以是根据国家卫生基本法律制定的护理专业法律。②根据卫生法规制定的各级政府或地方性法规。③各级政府授权各专业团体制定的法规。④护理专业团体自行制定的有关会员资格的认可标准和护理实践的规定、章程、条例等。
>
> 除上述四类以外，劳动法、教育法、职业安全法，乃至医院本身所制定的规章制度，对护理实践也具有重要影响。

二、我国护士执业立法现状

护理是直接为人的身心健康提供服务的专业，其基本属性是医疗活动，并具有专业性、服务性的特点。随着我国医疗卫生事业的发展，护理事业发展比较迅速。为稳定护理队伍、培养护理人才、提高护理质量，国家先后颁布了护士管理方面的法规、规章和规范性法律文件。

1982 年原卫生部颁布的《医院工作制度》和《医院工作人员职责》中规定了护理工作制度和各级各类护士的职责。1988 年原卫生部制定了包括规范护士行为的《医务人员医德规范及其实施办法》。1993 年在总结多年护士管理经验的基础上，原卫生部颁布了《中华人民共和国护士管理办法》，自 1994 年 1 月 1 日起实施。该办法规定了护士考试与执业注册制度，有效地规范和促进了护士管理和护理事业的发展。《护士执业注册管理办法》于 2008 年 5 月 4 日经原卫生部部务会议讨论通过，2008 年 5 月 6 日卫生部令第 59 号发布，自 2008 年 5 月 12 日起施行，共二十四条。在《护士条例》基础上进一步规范了护士执业注册管理，明确了护士执业注册应具备的条件及延续注册、变更注册的规定等。

护理工作为维护和促进人民群众的健康起了积极作用，但是实际护理工作中存在的一些不容忽视的问题，主要表现在以下两个方面。

1. 部分护士责任心不够 一些护士不能全面、严格地履行护理职责，忽视基础护理工作，主动服务意识不强，导致护患关系紧张，影响了医疗质量，甚至引发医疗事故。一些医院的护理工作简单化，护士只注重执行医嘱，忽视了主动观察患者病情变化、及时巡视病房等基础护理工作；对患者的生活照顾、心理护理和康复指导等工作不够重视；缺乏与患者的沟通、交流。

2. 医护比例严重失调 部分医疗卫生机构重医疗、轻护理，随意减少护士数量，导致医护比例严重失调。特别是有些医院只看重经济效益，忽视了护士在整个医疗服务中的重要作用，因此没有把护士队伍建设和护理工作发展纳入医院整体发展规划中。由于病房护士少，患者需要的日常护理不能满足，医院聘请的护工虽然能满足对患者的生活照顾，但对危重患者的护理却存在安全隐患，特别是当护工承担部分带有治疗性的护理工作时，本应该由护士履行的观察患者病情变化的职责成为虚有。

为了有效解决上述问题，维护护士的合法权益，规范护理行为，促进护患关系的和谐发展，保障医疗安全和人民健康，目前我国尚未颁布护理法，正在执行的是《中华人民共和国护士条例》及与护理工作相关的法规、规章及规范性文件。

我国首部保护护士劳动权益的法规——《护士条例》的出台，为保障护士的合法权益筑起了强有力的法律保障，使护士执业活动中维权做到有法可依。

它突显了六大特点：①政府在护理管理中要加强宏观监督管理；②医疗机构要培备一定数量的护士，保障护士的工资、福利待遇等具体要求；③维护护士的合法权益；④明确了护士的权利和义务；⑤强调护士执业规则及护士执业活动中必须遵循的行为规范；⑥规定了卫生行政机关、医疗卫生机构和他人侵犯护士权益等应负的法律责任。

第二节　护士执业资格考试

一、考试简介

护士执业资格考试是评价申请护士执业资格者是否具备执业所必需的护理专业知识与工作能力的考试。

（一）护士执业资格考试的条件

1. 《条例》第七条规定：护士执业应当经执业注册取得护士执业证书，通过国务院卫生主管部门组织的护士执业考试是进行护士执业注册的前提条件之一。因此，护士执业首先要通过国家组织的护士执业资格考试。自2003年起护士执业资格考试并入全国卫生专业技术资格考试。

根据相关文件规定，参加全国卫生专业技术资格考试（护士）的报名条件如下。

（1）在中等职业学校、高等学校完成国务院教育主管部门和国务院卫生主管部门规定的普通全日制3年以上的护理、助产专业课程学习，包括在教学、综合医院完成8个月以上护理临床实习，并取得相应学历证书的。

符合上述条件者可以申请参加护士执业资格考试（医学院校应届毕业生在取得相应学历证书之前，可以凭借学校出具的相关学籍证明报名参加考试）。考试成绩合格后，可取得护士执业资格考试成绩合格证明。

（2）申请参加护士执业资格考试的人员，应当在公告规定的期限内报名，并提交以下材料。

①护士执业资格考试报名申请表。

②本人身份证明。

③近6个月二寸免冠正面半身照片3张。

④本人毕业证书（应届毕业生尚未取得毕业证书的由学校提供学籍证明）。

⑤报考所需的其他材料。

2. 考试结束后，通常45日内会公布考试成绩。

申请人为在校应届毕业生的，应当持有所在学校出具的应届毕业生毕业证明，到学校所在地的考点报名。学校可以为本校应届毕业生办理集体报名手续。

（二）护士执业资格考试的内容

护士执业资格考试实行国家统一考试制度，统一考试大纲，统一命题，统一合格标准。护士执业资格考试原则上每年举行一次，具体考试日期在举行考试 3 个月前向社会公布。

1. 护士执业考试报考专业分为西医护理专业和中医护理专业两类，考试包括专业实务和实践能力两个科目。一次考试通过两个科目为考试成绩合格。

（1）专业实务科目主要考查运用与护理工作相关的知识，有效而安全地完成护理工作的能力。考试内容涉及与健康和疾病相关的医学知识，基础护理和技能，及与护理相关的社会人文知识的临床运用能力等。

（2）实践能力科目主要考查运用护理专业知识和技能完成护理任务的能力。考试内容涉及疾病的临床表现、治疗原则、健康评估、护理程序及护理专业技术、健康教育等知识的临床运用等。

2. 两个科目涉及的考试内容按照目前的学科分类，也可以分为医学基础知识、护理专业知识和技能、护理相关的社会人文知识三大模块。

（1）医学基础知识主要考查对护理工作所需要的医学基础知识的掌握程度，包括解剖、生理、病理与病理生理、药理、心理、免疫、医学微生物和寄生虫、营养、预防医学等知识。

（2）护理专业知识和技能指护理工作中所需要的临床知识和技能，是考试的主要部分。包括：基础护理技能，疾病的临床表现、治疗原则，健康评估，护理程序及护理专业技术，健康教育及适量的中医护理基础知识和技能。

（3）护理相关的社会人文知识，包括：法律法规与护理管理、护理伦理、人际沟通知识等，随着医学人文受重视程度的提升，这部分所占比例也在逐年提升。

二、护士执业证书的获得

1. 按照《护士条例》的规定，护士是指经护士资格考试合格，并经过执业注册取得护士执业证书，依法从事护理活动，履行保护生命、减轻痛苦、增进健康职责的卫生技术人员。作为守护生命健康的专业技术人员，护士必然要具有相应的专业技术水平。为保证护士达到必要的专业技术水准，我国在护士的入职方面采用了现代国家通用的做法，实行严格的护士执业资格考试制度和护士执业注册制度。

2. 只有通过护士执业资格考试并进行了护士执业注册，才能从事护理工作，享有护士的权利并承担护士的义务。护士执业资格考试制度凡申请护士执业的，必须通过全国护士执业资格考试。考试成绩合格者，取得考试成绩合格证明，作为申请护士执业注册的有效证明。

3. 通过护士资格考试说明具备从事护理工作所应具有的业务知识，但为加强对护理人员的执业管理，参加护士资格考试成绩合格后，护士还必须进行执业注册，取得护士执业证书，然后才可以按照注册的执业地点从事护理工作，这就是护士执业注册制度。护士执业证书是护士从事护理活动的法律凭证，取得护士执业证书后，即可按照注册的执业地点开展执业活动。

4. 申请护士执业注册的，应当向拟执业地省、自治区、直辖市人民政府卫生主管部门提出申请。收到申请的卫生主管部门应当自收到申请之日起 20 个工作日内做出决定，对申请人提交的材料进行审核。审核合格后，准予注册，发《护士执业证书》；对不符合规定条件的，不予注册，并书面说明理由。

5. 护士执业注册有效期为 5 年。护士执业注册有效期届满需要继续执业的，应当在有效期届满前 30 日内向原注册部门申请延续注册。

知识链接

护士的职称

职称是指专业技术人员的专业技术水平、能力以及成就的等级称号，是反映专业技术人员的技术水平、工作能力的指标。护士属于专业技术人员，职称分为主任护师、副主任护师，主管护师和护师（护士）三级。

主任护师和副主任护师是护理人员的高级技术职称，主管护师是护理人员的中级技术职称，护师和护士是护理人员的初级技术职称。取得护士执业资格证书后即为初级职称，即护士，可依照规定逐步晋升。

第三节　护士执业注册管理

一、注册原则

《护士执业注册管理办法》第二条规定："未经执业注册取得《护士执业证书》者，不得从事诊疗技术规范规定的护理活动。"这明确了执业注册是从事护理工作的法定条件，未经注册，非法执业。

（一）属地管辖原则

《护士执业注册管理办法》第三条规定："国家卫生健康委负责全国护士执业注册监督管理工作。县级以上地方卫生健康主管部门是护士执业注册的主管部门，负责本行政区域的护士执业注册监督管理工作。"这明确了卫生部负责监督管理，管理的重头在省、自治区、直辖市一级，这一规定充分发挥地方政府的积极性，更有利于就地注册就地管理。

（二）申请原则

护士执业注册是指由公民个人向卫生行政机关提出护士执业注册申请并得到受理后，卫生行政机关才能依法审核申请人的相关材料，并必须在规定的时间内给予许可或不许可的答复。未经本人申请，卫生主管部门不得予以注册。

为保证护士的执业水平，《护士执业注册管理办法》规定护士执业注册申请，应当自通过护士执业资格考试之日起 3 年内提出；逾期提出申请的，还应当提交在省、自治区、直辖市人民政府卫生行政部门规定的医疗卫生机构接受 3 个月临床护理培训并考核合格的证明。因此，通过护士资格考试后，应尽快提出注册申请。

二、首次注册和再次注册

护士执业注册制度与医师执业注册制度类似，都是为了加强对相关医务人员的执业管理。护士执业注册包括申请注册、延续注册、重新注册、变更注册、注销注册等不同情况。

（一）申请注册

通过护士资格考试人员申请护士执业注册时，应向受理部门提交下列材料。

①护士执业注册申请审核表。

②申请人员身份证明。

③申请人学历证书及专业学习中的临床实习证明。

④护士执业资格考试成绩合格证明。

⑤省、自治区、直辖市人民政府卫生行政部门指定的医疗机构出具的申请人 6 个月内健康体检证明。

⑥医疗卫生机构拟聘用的相关材料。

上述材料中护士执业注册申请审核表由国家卫生健康委员会制表，统一格式；临床实习证明由实习医院出具证明。

护士执业证书上标有护士的姓名、性别、出生日期等个人信息及证书编号、注册日期和执业地点等信息，由国家卫生健康委员会统一印制。只有持有护士执业证书的人员才是合法的护士。

（二）延续注册

1. 护士执业注册有效期届满需要继续执业的，应当在有效期届满前 30 日，向原注册部门申请延续注册。护士申请延续注册，应当提交下列材料。

①护士延续注册申请审核表。

②申请人的《护士执业证书》。

③省、自治区、直辖市人民政府卫生行政部门指定的医疗机构出具的申请人 6 个月内健康体检证明。

医疗卫生机构可以为本机构聘用的护士集体申请办理护士执业注册和延续注册。

2. 有下列情形之一的，不予延续注册。

①不符合本办法第六条规定的健康标准的。

②被处暂停执业活动处罚期限未满的。

（三）重新注册

有下列情形之一的，拟在医疗卫生机构执业时，应当重新申请注册。

①注册有效期届满未延续注册的。

②受吊销《护士执业证书》处罚，自吊销之日起满 2 年的。

重新申请注册的，按照本办法第七条的规定提交材料；中断护理执业活动超过 3 年的，还应当提交在省、自治区、直辖市人民政府卫生行政部门规定的教学、综合医院接受 3 个月临床护理培训并考核合格的证明。

（四）变更注册

护士在其执业注册有效期内变更执业地点等注册项目时，应当办理变更注册。但护士承担卫生行政部门交办或者批准的任务及履行医疗卫生机构职责的护理活动，包括经医疗卫生机构批准的进修、学术交流等情况除外。护士在其执业注册有效期内变更执业地点的，应当向拟执业地注册主管部门报告，并提交下列材料。

①护士变更注册申请审核表。

②申请人的《护士执业证书》。

注册部门应当自受理之日起 7 个工作日内为其办理变更手续。护士跨省、自治区、直辖市变更执业地点的，收到报告的注册部门还应当向其原执业地注册部门通报。省、自治区、直辖市人民政府卫生行政部门应当通过护士执业注册信息系统，为护士变更注册提供便利。

（五）注销注册

护士执业注册后有下列情形之一的，原注册部门办理注销执业注册。

①注册有效期届满未延续注册。

②受吊销《护士执业证书》处罚。

③护士死亡或者丧失民事行为能力。

注销注册意味着丧失原注册获得的一切资质。护士执业注册被注销后，不得再从事护理活动。

三、不予注册

申请护士执业注册应当具备的条件包括以下内容。

①具有完全民事行为能力。

②在中等职业学校、高等学校完成国务院教育主管部门和国务院卫生主管部门规定的普通全日制 3 年以上的护理、助产专业课程学习，包括在教学、综合医院完成 8 个月以上护理临床实习，并取得相应学历证书。

③通过国务院卫生主管部门组织的护士执业资格考试。

④符合国务院卫生主管部门规定的健康标准，即无精神病史、无色盲、色弱、双耳听力障碍及无影响履行护理职责的疾病、残疾或功能障碍。

对不符合规定条件的，不予注册，并书面说明理由。

申请注册、延续注册、重新注册或变更注册时应该坚守诚信，申请人隐瞒有关情况或提供虚假材料申请护士执业注册，已获得的注册将由办理注册的卫生行政部门撤销。

第四节　护士执业

一、执业护士的权利和义务

我国首部保护护士合法权益的法规《护士条例》的出台，为保障护士的合法权益筑起了强有力的法律保证，使护理劳动者维权做到有法可依，明确了护士的权利和义务。

通过护士资格考试并经过注册后，欲从事护理工作的人员就正式成为一名执业护士，可以依法从事护理活动。护理活动关系到广大患者的健康和生命，为了加强对护士的执业管理，提高护士的职业道德素质和业务素质，保护人民健康，保证护理质量和安全，同时也为了维护护士的合法权益，保障其正常执业，护士在执业过程中需熟知并严格遵守相应的执业规则。这些执业规则数量众多，涉及医疗过程的方方面面，其中护士最应熟知的是护士在执业活动中享有的法律权利和承担的法律义务，以及与此相应的法律责任。

（一）护士执业权利

护士的执业权利是指护士在执业活动中依法享有的权利。按照《护士条例》规定，护士的执业权利主要包括以下内容。

为了保证护士安心工作，鼓励人们从事护理工作，满足人民群众对护理服务的需求，《条例》强调政府的职责并规定：国务院有关部门、县级以上地方人民政府及其有关部门以及乡（镇）人民政府应当采取措施，改善护士的工作条件，保障护士待遇，加强护士队伍建设，促进护理事业健康发展。此外，《条例》还重规定了护士执业应当享有的合法权利和护士的表彰、奖励权。

1. 依法获得报酬、享受福利权　《条例》第十二条规定："护士执业，有按照国家有关规定获取工资报酬、享受福利待遇、参加社会保险的权利。任何单位或者个人不得克扣护士工资，降低或者取消护士福利等待遇。"这是护士作为劳动者享有的劳动者权利和获得物质报酬的权利。

2. 医疗保障权　《条例》第十三条规定："护士执业，有获得与其所从事的护理工作相适应的卫生防护、医疗保健服务的权利。从事直接接触有毒有害物质、有感染传染病危险工作的护士，有依照有关法律、行政法规的规定接受职业健康监护的权利；患职业病的，有依照有关法律、行政法规的规定获得赔偿的权利。"这是护士享有的安全执业的权利。

3. 职业发展权　《条例》规定，"护理人员要不断接受新知识新技术的学习和培训"。同时，《条例》第十四条还规定："护士有按照国家有关规定获得与本人业务能力和学术水平相应的专业技术职务、职称的权利；有参加专业培训、从事学术研究和交流、参加行业协会和专业学术团体的权利。"这是护士职称晋升和参加学术活动的权利。

4. 执业知情权　《条例》第十五条规定："护士有获得疾病诊疗、护理相关信息的权利和其他与履行护理职责相关的权利，可以对医疗卫生机构和卫生主管部门的工作提出意见和建议。"这是护士的护理执业知情权、建议权。

5. 表彰、奖励权　《条例》规定："国务院有关部门对在护理工作中做出杰出贡献的护士，应当授于全国卫生系统先进工作者荣誉称号或者颁发白求恩奖章，受到表彰、奖励的护士享受省部级劳动德范、先进工作者待遇；对长期从事护理工作的护士应当领发荣誉证书。县级以上地方人民政府及其有关部门对本行政区域内作出突出贡献的护士，按照省、自治区、直辖市人民政府的有关规定给予表彰、奖励。"

6. 其他执业权利　护士的其他培训、医疗机构配备护理人员的比例、政府对护理人员表彰等方面，也要充分体现对护理人员权利的保障。

上述权利是护士作为劳动者享有的权利，护士应熟悉这些权利。如果遇到合法权益受到侵犯的情况，护士应拿起法律武器维护自己的权益，保障自己开展执业活动。

此外，《条例》还规定：扰乱医疗秩序，阻碍护士依法开展执业活动，侮辱、威胁、殴打护士，或者有其他侵犯护士合法权益行为的，由公安机关依照治安管理处罚的规定给予处罚；构成犯罪的，依法追究刑事责任。

（二）护士的义务

护士的执业义务，指护士在执业活动中应当履行的各种义务。正确履行各项执业义务，是护士执业合法性的基本要求。规范护士执业行为、提高护理质量是保障医疗安全、防范医疗事故、改善护患关系的重要方面。按照《护士条例》规定，护士在执业中应当履行以下义务。

1. 依法执业义务　护理工作有严格的规范性，护理实践中有很多护理差错或事故均是由违反规范引发的，遵守各项护理制度和操作规程，既是护士的义务，又是护士职业素养的体现。遵守法律、法规、规章和诊疗技术规范是护士执业的根本准则，即合法性原则，这一原则涵盖护士执业的基本要求，包含护士执业过程中应当遵守的具体规范和应当履行的义务。通过法律、法规、规章和诊疗技术规范的约束，护士履行对患者、患者家属以及社会的义务。

2. 紧急处置义务　在执业活动中，发现患者病情危急，应当立即通知医师；在紧急情况下为抢救垂危患者生命，应当先行实施必要的紧急救护。

3. 问题医嘱报告义务　发现医嘱违反法律、法规、规章或者诊疗技术规范规定的，应当及时向开具医嘱的医师提出；必要时，应当向该医师所在科室的负责人或者医疗卫生机构负责医疗服务管理的人员报告。执行医嘱是护士的职责之一，但医嘱的执行绝不是机械被动的，护士发现医嘱存在疑点，有义务向相关人员反映。

4. 尊重关爱患者，保护患者隐私义务　隐私权是患者依法享有的对自己的病情资料、身体部位、活动空间等信息不予公开的重要人格权利，护士应当充分理解、尊重和维护患者的隐私权。这实质上是对患者人格和权利的尊重，有利于与患者建立相互信任、以诚相待的护患关系。特别是近年来，患者隐私权日益受到重视，护士在执业活动中获知的患者隐私，除法律法规有规定的外，应严格为患者保密。

应当尊重、关心、爱护患者，保护患者的隐私。

5. 服从调遣义务 发生自然灾害、公共卫生事件等严重威胁公众生命健康的突发事件时，护士有义务参与公共卫生和疾病预防控制工作。应当服从县级以上人民政府卫生主管部门或者所在医疗卫生机构的安排，参加医疗救护。

为了加强对护士执业行为的监督管理，促进护理行为的规范，《条例》要求县级以上地方人民政府卫生主管部门建立本行政区域的护士执业良好记录和不良记录，并将该记录记入护士执业信息系统。护士执业良好记录包括护士受到的表彰、奖励以及完成政府指令性任务的情况等内容。护士执业不良记录包括护士因违反《条例》以及其他法律、法规、规章或者诊疗技术规范的规定受到行政处罚、处分的情况等内容。

二、护士执业规则

护士在执业活动中有下列情形之一的，由县级以上地方人民政府卫生主管部门依据职责分工责令改正，给予警告；情节严重的，暂停其 6 个月以上 1 年以下执业活动，直至由原发证部门吊销其护士执业证书。

①发现患者病情危急未立即通知医师的。

②发现医嘱违反法律、法规、规章或诊疗技术规范的规定，未依照规定提出或报告的。

③泄露患者隐私的。

④发生自然灾害、公共卫生事件等严重威胁公众生命健康的突发事件，不服从安排参加医疗救护的。

护士在执业活动中造成医疗事故的，依照医疗事故处理的有关规定承担法律责任。护士被吊销执业证书的，自执业证书被吊销之日起 2 年内不得申请执业注册。

对于允许上述情况的护士从事护理工活动的医疗卫生机构，由县级以上地方人民政府卫生主管部门依据职责分工，责令其限期改正，给予警告，对逾期不改正的，暂停该医疗机构 6 个月以上 1 年以下执业活动。国家举办的医疗卫生机构有上述情形、情节严重的，应当对负有责任的主管人员和直接责任人依法给予处分。

 知识链接

护士禁业规定

依照《条例》第 21 条明确规定医疗卫生机构不得允许下列人员在本机构从事护理工作。

（1）未取得护士执业证书的人员从事护理活动的。

（2）未及时办理执业地点变更手续的护士在注册地点以外的地方从事护理活动的。

（3）注册期限届满未延续注册而从事护理活动的。

（4）虽取得执业证书但未经注册的护士，护理管理者应安排在注册护士的指导下做一些护理辅助工作，不能以任何理由安排独立上岗，否则被视为无证上岗、非法执业。

对于上述情况的护士非法执业，卫生行政主管部门应依法予以取缔，因护士非法执业活动给患者造成损害的，按照相关法规，承担损害、赔偿等责任，造成严重后果构成犯罪的，依法追究刑事责任。

三、法律责任

护理活动中的法律责任，包括护士所在医疗卫生机构所承担的法律责任和护士本身承担的法律责任，是医疗卫生机构或护士违反法律规定、未正确履行义务所要承担的法律后果。

1. 在执行医嘱时，护士应熟悉各项医疗护理常规，各种药物的作用、副作用及使用方法。护士拿到医嘱后，经过仔细查对，确保无误后，应准确及时地加以执行。随意篡改或无故不执行医嘱均属违法行为。如果护士对医嘱有疑问，应进行核查。护士发现医嘱有明显错误时，应报告护士长或上级主管部门。护士明知医嘱有错误，但不提出质疑，或护士由于疏忽大意而忽视医嘱中的错误，由此造成的严重后果，护士与医生应共同承担法律责任。

2. 独立完成护理活动时，应明确自己的职责范围、工作单位的政策及工作要求，超出自己职能范围或没有遵照规范要求，而对患者造成了伤害的，护士负有不可推卸的法律责任。

3. 委派别人实施护理时，必须明确被委托人有无担负此项工作的资格、能力及知识，否则由此产生的后果，委派者负有不可推卸的责任。

4. 书写临床护理记录时，应及时、准确无误、完整，其中包括体温单、执行医嘱的记录、患者的监护记录、护理病例、护理计划等。护理记录具有重要的法律意义，发生医疗纠纷时，完整、可靠的护理记录可提供当时诊治的真实经过，是重要的法律证据或线索，丢失、涂改、隐匿、伪造或销毁护理记录，都是违法行为。

5. 患者死亡及有关问题的处理。患者在死亡前常留下遗嘱，有时护士会被作为遗嘱的见证人。护士在做见证人时应注意以下几点：患者死亡后，护士应填写有关卡片，做好详细、准确的记录，特别是患者的死亡时间。如果患者同意尸检，捐献自己的遗体或组织器官时，应有患者或家属签字的书面文件。如果患者在紧急情况下住院，死亡时身旁无家属时，其遗物应至少在两人在场的情况下清点、记录，并交病房负责人妥善保管。

6. 麻醉药品及其他物品的管理。麻醉药品主要是指鸦片、哌替啶及吗啡等药物，临床上用于术后、晚期癌症及一些危重患者的对症治疗。这类药物应锁于专柜中，各班交接。护士只能凭医嘱领取及应用。如果护士随意窃取、盗卖或自己使用这些药物，则会构成贩毒、吸毒罪。

目标检测

答案解析

一、选择题

【A 型题】

1. "护士"的英文（ ）

A. nurse   B. unrse   C. unser   D. unesr   E. unres

2.《中华人民共和国护士管理办法》，自（ ）年起实施

A. 1990   B. 1991   C. 1992   D. 1993   E. 1994

3.《护士执业注册管理办法》自（ ）年起实施

A. 2005   B. 2006   C. 2007   D. 2008   E. 2009

4. 护士执业资格考试的条件中，学生学校完成普通全日制 3 年以上的专业课程学习，在综合医院完成（ ）个月以上护理临床实习

A. 5   B. 6   C. 7   D. 8   E. 9

5. 护士执业注册申请中，需要医疗机构出具的申请人（　　）个月内健康体检证明

A. 5　　　　　　　B. 6　　　　　　　C. 7　　　　　　　D. 8　　　　　　　E. 9

二、简答题

1. 护士的概念？

2. 执业护士的权利和义务？

三、护理职业角色训练

（一）角色训练理念

在对护士执业法律制度的学习，具备一定的法律意识，能够在工作中充分了解、尊重和维护患者的权益，树立正确的护理服务理念，以精湛的护理技术和人文关爱的职业态度赢得患者的理解与信任。不仅改善患者的就医感受，同时也增加自身工作的成就感和价值感。有助于逐步形成稳定、和谐的护患关系。

（二）角色训练目标

通过组织护生进行一定形式的护理职业角色训练，帮助护生增强对职业理念、职业责任和职业使命的认识与理解。在护理活动中依据伦理和法律规范为患者提供护理服务，不断提升应对和解决临床护理问题的能力，使得护理工作始终从患者的利益出发，以高度的职业责任感和优质的专业服务对待各项护理工作。

（三）角色训练计划

护士执业法律制度的学习，旨在要求护生掌握护士的权利和义务、护士的法律责任。通过对护士执业资格考试和注册制度的学习，初步运用相关理论，解决护理实践中问题。学习护士法律制度的内容后，树立养成良好法律意识，养成执业法律习惯。

职业角色训练方案围绕上述知识点进行编制。

1. 角色训练形式　计划组织一个主题演讲比赛。老师给出如下指导性演讲题目：①我国护士执业立法现状；②西方国家护士执业立法现状；③执业护士的权利和义务；④护士执业规则及法律责任。学生可以自选题目，也可以在不偏离主题的前提下，自拟题目。

2. 角色训练要求　时间：护士执业法律制度的学习结束的下一次课堂用30分钟时间进行演讲比赛。结合教学的知识重点，完成一个课堂演讲稿，800字以内。以教学班为单位，人人撰写演讲稿，最终每个小组筛选（推举）一名学生代表小组参加班级演讲。

3. 成绩评定　演讲比赛计入平时成绩。完成演讲稿写作的学生每人记入实践成绩1分；被小组推选参加班级演讲的学生在此基础上加1分；演讲获得第1、2、3名的同学在前两项的基础上分别再加1分。

（四）角色训练小结

整个角色演练活动结束，教师就"职业角色训练活动"进行小结与点评。

（王园园）

书网融合……

本章小结

微课

题库

第十三章　健康管理相关的法律制度

PPT

◎ 学习目标

知识目标：

通过本章学习，重点掌握无偿献血的概念和重要性，医疗废物的概念和分类。熟悉药品经营生产的总体要求。了解药品管理立法、血液管理立法、医疗废物管理制度的主要内容。

能力目标：

通过对健康管理相关的法律制度主要内容的学习，初步运用相关法律制度，对无偿献血的要求、医疗废物的种类和药品经营的特殊性进行处理。

思政目标：

学习健康管理相关的法律制度内容后，树立法治至上的理念。

第一节　药品管理法律制度

》 情境导入

情境描述　2018年至2020年9月，被告人高某为获取非法利益，在未取得药品生产许可证、药品经营许可证的情况下，在广东省普宁市南亭里其住所内，用中药材首乌、甘草、大茴和西药溴己新、土霉素片、复方甘草片、磷酸氢钙咀嚼片、醋酸泼尼松、马来酸氯苯那敏等按照一定比例混合研磨成粉，并雇佣被告人李某将药粉分包、包装为成品。高某使用"特效咳喘灵"的假药名，编造该药粉为"祖传秘方""纯中药成分"，主治咳嗽、肺结核、哮喘、支气管炎，并以每包25元至40元的价格对外销售，销售金额共计186万余元。李某还从高某处低价购买上述假药并加价销售给被告人黄某等人。经江苏省淮安市市场监督管理局认定，涉案药品为假药。

【裁判结果】法院经审理认为，被告人高某等人生产、销售假药的行为构成生产、销售假药罪。高某生产、销售金额达186万元，具有"其他特别严重情节"。据此，以生产、销售假药罪判处被告人高某有期徒刑十年九个月，并处罚金人民币372万元。其余被告人分别被判处一年六个月至十年三个月有期徒刑，并处罚金。

一、概述

（一）药品管理法的概念

药品，是指用于预防、治疗、诊断人的疾病，有目的地调节人的生理机能并规定有适应证或者功能主治、用法和用量的物质，包括中药、化学药和生物制品等。

药品管理法是调整药品研究、生产、经营和监督管理，确保药品质量，保障用药安全，维护人体健康活动中产生的种种社会关系的法律规范的总和。

（二）药品管理法的调整对象

在中华人民共和国境内从事药品研制、生产、经营、使用和监督管理活动的单位和个人，必须遵守《药品管理法》。

（三）药品管理法的指导原则

药品管理应当以人民健康为中心，坚持风险管理、全程管控、社会共治的原则，建立科学、严格的监督管理制度，全面提升药品质量，保障药品的安全、有效、可及。

二、药品生产与经营管理

（一）药品生产管理

药品生产企业，是指生产药品的专营企业或兼营企业。

1. 药品生产许可制度　从事药品生产活动，应当经所在地省、自治区、直辖市人民政府药品监督管理部门批准，取得药品生产许可证。从事药品生产活动，应当具备以下条件。

（1）有依法经过资格认定的药学技术人员、工程技术人员及相应的技术工人。

（2）有与药品生产相适应的厂房、设施和卫生环境。

（3）有能对所生产药品进行质量管理和质量检验的机构、人员及必要的仪器设备。

（4）有保证药品质量的规章制度，并符合国务院药品监督管理部门依据本法制定的药品生产质量管理规范要求。

《药品生产许可证》有效期为5年。有效期届满，需要继续生产药品的，持证企业应当在许可证有效期届满前6个月，按照国务院药品监督管理部门的规定申请换发《药品生产许可证》。药品生产企业终止生产药品或者关闭的，《药品生产许可证》由原发证部门缴销。

2. 药品生产的质量管理　为了保证药品质量，《药品管理法》规定，药品生产企业必须按照《药品生产质量管理规范》（GMP）组织生产。药品应当按照国家药品标准和经药品监督管理部门核准的生产工艺进行生产。中药饮片应当按照国家药品标准炮制；国家药品标准没有规定的，应当按照省、自治区、直辖市人民政府药品监督管理部门制定的炮制规范炮制。生产药品所需的原料、辅料，应当符合药用要求、药品生产质量管理规范的有关要求。药品生产企业应当对药品进行质量检验。不符合国家药品标准的，不得出厂。

3. 药品生产的包装管理　药品包装应当适合药品质量的要求，方便储存、运输和医疗使用。直接接触药品的包装材料和容器，应当符合药用要求，符合保障人体健康、安全的标准。药品包装应当按照规定印有或者贴有标签并附有说明书。标签或者说明书应当注明药品的通用名称、成份、规格、上市许可持有人及其地址、生产企业及其地址、批准文号、产品批号、生产日期、有效期、适应证或者功能主治、用法、用量、禁忌、不良反应和注意事项。标签、说明书中的文字应当清晰，生产日期、有效期等事项应当显著标注，容易辨识。麻醉药品、精神药品、医疗用毒性药品、放射性药品、外用药品和非处方药的标签、说明书，应当印有规定的标志。

（二）药品经营管理

药品经营企业，是指经营药品的专营企业或兼营企业。包括药品批发企业和药品零售企业。

1. 药品经营许可制度　从事药品批发活动，应当经所在地省、自治区、直辖市人民政府药品监督管理部门批准，取得药品经营许可证。从事药品零售活动，应当经所在地县级以上地方人民政府药品监督管理部门批准，取得药品经营许可证。无药品经营许可证的，不得经营药品。

《药品经营许可证》有效期为5年。有效期届满，需要继续经营药品的，持证企业应当在许可证有效期届满前 6 个月，按照国务院药品监督管理部门的规定申请换发《药品经营许可证》。药品经营企业终止经营药品或者关闭的，《药品经营许可证》由原发证机关缴销。

2. 药品经营的质量管理　由于药品的特殊性，其经营的治疗管理较之一般的商品应更为严格。《药品管理法》规定，药品经营企业必须按照《药品经营质量管理规范》（GSP）经营药品。

药品经营企业购进药品，应当建立并执行进货检查验收制度，验明药品合格证明和其他标识；不符合规定要求的，不得购进和销售。

药品经营企业零售药品应当准确无误，并正确说明用法、用量和注意事项；调配处方应当经过核对，对处方所列药品不得擅自更改或者代用。对有配伍禁忌或者超剂量的处方，应当拒绝调配；必要时，经处方医师更正或者重新签字，方可调配。药品经营企业销售中药材，应当标明产地。

药品经营企业应当制定和执行药品保管制度，采取必要的冷藏、防冻、防潮、防虫、防鼠等措施，保证药品质量。药品入库和出库应当执行检查制度。

（三）药品分类管理

1. 药品分类管理概念　药品分类管理是指根据药品品种、规格、剂型、适应证、剂量及给药途径的不同，对药品储存和陈列等分别按处方药与非处方药进行分类的管理。

2. 处方药的概念及适用范围

（1）概念　处方药简称 Rx 药，是为了保证用药安全，由国家卫生行政部门规定或审定的，需凭医师或其他有处方权的医疗专业人员开写处方出售，并在医师、药师或其它医疗专业人员监督或指导下方可使用的药品。

（2）适用范围　处方药大多属于以下几种情况。

①上市的新药，对其活性或副作用还要进一步观察。

②可产生依赖性的某些药物，例如吗啡类镇痛药及某些催眠安定药物等。

③药物本身毒性较大，例如抗癌药物等。

④用于治疗某些疾病所需的特殊药品，如心脑血管疾病的药物，须经医师确诊后开出处方并在医师指导下使用。

此外，处方药只准在专业性医药报刊进行广告宣传，不准在大众传播媒介进行广告宣传。

3. 非处方药的概念、分类及特点

（1）概念　指由国务院药品监督管理部门公布的，不需要凭执业医师和执业助理医师处方，消费者可以自行判断、购买和使用的药品。

（2）分类　非处方药也分甲类和乙类。在非处方药的包装、标签、说明书上均有其特有标识 OTC。绿色为乙类 OTC，红色为甲类 OTC。

（3）特点　非处方药具有以下基本特点：一般都经过较长时间的全面考察；药效一般都比较确定；按照药品使用说明要求使用相对安全；毒副作用小，不良反应发生率低；使用方便，易于储存等。

三、医疗机构药剂管理

（一）医疗机构配制制剂的条件

医疗机构配制的制剂，应当是本单位临床需要而市场上没有供应的品种，并须经所在地省、自治区、直辖市人民政府药品监督管理部门批准后方可配制。药品管理法规定，医疗单位配制制剂的条件包括以下内容。

①医疗机构必须配备依法经过资格认定的药学技术人员。非药学技术人员不得直接从事药剂技术工作。

②具有能够保证制剂质量的设施、管理制度、检验仪器和卫生条件。

③经过所在地省级卫生行政部门审核同意，由省级药品监督管理部门批准，并发给《医疗机构制剂许可证》。许可证有效期为 5 年，到期重新审查发证。

（二）医疗机构配制制剂的使用

医疗机构配制的制剂，应当是本单位临床需要而市场上没有供应的品种，并须经所在地省、自治区、直辖市人民政府药品监督管理部门批准后方可配制。配制的制剂必须按照规定进行质量检验；合格的，凭医师处方在本医疗机构使用。特殊情况下，经国务院或者省、自治区、直辖市人民政府的药品监督管理部门批准，医疗机构配制的制剂可以在指定的医疗机构之间调剂使用。

医疗机构配制的制剂，不得在市场销售。

（三）医疗机构的药品管理

医疗机构购进药品，必须建立并执行进货检查验收制度，验明药品合格证明和其他标识；不符合规定要求的，不得购进和使用。医疗机构的药剂人员调配处方，必须经过核对，对处方所列药品不得擅自更改或者代用。对有配伍禁忌或者超剂量的处方，应当拒绝调配；必要时，经处方医师更正或者重新签字，方可调配。医疗机构必须制定和执行药品保管制度，采取必要的冷藏、防冻、防潮、防虫、防鼠等措施，保证药品质量。

四、药品监督管理

药品监督管理部门（含省级人民政府药品监督管理部门依法设立的药品监督管理机构，下同）依法对药品的研制、生产、经营、使用实施监督检查。

国务院和省、自治区、直辖市人民政府的药品监督管理部门应当根据药品质量抽查检验结果，定期发布药品质量公告。药品质量公告应当包括抽验药品的品名、检品来源、生产企业、生产批号、药品规格、检验机构、检验依据、检验结果、不合格项目等内容。

第二节　献血法律制度

 知识链接

　　血液是一种复杂的维持生命不可缺少的物质。献血和血液相关法律制度对公民自愿献血、血站管理，以及医疗机构临床用血等进行规范，对保证临床用血的需要和安全，保障献血者和用血者的身体健康具有重要作用。

一、概述

（一）献血法的概念和立法意义

1. 献血法的概念　献血法是调整保证临床用血需要和安全，保障献血者和用血者身体健康活动中产生的各种社会关系的法律规范的总和。

按照调整范围的不同，献血法有广义和狭义之分。广义的献血法是指我国各级立法机关制定的有关献血、血液制品及血站管理的各种法律规范的总和。主要包括：《中华人民共和国献血法》（以下简称《献血法》）《血液制品管理条例》《医疗机构临床用血管理办法》《血站管理办法》《全国无偿献血表彰奖励办法》及有关献血的地方性法规和部门规章等。

我国献血法律制度采用广义的概念。

2. 献血法的立法意义 《献血法》及相关法律法规的颁布与实施，确立了我国实行无偿献血制度，规范了采供血机构的执业行为，保证医疗临床用血需要和安全，保障献血者和用血者身体健康，发扬人道主义精神，促进社会主义物质文明和精神文明建设。

（二）无偿献血

根据《献血法》规定，我国实行无偿献血制度。

1. 无偿献血的概念 无偿献血是指公民向血站自愿、无报酬地提供自身血液的行为。

无偿献血是国际红十字会和世界卫生组织从 20 世纪 30 年代建议和提倡的。经过几十年的不懈努力，世界上很多国家都从过去的有偿献血，逐步向无偿献血过渡，最终实现了公民无偿献血。

我国无偿献血工作开展已有十多年，群众对献血工作有一定的认识，通过立法规范献血活动，保障献血者的合法权益，使无偿献血工作走上法制化的轨道，对促进无偿献血工作十分重要。

2. 无偿献血的对象 国家提倡十八周岁至五十五周岁的健康公民自愿献血。国家鼓励国家工作人员、现役军人和高等学校在校学生率先献血，为树立社会新风尚作表率。

3. 无偿献血的组织管理 地方各级人民政府领导本行政区域内的献血工作，统一规划并负责组织、协调有关部门共同做好献血工作。县级以上各级人民政府卫生行政部门监督管理献血工作。各级红十字会依法参与、推动献血工作。各级人民政府采取措施广泛宣传献血的意义，普及献血的科学知识，开展预防和控制经血液途径传播的疾病的教育。新闻媒介应当开展献血的社会公益性宣传。国家机关、军队、社会团体、企业事业组织、居民委员会、村民委员会，应当动员和组织本单位或者本居住区的适龄公民参加献血。现役军人献血的动员和组织办法，由中国人民解放军卫生主管部门制定。对献血者，颁发国务院卫生行政部门制作的无偿献血证书，有关单位可以给予适当补贴。

 知识链接

世界献血日

2020 年 6 月 2 日，为鼓励更多的人无偿献血，宣传和促进全球血液安全规划的实施，世界卫生组织（WHO）、红十字会与红新月会国际联合会（IFRC）、国际献血组织联合会（IFBDO）、国际输血协会（ISBT）。2004 年 6 月 14 日定为第一个世界献血日。

之所以选中这一天，是因为 6 月 14 日是发现 ABO 血型系统的诺贝尔奖获得者卡尔·兰德斯坦纳的生日。

二、采血供血管理

各级血站是采集、提供临床用血的机构。血站是采集、提供临床用血的机构，是不以营利为目的的公益性组织。

（一）采供血机构及其管理

1. 血站的设置、分类及其审批 血站的设置、分类及审批包括以下内容。

（1）血站的设置 国家卫健委根据全国医疗资源配置、临床用血需求，制定全国采供血机构设置规划指导原则，并负责全国血站建设规划的指导。省、自治区、直辖市人民政府卫生行政部门应当根据前款规定，结合本行政区域人口、医疗资源、临床用血需求等实际情况和当地区域卫生发展规划，制定本行政区域血站设置规划，报同级人民政府批准，并报国家卫健委备案。

（2）血站的分类　血站分为一般血站和特殊血站。一般血站包括血液中心、中心血站和中心血库。

血液中心应当设置在直辖市、省会市、自治区首府市。

中心血站应当设置在设区的市。直辖市、省会市、自治区首府市已经设置血液中心的，不再设置中心血站；尚未设置血液中心的，可以在已经设置的中心血站基础上加强能力建设，履行血液中心的职责。

中心血库应当设置在中心血站服务覆盖不到的县级综合医院内。

（3）血站的审批　省、自治区、直辖市人民政府卫生行政部门依据采供血机构设置规划批准设置血站，并报国务院卫生行政部门备案。

2. 血站的管理　血站的管理包括血站的执业许可及监督管理。

（1）血站的执业许可　血站开展采供血活动，应当向所在省、自治区、直辖市人民政府卫生行政部门申请办理执业登记，取得《血站执业许可证》。没有取得《血站执业许可证》的，不得开展采供血活动。《血站执业许可证》有效期为三年。有效期满前3个月，血站应当办理再次执业登记。

（2）血站的监督管理　县级以上人民政府卫生行政部门对辖区内血站采供血活动进行监督管理；各级人民政府卫生行政部门应当建立血站监督管理的举报、投诉机制。

（二）采血管理与供血管理

血站开展采供血业务应当实行全面质量管理，严格遵守《中国输血技术操作规程》《血站质量管理规范》和《血站实验室质量管理规范》等技术规范和标准，制定血液采集、制备、供应计划，保障临床用血安全、及时、有效。

1. 采血管理　血站开展献血者招募，应当为献血者提供安全、卫生、便利的条件和良好的服务。

（1）健康检查　血站对献血者必须免费进行必要的健康检查；身体状况不符合献血条件的，血站应当向其说明情况，不得采集血液。献血者的身体健康条件由国务院卫生行政部门规定。

（2）告知义务　血站采集血液应当遵循自愿和知情同意的原则，并对献血者履行规定的告知义务。

（3）采集血液量和间隔　血站对献血者每次采集血液量一般为200毫升，最多不得超过400毫升，两次采集间隔期不少于6个月。严格禁止血站违反前款规定对献血者超量、频繁采集血液。

（4）技术要求　血站采集血液必须严格遵守有关操作规程和制度，采血必须由具有采血资格的医务人员进行，一次性采血器材用后必须销毁，确保献血者的身体健康。

（5）血液检测　血站对采集的血液必须进行检测；未经检测或者检测不合格的血液，不得向医疗机构提供。

（6）档案记录　血站采集血液后应建立献血档案，记录献血者的姓名、性别、出生日期、血型、献血量、献血日期、单位或地址、采血者签字，并加盖该血站采血专用章，并向献血者发放《无偿献血证》。严禁采集冒名顶替者的血液。

（7）记录保存　献血、检测和供血的原始记录应当至少保存10年；血液检测的全血标本的保存期应当与全血有效期相同，血清标本的保存期应当在全血有效期满后两年。

2. 供血管理　血站应当保证发出的血液质量符合国家有关标准，其品种、规格、数量、活性、血型无差错；未经检测或者检测不合格的血液，不得向医疗机构提供。

血液的包装、储存、运输应当符合《血站质量管理规范》的要求。血液包装袋上应当标明：血站的名称及其许可证号；献血编号或者条形码；血型；血液品种；采血日期及时间或者制备日期及时间；有效日期及时间和储存条件。

血站应当制定紧急灾害应急预案，并从血源、管理制度、技术能力和设备条件等方面保证预案的实施。在紧急灾害发生时服从县级以上人民政府卫生行政部门的调遣。

特殊血型的血液需要从外省、自治区、直辖市调配的，由省级人民政府卫生行政部门批准；因科研或者特殊需要而进行血液调配的，由省级人民政府卫生行政部门批准；出于人道主义、救死扶伤的目的，需要向中国境外医疗机构提供血液及特殊血液成分的，应当严格按照有关规定办理手续。

三、临床用血管理

临床用血是医疗过程中不可缺少的重要环节，遵循临床用血原则，加强临床用血管理，可以规范医疗机构科学、合理用血，保护血液资源，保障临床用血安全和医疗质量，最大限度发挥血液的功效，为用血者身体健康服务。

（一）临床用血的原则

医疗机构临床用血应当制定用血计划，遵循合理、科学的原则，不得浪费和滥用血液；积极推行按血液成分针对医疗实际需要输血；同时国家鼓励临床用血新技术的研究和推广。

（二）临床用血的管理

无偿献血的血液必须用于临床，不得买卖。血站、医疗机构不得将无偿献血的血液出售给单采血浆站或者血液制品生产单位。

医疗机构应当使用卫生行政部门指定血站提供的血液；临床用血的包装、储存、运输，必须符合国家规定的卫生标准和要求。医疗机构对临床用血必须进行核查，不得将不符合国家规定标准的血液用于临床。

为保障公民临床急救用血的需要，国家提倡并指导择期手术的患者自身储血，动员家庭、亲友、所在单位以及社会互助献血；为保证应急用血，医疗机构可以临时采集血液，但应当依照本法规定，确保采血用血安全。

公民临床用血时只交付用于血液的采集、储存、分离、检验等费用；无偿献血者临床需要用血时，免交前款规定的费用；无偿献血者的配偶和直系亲属临床需要用血时，可以按照省、自治区、直辖市人民政府的规定免交或者减交前款规定的费用。

（三）临床输血技术规范

为了规范、指导医疗机构科学、合理用血，保障临床用血安全和医疗质量，原卫生部制定了《临床输血技术规范》。该规范要求临床医师和输血医技人员应严格掌握输血适应证，正确应用成熟的临床输血技术和血液保护技术。

1. **输血申请** 输血申请包括以下内容。

①申请输血应由经治医师逐项填写《临床输血申请单》，由主治医师核准签字，连同受血者血样于预定输血日期前送交输血科（血库）备血。

②决定输血治疗前，经治医师应向患者或其家属说明输同种异体血的不良反应和经血传播疾病的可能性，征得患者或家属的同意，并在《输血治疗同意书》上签字。《输血治疗同意书》入病历。无家属签字的无自主意识患者的紧急输血，应报医院职能部门或主管领导同意、备案，并记入病历。

③确定输血后，医护人员持输血申请单和贴好标签的试管，当面核对患者姓名、性别、年龄、病案号、病室/门急诊、床号、血型和诊断，采集血样。由医护人员或专门人员将受血者血样与输血申请单送交输血科（血库），双方进行逐项核对。

④受血者配血试验的血标本必须是输血前3天之内的。输血科（血库）要逐项核对输血申请单、受血者和供血者血样，复查受血者和供血者ABO血型（正、反定型），并常规检查患者Rh（D）血型

〔急诊抢救患者紧急输血时 Rh（D）检查可除外〕，正确无误时可进行交叉配血。

2. 输血 包括以下内容。

①输血前由两名医护人员核对交叉配血报告单及血袋标签各项内容，检查血袋有无破损渗漏，血液颜色是否正常。准确无误方可输血。

②输血时，由两名医护人员带病历共同到患者床旁核对患者姓名、性别、年龄、病案号、门急诊/病室、床号、血型等，确认与配血报告相符，再次核对血液后，用符合标准的输血器进行输血。

③取回的血应尽快输用，不得自行贮血。输用前将血袋内的成分轻轻混匀，避免剧烈震荡。血液内不得加入其他药物，如需稀释只能用静脉注射生理盐水。

④输血前后用静脉注射生理盐水冲洗输血管道。连续输用不同供血者的血液时，前一袋血输尽后，用静脉注射生理盐水冲洗输血器，再接下一袋血继续输注。

⑤输血过程中应先慢后快，再根据病情和年龄调整输注速度，并严密观察受血者有无输血不良反应，如出现异常情况应及时处理。

⑥疑为溶血性或细菌污染性输血反应，应立即停止输血，用静脉注射生理盐水维护静脉通路，及时报告上级医师，在积极治疗抢救的同时，做核对检查。

⑦输血完毕，医护人员将输血记录单（交叉配血报告单）贴在病历中，对有输血反应的应逐项填写患者输血反应回报单连同将血袋送回输血科（血库）保存、备查。

四、血液制品管理

（一）血液制品的概念

血液制品，是特指各种人血浆蛋白制品。为了加强血液制品管理，预防和控制经血液途径传播的疾病，保证血液制品的质量，1996 年 12 月 30 日国务院发布了《血液制品管理条例》。本条例适用于在中华人民共和国境内从事原料血浆的采集、供应以及血液制品的生产、经营活动。

（二）原料血浆的管理

单采血浆站，是指根据地区血源资源，按照有关标准和要求并经严格审批设立，采集供应血液制品生产用原料血浆的单位。

1. 单采血浆站的设置 国家实行单采血浆站统一规划、设置的制度。

国务院卫生行政部门根据核准的全国生产用原料血浆的需求，对单采血浆站的布局、数量和规模制定总体规划。省、自治区、直辖市人民政府卫生行政部门根据总体规划制定本行政区域内单采血浆站设置规划和采集血浆的区域规划，并报国务院卫生行政部门备案。

单采血浆站由血液制品生产单位设置或者由县级人民政府卫生行政部门设置，专门从事单采血浆活动，具有独立法人资格。其他任何单位和个人不得从事单采血浆活动。在一个采血浆区域内，只能设置一个单采血浆站。单采血浆站只能对省、自治区、直辖市人民政府卫生行政部门划定区域内的供血浆者进行筛查和采集血浆。

2. 原料血浆的采集 原料血浆，是指由单采血浆站采集的专用于血液制品生产原料的血浆。

（1）健康检查 采血浆站必须对供血浆者进行健康检查；检查合格的，由县级人民政府卫生行政部门核发《供血浆证》。单采血浆站在采集血浆前，必须对供血浆者进行身份识别并核实其《供血浆证》，确认无误的，方可按照规定程序进行健康检查和血液化验；对检查、化验合格的，按照有关技术操作标准及程序采集血浆，并建立供血浆者健康检查及供血浆记录档案；对检查、化验不合格的，由单采血浆站收缴《供血浆证》，并由所在地县级人民政府卫生行政部门监督销毁。严禁采集无《供血浆证》者的血浆。

（2）血浆采集 单采血浆站必须使用单采血浆机械采集血浆，严禁手工操作采集血浆。采集的血浆必须按单人份冰冻保存，不得混浆。单采血浆站必须使用有产品批准文号并经国家药品生物制品检定机构逐批检定合格的体外诊断试剂以及合格的一次性采血浆器材。

（3）血浆供应 单采血浆站采集的原料血浆的包装、储存、运输，必须符合国家规定的卫生标准和要求。只能向一个与其签订质量责任书的血液制品生产单位供应原料血浆，严禁向其他任何单位（包括临床）供应原料血浆。国家禁止出口原料血浆。

（三）血液制品生产经营的管理

1. 血液制品生产经营机构的管理 新建、改建或者扩建血液制品生产单位，经国务院卫生行政部门根据总体规划进行立项审查同意后，由省、自治区、直辖市人民政府卫生行政部门依照药品管理法的规定审核批准。

血液制品生产单位必须达到国务院卫生行政部门制定的《药品生产质量管理规范》规定的标准，经国务院卫生行政部门审查合格，并依法向工商行政管理部门申领营业执照后，方可从事血液制品的生产活动。严禁血液制品生产单位出让、出租、出借以及与他人共用《药品生产企业许可证》和产品批准文号。

开办血液制品经营单位，由省、自治区、直辖市人民政府卫生行政部门审核批准。血液制品经营单位应当具备与所经营的产品相适应的冷藏条件和熟悉所经营品种的业务人员。

2. 血液制品生产经营管理 血液制品生产单位生产国内已经生产的品种，必须依法向国务院卫生行政部门申请产品批准文号；国内尚未生产的品种，必须按照国家有关新药审批的程序和要求申报。

血液制品生产单位不得向无《单采血浆许可证》的单采血浆站或者未与其签订质量责任书的单采血浆站及其他任何单位收集原料血浆。血液制品生产单位不得向其他任何单位供应原料血浆。

血液制品生产单位在原料血浆投料生产前，必须使用有产品批准文号并经国家药品生物制品检定机构逐批检定合格的体外诊断试剂，对每一人份血浆进行全面复检，并作检测记录。复检不合格的，不得投料生产，并必须在省级药品监督员监督下按照规定程序和方法予以销毁，并作记录。原料血浆经复检发现有经血液途径传播的疾病的，必须通知供应血浆的单位单采血浆站，并及时上报所在地省、自治区、直辖市人民政府卫生行政部门。

血液制品出厂前，必须经过质量检验；经检验不符合国家标准的，严禁出厂。

血液制品生产经营单位生产、包装、储存、运输、经营血液制品，应当符合国家规定的卫生标准和要求。

五、法律责任

对违反《献血法》有关规定的行为，使其情节轻重，分别承担行政责任、民事责任和刑事责任。

1. 行政责任 根据《中华人民共和国献血法》第十八条至第二十三条规定：医疗机构及相关的医务工作者违反规定，尚不构成犯罪的，依法给予警告、罚款行政处分。

2. 民事责任 承担民事责任的情形：血站违反有关操作规程和制度采集血液，给献血者健康造成损害的；医疗机构的医务人员将不符合国家规定标准的血液用于患者的，给患者健康造成损害的。

3. 刑事责任 《中华人民共和国献血法》规定，下列情形，构成犯罪的，依法追究刑事责任。

非法采集血液的；血站、医疗机构出售无偿献血的血液的；非法组织他人出卖血液的；血站违反有关操作规程和制度采集血液，给献血者健康造成损害的；医疗机构的医务人员违反本法规定，将不符合国家规定标准的血液用于患者的，给患者健康造成损害的；血站向医疗机构提供不符合国家规定标准的血液的，情节严重，造成经血液途径传播的疾病传播或者有传播严重危险的；卫生行政部门及其工作人员在献血、用血的监督管理工作中，玩忽职守，造成严重后果。

第三节　医疗废物管理办法

>> 情境导入

情境描述　重庆某医用输液瓶回收有限公司经营范围为医疗机构使用后的未被病人血液、体液、排泄物污染的一次性塑料输液瓶（袋）、玻璃输液瓶的回收、运输、处置（不含医疗废物），法定代表人关某岗。

2018 年 8 月，该公司从医疗机构回收玻璃输液瓶后，与北京某环保科技有限公司（另案处理）股东李某芳、陈某林共谋，以 320 元/吨的价格将约 1300 吨玻璃输液瓶出售给没有危险废物经营许可证的北京某环保科技有限公司，并由陈某林安排陈某强进行管理生产，在生产过程中，工人对其中混杂的针头、棉签、输液管等废物进行了掩埋处理。案发后，对掩埋的废物进行挖掘并转运，经鉴定，该批废物系危险废物，共计 16.27 吨。

2018 年 11 月，关某岗明知李某芳没有危险废物经营许可证，仍介绍易某林将其存放在重庆某医用输液瓶回收有限公司的玻璃输液瓶瓶盖出售给李某芳以赚取差价。2019 年 1 月至 3 月，李某芳雇佣工人分离、筛选、清洗收购的瓶盖，清洗废水未经处理直排外环境，筛选出的针头、棉签等废物堆放在厂房内。案发后，经鉴定，从易某林处收购的瓶盖均系危险废物，经应急处置，转移瓶盖等废物共计 72.9 吨。

【裁判结果】重庆市渝北区人民法院一审判决，被告单位重庆某医用输液瓶回收有限公司犯污染环境罪，判处罚金 20 万元；被告人关某岗、李某芳、陈某林、陈某强、易某林等犯污染环境罪，判处有期徒刑一年三个月至两年二个月不等，并处罚金。

重庆市第一中级人民法院二审改判关某岗有期徒刑两年四个月，并处罚金 10 万元。

讨论　我国对医疗废物的管理有哪些要求？

一、医疗废物管理

（一）医疗废物的概念

医疗废物，是指医疗卫生机构在医疗、预防、保健以及其他相关活动中产生的具有直接或者间接感染性、毒性以及其他危害性的废物。

《医疗废物分类目录》将医疗废物分为 5 类：感染性废物；病理性废物；损伤性废物；药物性废物；化学性废物。

医疗废物可引起接触个体的疾病或造成潜在的威胁。为了加强医疗废物的安全管理，防止疾病传播，保护环境，保障人体健康，2003 年 6 月 16 日，国务院根据《中华人民共和国传染病防治法》和《中华人民共和国固体废物污染环境防治法》，颁布了《医疗废物管理条例》。

（二）医疗废物管理范围

根据《医疗废物管理条例》的规定，医疗废物管理的范围包括适医疗废物的收集、运送、贮存、处置以及监督管理等活动。医疗卫生机构收治的传染病病人或者疑似传染病病人产生的生活垃圾，按照医疗废物进行管理和处置。医疗卫生机构废弃的麻醉、精神、放射性、毒性等药品及其相关的废物的管理，依照有关法律、行政法规和国家有关规定、标准执行。计划生育技术服务、医学科研、教学、尸体检查和其他相关活动中产生的具有直接或者间接感染性、毒性以及其他危害性废物的管理，也在管理范围内。

二、医疗废物管理的内容

（一）医疗废物管理的一般规定

医疗废物管理的一般规定包括，医疗卫生机构和医疗废物集中处置单位。

①应当建立、健全医疗废物管理责任制。

②应当制定与医疗废物安全处置有关的规章制度和在发生意外事故时的应急方案；设置监控部门或者专（兼）职人员。

③应当对本单位从事医疗废物收集、运送、贮存、处置等工作的人员和管理人员，进行相关法律和专业技术、安全防护以及紧急处理等知识的培训，应当采取有效的职业卫生防护措施。

④应当执行危险废物转移联单管理制度，对医疗废物进行登记，采取有效措施，防止医疗废物流失、泄漏、扩散。

⑤禁止任何单位和个人转让、买卖医疗废物。禁止在运送过程中丢弃医疗废物；禁止在非贮存地点倾倒、堆放医疗废物或者将医疗废物混入其他废物和生活垃圾。禁止邮寄医疗废物。禁止通过铁路、航空运输医疗废物。禁止将医疗废物与旅客在同一运输工具上载运。禁止在饮用水源保护区的水体上运输医疗废物。

（二）医疗卫生机构的医疗废物管理

医疗卫生机构对医疗废物的管理主要包括以下内容。

①应当及时收集本单位产生的医疗废物，并按照类别分置于防渗漏、防锐器穿透的专用包装物或者密闭的容器内，并有明显的警示标识和警示说明。

②应当远离医疗区、食品加工区和人员活动区以及生活垃圾存放场所建立医疗废物的暂时贮存设施、设备，并设置明显的警示标识。

③应当根据就近集中处置的原则，及时将医疗废物交由医疗废物集中处置单位处置。

④产生的污水、传染病病人或者疑似传染病病人的排泄物，应当按照国家规定严格消毒；达到国家规定的排放标准后，方可排入污水处理系统。

（三）医疗废物的集中处置

从事医疗废物集中处置活动的单位，应当向县级以上人民政府环境保护行政主管部门申请领取经营许可证；未取得经营许可证的单位，不得从事有关医疗废物集中处置的活动。

医疗废物集中处置单位的贮存、处置设施，应当符合国务院环境保护行政主管部门的规定；运送医疗废物，应当遵守国家有关危险货物运输管理的规定，使用有明显医疗废物标识的专用车辆。

三、医疗废物监督管理机构

县级以上地方人民政府卫生行政主管部门、环境保护行政主管部门，按照职责分工，对医疗卫生机构和医疗废物集中处置单位进行监督检查。

其中卫生行政主管部门，应当对医疗废物的收集、运送、贮存、处置活动中的疾病防治工作实施统一监督管理；环境保护行政主管部门，应当对医疗废物收集、运送、贮存、处置活动中的环境污染防治工作实施统一监督管理。

答案解析

一、选择题

【A 型题】

1. 开办药品批发企业，须经企业所在地省、自治区、直辖市人民政府 药品监督管理部门批准并发给（ ）

    A.《药品生产许可证》   B. 营业执照   C.《药品经营许可证》   D.《药品使用许可证》

2. 药品经营企业是指经营药品的（ ）企业

    A. 专营   B. 兼营   C. 零售   D. 批发

3. 医疗机构配制的制剂（ ）

    A. 可以发布医疗机构制剂广告   B. 不得发布医疗机构制剂广告

    C. 不得在市场上销售或者变相销售   D. 可以在市场上销售或者变相销售

4. 血站是采集、提供临床用血的机构，是不以（ ）为目的的公益性组织

    A. 赢利   B. 营利   C. 净利   D. 让利

5. 卫生行政部门及其工作人员在（ ）监督管理工作中，玩忽职守，造成严重后果的，构成犯罪的，依法追究刑事责任；尚不构成犯罪的，依法给予行政处分

    A. 无偿献血工作   B. 对采供血机构   C. 献血、用血   D. 血液质量

6.《医疗废物管理条例》中所称的医疗废物是指（ ）

    A. 医疗卫生机构在医疗、预防、保健活动中产生的危害性的废物

    B. 医疗卫生机构在医疗、预防、保健以及其他相关活动中产生的具有直接或者间接感染性、毒性以及其危害性的废物

    C. 在医疗、预防、保健活动中产生的具有直接或间接感染性、毒性以及其危害性的废物

    D. 在日常公益活动中产生的废物

7.《医疗废物管理条例》中对医疗卫生机构和医疗废物集中处置单位的要求有（ ）

    A. 禁止任何单位和个人转让、买卖医疗废物

    B. 禁止邮寄医疗废物

    C. 禁止在运送过程中丢弃医疗废物

    D. 禁止在饮用水源保护区的水体上运输医疗废物

    E. 禁止水路运输医疗废物

二、简答题

1. 献血法规定的无偿献血制度的内容主要有哪些？

2. 临床输血应遵循哪些技术规范？

3. 什么是处方药和非处方药？

（吴 凯）

书网融合……

本章小结

题库

第十四章 传染病防治法律制度

PPT

◉ 学习目标

知识目标：

通过本章学习，重点掌握法定传染病的种类，传染病预防及报告的有关规定。熟悉传染病的监督及预防制度，违反传染病防治法的法律责任。

能力目标：

学会运用传染病防治法的相关理论，具备防治结合、分类管理、依靠科学的常用思维方法。

思政目标：

学习传染病防治法律制度内容后，树立牢固的法治信念，能运用传染病防治法律知识向患者和公众进行传染病的防控宣传和教育。

第一节 概 述

传染病（infectious diseases）是由各种病原体引起的能在人与人、动物与动物或人与动物之间相互传播的一类疾病。传染病具有传染性、流行性和发病率高等特点。一旦开始流行，就会严重危害人类健康，对公共健康造成巨大威胁。

传染病防治措施往往涉及公共利益和人身自由等重大权益，于是将传染病防治工作纳入法治化轨道就成为必然。

一、传染病防治法的概念

传染病防治法的概念有广义和狭义之分。广义的传染病防治法是指调整与预防、控制和消除传染病发生和流行，保障人体健康活动中产生的各种社会关系的法律法规的总和。广义的传染病防治法包括传染病、饮用水、食品、消毒和献血等卫生管理法律规范，如《中华人民共和国传染病防治法》（简称《传染病防治法》）《中华人民共和国疫苗管理法》《艾滋病防治条例》《中华人民共和国献血法》《中华人民共和国食品安全法》等。

狭义的传染病防治法仅指为传染病预防、控制和监督管理而制定的有关法律法规。《中华人民共和国传染病防治法》及《中华人民共和国传染病防治法实施办法》（简称实施办法）。

我国的传染病防治工作以广义传染病防治法治体系所包含的法律案法规为依据，依法开展应急准备、监测预警、疫情报告、疫情控制、医疗救治等传染病疫情的预防和控制工作。

二、传染病防治法的立法宗旨和适用范围

《传染病防治法》是于 1989 年通过并同年开始实施的。2004 年《传染病防治法》修订，2013 年《传染病防治法》修正。

（一）立法宗旨

《传染病防治法》的第一条就阐明了立法的宗旨是："为了预防、控制和消除传染病的发生和流行，

保障人体健康和公共卫生。"

（二）适用范围

《传染病防治法》中规定"在中华人民共和国领域内的一切单位和个人，必须接受疾病预防控制机构、医疗机构有关传染病的调查、检验、采集样本、隔离治疗等预防、控制措施，如实提供有关情况"。"一切单位和个人"，既包括我国的一切机关、团体、企事业单位，也包括我国领域内的外国驻华机构、外资企业、中外合资、中外合作企业等单位；既包括中国人，也包括在我国境内的外国国籍和无国籍等一切自然人。根据我国法律法规规定和国际惯例，所有驻中国的外国使领馆人员必须遵守我国传染病防治法的规定，没有传染病防治方面的豁免权。

三、传染病的法定分类

根据传染病病种的传播方式，传播速度，流行强度以及对人体健康对社会危害程度的不同，按照国际统一分类标准，《传染病防治法》将列为法定管理的传染病，分为甲类，乙类和丙类三类。

1. 甲类传染病 是指：鼠疫、霍乱。

2. 乙类传染病 是指：传染性非典型肺炎、艾滋病、病毒性肝炎、脊髓灰质炎、人感染高致病性禽流感、麻疹、流行性出血热、狂犬病、流行性乙型脑炎、登革热、炭疽、细菌性和阿米巴性痢疾、肺结核、伤寒和副伤寒、流行性脑脊髓膜炎、百日咳、白喉、新生儿破伤风、猩红热、布鲁菌病、淋病、梅毒、钩端螺旋体病、血吸虫病、疟疾。

3. 丙类传染病 是指：流行性感冒、流行性腮腺炎、风疹、急性出血性结膜炎、麻风病、流行性和地方性斑疹伤寒、黑热病、包虫病、丝虫病，除霍乱、细菌性和阿米巴性痢疾、伤寒和副伤寒以外的感染性腹泻病。

 知识链接

法定传染病如何增加、减少或调整

《传染病防治法》第3条规定，国务院卫生行政部门根据传染病暴发、流行情况和危害程度，可以决定增加、减少或者调整乙类、丙类传染病病种并予以公布。例如，2008年卫生部决定将手足口病列入丙类传染病，2009年原卫生部经国务院批准，将甲型H1N1流感纳入乙类传染病，并采取甲类传染病的预防、控制措施。2013年原国家卫生计生委决定将人感染H7N9禽流感纳入乙类传染病，将甲型H1N1流感从乙类传染病调整为丙类传染病，并纳入流行性感冒进行管理。

《传染病防治法》第4条规定，对乙类传染病中传染性非典型肺炎、炭疽中的肺炭疽和人感染高致病性禽流感，采取甲类传染病的预防、控制措施。其他乙类传染病和突发原因不明的传染病需要采取本法所称甲类传染病的预防、控制措施的，由国务院卫生行政部门及时报经国务院批准后予以公布、实施。

目前我国共有39种法定传染病，其中甲类2种，乙类26种，丙类11种。

省、自治区、直辖市人民政府对本行政区域内常见多发的其他地方性传染病，可以根据情况决定，按照乙类或者丙类传染病管理并予以公布。报国务院卫生行政部门备案。

第二节 传染病的预防与控制

《传染病防治法》中第二条规定："国家对传染病防治实行预防为主的方针，防治结合、分类管理、依靠科学、依靠群众。"这是传染病管理的主要原则。

一、传染病预防的制度和职责

（一）关于传染病预防的相关制度

1. 预防接种制度 我国实行有计划的预防接种制度。所谓有计划是指国务院卫生行政部门和省、自治区、直辖市人民政府卫生行政部门，根据传染病预防、控制的需要，制定传染病预防接种规划并组织实施。

2. 预防接种证制度 国家对儿童实行预防接种证制度。国家免疫规划项目的预防接种实行免费。医疗机构、疾病预防控制机构与儿童的监护人应当相互配合，保证儿童及时接受预防接种。

3. 传染病监测制度 国务院卫生行政部门制定国家传染病监测规划和方案。各级疾病预防控制机构对传染病的发生、流行以及影响其发生、流行的因素，进行监测；对国外发生、国内尚未发生的传染病或者国内新发生的传染病，进行监测。

4. 传染病预警制度 国务院卫生行政部门和省、自治区、直辖市人民政府根据传染病发生、流行趋势的预测，及时发出传染病预警，根据情况予以公布。

5. 传染病预案制度 地方人民政府和疾病预防控制机构接到国务院卫生行政部门或者省、自治区、直辖市人民政府发出的传染病预警后，应当按照传染病预防、控制预案，采取相应的预防、控制措施。

（二）传染病防治相关单位的职责

1. 各级人民政府和政府相关部门的职责 各级人民政府领导传染病防治工作。县级以上人民政府其他部门在各自的职责范围内负责传染病防治工作。

各级人民政府组织开展群众性卫生活动，进行预防传染病的健康教育，倡导文明健康的生活方式，提高公众对传染病的防治意识和应对能力，加强环境卫生建设，消除鼠害和蚊、蝇等病媒生物的危害。

各级人民政府农业、水利、林业行政部门按照职责分工负责指导和组织消除农田、湖区、河流、牧场、林区的鼠害与血吸虫危害，以及其他传播传染病的动物和病媒生物的危害。

铁路、交通、民用航空行政部门负责组织消除交通工具以及相关场所的鼠害和蚊、蝇等病媒生物的危害。

2. 各级疾病预防控制机构的职责 各级疾病预防控制机构承担传染病监测、预测、流行病学调查、疫情报告以及其他预防、控制工作。

3. 医疗机构的职责 医疗机构承担与医疗救治有关的传染病防治工作和责任区域内的传染病预防工作。城市社区和农村基层医疗机构在疾病预防控制机构的指导下，承担城市社区、农村基层相应的传染病防治工作。

4. 实验室的职责 疾病预防控制机构、医疗机构的实验室和从事病原微生物实验的单位，应当符合国家规定的条件和技术标准，建立严格的监督管理制度，对传染病病原体样本按照规定的措施实行严格监督管理，严防传染病病原体的实验室感染和病原微生物的扩散。

5. 采供血机构、生物制品机构的职责 采供血机构、生物制品生产单位必须严格执行国家有关规定，保证血液、血液制品的质量。禁止非法采集血液或者组织他人出卖血液。

6. 单位和人的职责 各级人民政府应当完善有关制度，方便单位和个人参与防治传染病的宣传教育、疫情报告、志愿服务和捐赠活动。居民委员会、村民委员会应当组织居民、村民参与社区、农村的传染病预防与控制活动。新闻媒体应当无偿开展传染病防治和公共卫生教育的公益宣传。各级各类学校应当对学生进行健康知识和传染病预防知识的教育。

二、传染病疫情的报告、通报和公布

（一）传染病疫情报告

1. 疫情报告主体 疾病预防控制机构、医疗机构和采供血机构及其执行职务的人员发现本法规定的传染病疫情或者发现其他传染病暴发、流行以及突发原因不明的传染病时，应当遵循疫情报告属地管理原则，按照国务院规定的或者国务院卫生行政部门规定的内容、程序、方式和时限报告。

军队医疗机构向社会公众提供医疗服务，发现前款规定的传染病疫情时，应当按照国务院卫生行政部门的规定报告。

任何单位和个人发现传染病病人或者疑似传染病病人时，应当及时向附近的疾病预防控制机构或者医疗机构报告。

2. 疫情报告时限 责任报告单位和责任疫情报告人发现甲类传染病和乙类传染病中的肺炭疽、传染性非典型肺炎等按照甲类管理的传染病人或疑似病人时，或发现其他传染病和不明原因疾病暴发时，应于 2 小时内将传染病报告卡通过网络报告。对其他乙、丙类传染病病人、疑似病人和规定报告的传染病病原携带者在诊断后，应于 24 小时内进行网络报告。不具备网络直报条件的医疗机构及时向属地乡镇卫生院、城市社区卫生服务中心或县级疾病预防控制机构报告，并于 24 小时内寄送出传染病报告卡至代报单位。

（二）传染病疫情通报

通报是指获得传染病疫情相关信息后，上下级政府主管，行政部门，相关部门，业务机构之间的信息通知报告。如地方卫生行政部门向所属辖区的疾病预防控制机构和医疗机构的通报，国务院卫生行政部门向国务院其他部门和省级卫生行政部门的通报。毗邻和相关省卫生行政部门之间的通报。

（三）传染病疫情公布

国务院卫生行政部门负责定期公布全国传染病疫情信息，省级卫生行政部门负责定期公布本行政区域传染病疫情信息。传染病暴发流行时，国务院卫生行政部门负责公布疫情信息，可授权省级卫生行政部门公布本行政区域疫情信息。

三、传染病的控制

传染病的控制实质在传染病发生或暴发、流行时，政府及有关部门为了防止传染病扩散和蔓延而采取的应对措施。对传染病的控制由政府、卫生行政部门、医疗机构、疾病预防控制机构和政府其他有关部门实行分级分工管理。

传染病疫情控制的主要措施是针对构成传染病流行的三个环节：即控制传染源、切断传播途径和保护易感人群。

（一）一般控制

1. 医疗机构应采取的措施 发现甲类传染病时：对患者、病原携带者，予以隔离治疗，隔离期限应根据医学检查结果确定；对疑似患者，确诊前在指定场所单独隔离治疗；医疗机构内的患者，病原携带者，疑似患者的密切接触者，在指定场所进行医学观察和采取其他必要的预防措施。拒绝隔离治疗或者隔离期未满擅自脱离隔离治疗的，可以由公安机关协助医疗机构采取强制隔离治疗措施。

医疗机构发现乙类或者丙类传染病病人，应当根据病情采取必要的治疗和控制传播措施。

2. 疾病预防控制机构应采取的措施 疾病预防控制机构采取的措施包括以下内容。

①对传染病疫情进行流行病学调查，根据调查情况提出划定疫点、疫区的建议，对被污染的场所进

行卫生处理，对密切接触者，在指定场所进行医学观察和采取其他必要的预防措施，并向卫生行政部门提出疫情控制方案。

②传染病暴发、流行时，对疫点、疫区进行卫生处理，向卫生行政部门提出疫情控制方案，并按照卫生行政部门的要求采取措施。

③指导下级疾病预防控制机构实施传染病预防、控制措施，组织、指导有关单位对传染病疫情的处理。

（二）紧急措施

传染病暴发、流行时，县级以上地方人民政府应当立即组织力量，按照预防、控制预案进行防治，切断传染病的传播途径，必要时，报经上一级人民政府决定，可以采取下列紧急措施并予以公告。

①限制或者停止集市、影剧院演出或者其他人群聚集的活动。

②停工、停业、停课。

③封闭或者封存被传染病病原体污染的公共饮用水源、食品以及相关物品。

④控制或者扑杀染疫野生动物、家畜家禽。

⑤封闭可能造成传染病扩散的场所。

上级人民政府接到下级人民政府关于采取前款所列紧急措施的报告时，应当即时作出决定。紧急措施的解除，由原决定机关决定并宣布。

（三）特殊措施

1. 疫区封锁　甲类、乙类传染病暴发、流行时，县级以上地方人民政府报经上一级人民政府决定，可以宣布本行政区域部分或者全部为疫区；国务院可以决定并宣布跨省、自治区、直辖市的疫区。县级以上地方人民政府可以在疫区内采取《传染病防治法》第四十二条规定的紧急措施，并可以对出入疫区的人员、物资和交通工具实施卫生检疫。

省、自治区、直辖市人民政府可以决定对本行政区域内的甲类传染病疫区实施封锁；但是，封锁大、中城市的疫区或者封锁跨省、自治区、直辖市的疫区，以及封锁疫区导致中断干线交通或者封锁国境的，由国务院决定。疫区封锁的解除，由原决定机关决定并宣布。

2. 物资、人员调用　传染病暴发、流行时，根据传染病疫情控制的需要，国务院有权在全国范围或者跨省、自治区、直辖市范围内，县级以上地方人民政府有权在本行政区域内紧急调集人员或者调用储备物资，临时征用房屋、交通工具以及相关设施、设备。

紧急调集人员的，应当按照规定给予合理报酬。临时征用房屋、交通工具以及相关设施、设备的，应当依法给予补偿；能返还的，应当及时返还。

3. 尸体处理　患甲类传染病、炭疽死亡的，应当将尸体立即进行卫生处理，就近火化。患其他传染病死亡的，必要时，应当将尸体进行卫生处理后火化或者按照规定深埋。

为了查找传染病病因，医疗机构在必要时可以按照国务院卫生行政部门的规定，对传染病病人尸体或者疑似传染病病人尸体进行解剖查验，并应当告知死者家属。

四、医疗救治

医疗机构应当为传染病病人或者疑似传染病病人提供医疗救护、现场救援和接诊治疗，书写病历记录以及其他有关资料，并妥善保管。

医疗机构应当实行传染病预检、分诊制度；对传染病病人、疑似传染病病人，应当引导至相对隔离的分诊点进行初诊。医疗机构不具备相应救治能力的，应当将患者及其病历记录复印件一并转至具备相应救治能力的医疗机构。具体办法由国务院卫生行政部门规定。

第三节　传染病的监督和管理

传染病防治的监督管理工作是防止传染病的重要环节。建立完善的监督管理体系，有利于传染病的防治工作的开展和落实。

一、卫生行政部门的职责

县级以上人民政府卫生行政部门对传染病防治工作履行下列监督检查职责。

①对下级人民政府卫生行政部门履行本法规定的传染病防治职责进行监督检查。

②对疾病预防控制机构、医疗机构的传染病防治工作进行监督检查。

③对采供血机构的采供血活动进行监督检查。

④对用于传染病防治的消毒产品及其生产单位进行监督检查，并对饮用水供水单位从事生产或者供应活动以及涉及饮用水卫生安全的产品进行监督检查。

⑤对传染病菌种、毒种和传染病检测样本的采集、保藏、携带、运输、使用进行监督检查。

⑥对公共场所和有关单位的卫生条件和传染病预防、控制措施进行监督检查。

省级以上人民政府卫生行政部门负责组织对传染病防治重大事项的处理。

二、卫生行政部门监督管理的权利

（一）现场调查权

县级以上人民政府卫生行政部门在履行监督检查职责时，有权进入被检查单位和传染病疫情发生现场调查取证，查阅或者复制有关的资料和采集样本。被检查单位应当予以配合，不得拒绝、阻挠。

（二）临时控制措施权

县级以上地方人民政府卫生行政部门在履行监督检查职责时，发现被传染病病原体污染的公共饮用水源、食品以及相关物品，如不及时采取控制措施可能导致传染病传播、流行的，可以采取封闭公共饮用水源、封存食品以及相关物品或者暂停销售的临时控制措施，并予以检验或者进行消毒。经检验，属于被污染的食品，应当予以销毁；对未被污染的食品或者经消毒后可以使用的物品，应当解除控制措施。

（三）内部监督权

卫生行政部门应当依法建立健全内部监督制度，对其工作人员依据法定职权和程序履行职责的情况进行监督。上级卫生行政部门发现下级卫生行政部门不及时处理职责范围内的事项或者不履行职责的，应当责令纠正或者直接予以处理。

第四节　法律责任

为了保障传染病防治工作的顺利进行，《传染病防治法》规定对违反传染病防止管理法律法规的行为，将予以处罚，追究其法律责任。

一、地方各级人民政府及其有关部门的法律责任

地方各级人民政府未依照本法的规定履行报告职责，或者隐瞒、谎报、缓报传染病疫情，或者在传染病暴发、流行时，未及时组织救治、采取控制措施的，由上级人民政府责令改正，通报批评。造成传

染病传播、流行或者其他严重后果的，对负有责任的主管人员，依法给予行政处分。构成犯罪的，依法追究刑事责任。

县级以上人民政府卫生行政部门违反本法规定，有下列情形之一的，由本级人民政府、上级人民政府卫生行政部门责令改正，通报批评。造成传染病传播、流行或者其他严重后果的，对负有责任的主管人员和其他直接责任人员，依法给予行政处分。构成犯罪的，依法追究刑事责任。具体情形如下。

①未依法履行传染病疫情通报、报告或者公布职责，或者隐瞒、谎报、缓报传染病疫情的。

②发生或者可能发生传染病传播时未及时采取预防、控制措施的。

③未依法履行监督检查职责，或者发现违法行为不及时查处的。

④未及时调查、处理单位和个人对下级卫生行政部门不履行传染病防治职责的举报的。

⑤违反本法的其他失职、渎职行为。

县级以上人民政府有关部门未依照本法的规定履行传染病防治和保障职责的，由本级人民政府或者上级人民政府有关部门责令改正，通报批评。造成传染病传播、流行或者其他严重后果的，对负有责任的主管人员和其他直接责任人员，依法给予行政处分。构成犯罪的，依法追究刑事责任。

二、疾病预防控制机构的法律责任

疾病预防控制机构违反本法规定，有下列情形之一的，由县级以上人民政府卫生行政部门责令限期改正，通报批评，给予警告；对负有责任的主管人员和其他直接责任人员，依法给予降级、撤职、开除的处分，并可以依法吊销有关责任人员的执业证书；构成犯罪的，依法追究刑事责任。具体情形如下。

①未依法履行传染病监测职责的。

②未依法履行传染病疫情报告、通报职责，或者隐瞒、谎报、缓报传染病疫情的。

③未主动收集传染病疫情信息，或者对传染病疫情信息和疫情报告未及时进行分析、调查、核实的。

④发现传染病疫情时，未依据职责及时采取本法规定的措施的。

⑤故意泄露传染病病人、病原携带者、疑似传染病病人、密切接触者涉及个人隐私的有关信息、资料的。

三、医疗机构的法律责任

医疗机构违反本法规定，有下列情形之一的，由县级以上人民政府卫生行政部门责令改正，通报批评，给予警告；造成传染病传播、流行或者其他严重后果的，对负有责任的主管人员和其他直接责任人员，依法给予降级、撤职、开除的处分，并可以依法吊销有关责任人员的执业证书；构成犯罪的，依法追究刑事责任。具体情形如下。

①未按照规定承担本单位的传染病预防、控制工作、医院感染控制任务和责任区域内的传染病预防工作的。

②未按照规定报告传染病疫情，或者隐瞒、谎报、缓报传染病疫情的。

③发现传染病疫情时，未按照规定对传染病病人、疑似传染病病人提供医疗救护、现场救援、接诊、转诊的，或者拒绝接受转诊的。

④未按照规定对本单位内被传染病病原体污染的场所、物品以及医疗废物实施消毒或者无害化处置的。

⑤未按照规定对医疗器械进行消毒，或者对按照规定一次使用的医疗器具未予销毁，再次使用的。

⑥在医疗救治过程中未按照规定保管医学记录资料的。

⑦故意泄露传染病病人、病原携带者、疑似传染病病人、密切接触者涉及个人隐私的有关信息、资料的。

四、采供血机构的法律责任

采供血机构未按照规定报告传染病疫情，或者隐瞒、谎报、缓报传染病疫情，或者未执行国家有关规定，导致因输入血液引起经血液传播疾病发生的，由县级以上人民政府卫生行政部门责令改正，通报批评，给予警告；造成传染病传播、流行或者其他严重后果的，对负有责任的主管人员和其他直接责任人员，依法给予降级、撤职、开除的处分，并可以依法吊销采供血机构的执业许可证；构成犯罪的，依法追究刑事责任。

非法采集血液或者组织他人出卖血液的，由县级以上人民政府卫生行政部门予以取缔，没收违法所得，可以并处10万元以下的罚款；构成犯罪的，依法追究刑事责任。

五、国境卫生检疫机关、动物防疫机构的法律责任

国境卫生检疫机关、动物防疫机构未依法履行传染病疫情通报职责的，由有关部门在各自职责范围内责令改正，通报批评；造成传染病传播、流行或者其他严重后果的，对负有责任的主管人员和其他直接责任人员，依法给予降级、撤职、开除的处分；构成犯罪的，依法追究刑事责任。

六、铁路、交通、民用航空经营单位的法律责任

铁路、交通、民用航空经营单位未依照本法的规定优先运送处理传染病疫情的人员以及防治传染病的药品和医疗器械的，由有关部门责令限期改正，给予警告；造成严重后果的，对负有责任的主管人员和其他直接责任人员，依法给予降级、撤职、开除的处分。

七、其他单位和个人的责任

其他单位和个人违反本法规定导致传染病传播、流行，给他人人身、财产造成损害的，应当依法承担相应的法律责任。

目标检测

答案解析

一、选择题

【A 型题】

1. 乙类传染病病人的法定传染病有（　　）

   A. 26 种　　　　　　　　B. 25 种　　　　　　　　C. 37 种

   D. 39 种　　　　　　　　E. 48 种

2. 《传染病防治法》规定的应予以隔离治疗的是（　　）

   A. 疑似传染病病人　　　　　　　　B. 甲类传染病病人

   C. 甲类传染病病人和病原携带者　　D. 乙类传染病病人和病原携带者

   E. 除艾滋病人、炭疽中的肺炭疽以外的乙类传染病病人

3. 《传染病防治法》规定，传染病暴发、流行时，县级以上地方人民政府应当（　　）

   A. 立即组织力量进行防治，切断传染病的传播途径

   B. 公告限制或停止集市、集会等人群聚集活动

   C. 公告停业、停工、听课

   D. 封闭可能造成传染病扩散的场所

   E. 宣布为疫区

二、简答题

1. 传染病防治的基本原则是什么？
2. 医疗机构发现传染病时应当采取哪些措施？

三、案例分析

某市区卫生院院长李某某，主要负责传染病预防管理工作。自2016年4月至11月，李某某在明知该区先后有28人被卫生院确认为病毒性肝炎患者后，既未向上机报告疫情，又不采取任何防控措施，最终导致该市108人感染病毒性肝炎。

请思考：本案中李某某的行为有哪些违法之处？应承担什么责任？

四、护理职业角色训练

（一）角色训练理念

在对护理伦理学知识理论学习、感悟乃至面对具体临床护理情境中法律规范、选择应激能力提高的过程中，护生的我们需要牢牢记住四个问题：根在护理职业生活，贵在知行统一，重在德艺双馨，难在慎独修养。只有这四个方面都做好了，才能在当今临床护理环境下朝着好护士的目标行进。只有在护理职业生活中，始终不渝地遵守护理职业道德规范，履行自己的护理职业责任与义务，才能终成德艺双馨的好护士。

（二）角色训练目标

通过组织护生进行案例讨论、辩论、知识竞赛、模拟法庭、法律诊所等一定形式的护理职业角色训练，使护生认识到在护理职业实践中，培养自己良好的职业道德品性和提高面对具体医疗情境时的法律应激适用能力的重要意义，进而将作为学理的法律规范要求与智慧转化为指导自己职业活动的法律法规实践，完成知与行的最终统一。

（三）角色训练计划

根据本章教学要求和教学目标，让学生熟悉传染病的监督及预防制度，违反传染病防治法的法律责任；掌握法定传染病的种类，传染病预防及报告的有关规定。增强法治观念，学会在执业中学法、懂法、用法。职业角色训练方案围绕上述知识点进行编制，本次通过知识竞赛方式展开训练。

1. **角色训练形式** 计划组织一个"传染病防治法"的知识竞赛。通过知识竞赛，增强对传染病防治法学习的积极性。

2. **角色训练要求** 时间：护理伦理学与法律法规"第十四章"学习结束的下一次课堂用30分钟时间进行知识竞赛。要求学生课后自学绪论部分给出的相关知识链接资料和习题资料，结合"第十四章"教学的知识重点，以小组为单位进行竞赛比拼。试题分为小组必答题、小组风险题、抢答题等。

3. **成绩评定** 计入平时成绩。比赛设置若干奖项，获得名次的小组在考核评价中获得相应加分。

（四）角色训练小结

整个角色演练活动结束，教师就"职业角色训练活动"进行小结与点评。

（彭 骅）

书网融合……

本章小结　　　　　　题库

第十五章 突发公共卫生事件应急处理法律制度

PPT

◎ 学习目标

　　知识目标：

　　通过本章学习，重点把握突发公共卫生事件的含义、特征、分级、应急方针、原则及报告；应急预案的种类、内容、启动及处理；法律责任。

　　能力目标：

　　通过对突发公共卫生事件基本概述及应急处理、应急报告、信息发布的学习，初步运用突发公共卫生事件的相关知识，具备解决护理实践中处理问题的应急反应能力。

　　思政目标：

　　学习突发公共卫生事件应急法律制度，树立保护人民生命财产安全，维护国家安全、公共安全、环境安全和社会秩序的护理职业观。

≫ 情境导入

　　情境描述　2013 年，某区一公司部分员工出现恶心呕吐、腹痛腹泻症状，个别患者出现寒战、发热现象。公司将相关员工迅速送往医院进行救治。

　　讨论　请分析突发公共卫生事件的应急原则。

　　突发公共卫生事件应急是为了有效预防、及时控制和消除突发公共卫生事件的危害，保障公众身体健康与生命安全，维护正常的社会秩序，依据《中华人民共和国传染病防治法》和其他相关法律法规，国务院制定了《突发公共卫生事件应急条例》，为规范突发事件应对活动，保护人民生命财产安全，维护国家安全、公共安全、环境安全和社会秩序提供了制度保障。

第一节　概　述

一、突发公共卫生事件的含义及特征

（一）含义

　　突发公共卫生事件（a public health emergency），是指突然发生，造成或者可能造成社会公众健康严重损害的重大传染病疫情、群体性不明原因疾病、重大食物和职业中毒以及其他严重影响公众健康的事件。

　　1. 重大传染病疫情　重大传染病疫情，是指传染病在集中的时间、地点发生，导致大量的传染病患者出现，其发病率远远超过平常的发病水平。主要包括：鼠疫、肺炭疽和霍乱暴发；动物间鼠疫、布鲁菌病和炭疽等流行；乙类、丙类传染病暴发或多例死亡；发生罕见或已消灭的传染病；发生新发传染病的疑似病例；可能造成严重影响公众健康和社会稳定的传染病疫情，以及上级卫生计生行政部门临时规定的疫情等。

2. 群体性不明原因疾病 群体性不明原因的疾病，是指在一定时间内，某个相对集中的区域内同时或者相继出现多个临床表现基本相似患者，又暂时不能明确诊断的疾病。这种疾病可能是传染病，可能是群体性癔病，也可能是某种中毒。

3. 重大食物和职业中毒 中毒是指由于吞服、吸入有毒物质或有毒物质与人体接触所产生的有害影响。重大食物和职业中毒，是指由于食物和职业的原因而发生的人数众多或者伤亡较重的中毒事件。

食物中毒事件是指人食用了被生物性、化学性有毒有害物质污染的食品或者食用了含有毒有害物质的食品后出现的急性、亚急性食源性疾患的事件。

职业中毒事件是指劳动者因接触粉尘、放射性物质和其他有毒有害物质等因素所致的突发性职业病危害事件。根据《职业病危害事故调查处理办法》规定，发生急性职业病 10 人以下的为一般职业病危害事故；发生急性职业病 10 人以上 50 人以下或者死亡 5 人以下，或者发生职业性炭疽 5 人以下的为重大职业病危害事故；发生急性职业病 50 人以上或者死亡 5 人以上，或发生职业性炭疽 5 人以上的为特大职业病危害事故。

4. 其他严重影响公众健康的事件 其他严重影响公众健康的事件主要包括：有毒有害化学品、生物毒素等引起的集体性急性中毒事件；有潜在威胁的传染病动物宿主、媒介生物发生异常；医源性感染暴发；药品引起的群体性反应或死亡事件；预防接种引起的群体性反应或死亡事件；严重威胁或危害公众健康的水、环境、食品污染和放射性、有毒有害化学性物质丢失、泄露等事件；发生生物、化学、核和辐射等恐怖袭击事件；上级卫生计生行政部门临时规定的其他重大公共卫生事件等。

（二）突发公共卫生事件的主要特征

1. 突发性 突发公共卫生事件没有特别的发生方式，带有很大的偶然性和不确定性，不易预测，难以及时预防。

2. 特定性 突发公共卫生事件是发生在公共卫生领域的突发事件，具有公共卫生的属性，它不针对特定的人群发生，也不局限于某一个特定的领域或区域。

3. 危害性 突发公共卫生事件后果往往较严重，对公众健康的损害和影响达到一定的危害程度。

4. 复杂性 突发公共卫生事件的复杂性主要表现为成因复杂，种类复杂和影响复杂。

> **知识链接**
>
> 群体性不明原因疾病分为三级：Ⅰ级特别重大群体性不明原因疾病事件、Ⅱ级重大群体性不明原因疾病事件、Ⅲ级较大群体性不明原因疾病事件。

二、突发公共卫生事件的分级

依据《中华人民共和国传染病防治法》《中华人民共和国食品卫生法》《中华人民共和国职业病防治法》《中华人民共和国国境卫生检疫法》《突发公共卫生事件应急条例》《国内交通卫生检疫条例》和《国家突发公共事件总体应急预案》，制定了《国家突发公共卫生事件应急预案》。突发事件实行分级管理，根据突发公共卫生事件性质、危害程度、涉及范围，《国家突发公共卫生事件应急预案》将突发公共卫生事件划分为特别重大（Ⅰ级）、重大（Ⅱ级）、较大（Ⅲ级）和一般（Ⅳ级）四级。

（一）特别重大的突发公共卫生事件（Ⅰ级）

①肺鼠疫、肺炭疽在大、中城市发生并有扩散趋势，疫情波及 2 个及以上的省份，并有进一步扩敢趋势；或人口稀少和交通不便地区 1 个县（区）域内在一个平均潜伏区内发病 10 例及以上。

②发生传染性非典型肺炎、人感染高致病性禽流感病例，疫情波及 2 个及以上的省份，并有继续扩

散趋势。

③涉及多个省份的群体性不明原因疾病，并有扩散趋势，造成重大影响。

④发生新发传染病，或我国尚未发现的传染病发生或传入，并有扩散趋势，或发现我国已消灭的传染病重新流行。

⑤发生烈性病菌株、青株、致病因子等丢失事件。

⑥周边以及与我国通航的国家和地区发生特大传染病疫情，并出现输入性病例，严重危及我国公共卫生安全的事件。

⑦一次放射事故超剂量照射人数 200 人以上，或轻、中度放射损伤人数 50 人以上；或重度放射损伤人数 10 人以上；或极重度放射损伤人数共 5 人以上。

⑧国务院卫生行政部门认定的其他特别重大突发公共卫生事件。

（二）重大的突发公共卫生事件（Ⅱ级）

①边远、地广人稀、交通不便地区发生肺鼠疫、肺炭疽病例，疫情波及 2 个及以上乡（镇），一个平均潜伏期内发病 5 例及以上；或其他地区出现肺鼠疫、肺炭疽病例。

②发生传染性非典型肺炎续发病例；或疫情波及 2 个及以上地（市）。

③肺鼠疫发生流行，流行范围波及 2 个及以上县（区），在一个平均潜伏期内多点连续发病 20 例及以上。

④霍乱在一个地（市）范围内流行，1 周内发病 30 例及以上；或疫情波及 2 个及以上地（市），1 周内发病 50 例及以上。

⑤乙类、丙类传染病疫情波及 2 个及以上县（区），一周内发病水平超过前 5 年同期平均发病水平 2 倍以上。

⑥发生群体性不明原因疾病，扩散到县（区）以外的地区。

⑦预防接种或学生预防性服药出现人员死亡。

⑧一次食物中毒人数超过 100 人并出现死亡病例；或已出现 10 例及以上死亡病例。

⑨一次发生急性职业中毒 50 人以上，或死亡 5 人及以上。

⑩一次放射事故超剂量照射人数 101～200 人，或轻、中度放射损伤人数 21～50 人；或重度放射损伤人数 3～10 人；或极重度放射损伤人数 3～5 人。

⑪鼠疫、炭疽、传染性非典型肺炎、艾滋病、霍乱、脊髓灰质炎等菌种、毒种丢失。

⑫省级以上人民政府卫生行政部门认定的其他严重突发公共卫生事件。

（三）较大的突发公共卫生事件（Ⅲ级）

①边远、地广人稀、交通不便的局部地区发生肺鼠疫、肺炭疽病例，流行范围在一个乡（镇）以内，一个平均潜伏期内病例数未超过 5 例。

②发生传染性非典型肺炎病例。

③霍乱在县（区）域内发生，1 周内发病 10～30 例；或疫情波及 2 个及以上县（区）；或地级以上城市的市区首次发生。

④一周内在一个县（区）域内乙类、丙类传染病发病水平超过前 5 年同期平均发病水平 1 倍以上。

⑤在一个县（区）域内发现群体性不明原因疾病。

⑥一次食物中毒人数超过 100 人；或出现死亡病例；或食物中毒事件发生在学校、地区性或全国性重要活动期间的。

⑦防接种或学生预防性服药出现群体心因性反应或不良反应。

⑧一次性发生急性职业中毒 10~50 人，或死亡 5 人以下。

⑨一次性放射事故超剂量照射人数 51~100 人，或轻、中度放射损伤人数 11~20 人。

⑩地市级以上人民政府卫生行政部门认定的其他较大的突发公共卫生事件。

（四）一般的突发公共卫生事件（Ⅳ级）

①鼠疫在县（区）域内发生，一个平均潜伏期内病例数未超过 20 例。

②霍乱在县（区）域内发生，1 周内发病在 10 例以下。

③一次食物中毒人数 30~100 人，且无死亡病例报告。

④一次性急性职业中毒 10 人以下，未出现死亡。

⑤一次性放射事故超剂量照射人数 10~50 人，或轻、中度放射损伤人数 3~10 人。

⑥县级以上人民政府卫生行政部门认定的其他一般突发公共卫生事件。

三、突发公共卫生事件应急方针和原则

中华人民共和国第十届全国人民代表大会常务委员会第二十九次会议通过，2007 年 11 月 1 日起施行的《中华人民共和国突发事件应对法》规定，突发事件应对工作实行预防为主、预防与应急相结合的原则。《突发公共卫生事件应急条例》规定，突发事件应急工作，应当遵循预防为主、常备不懈的方针，贯彻统一领导、分级负责、反应及时、措施果断、依靠科学、加强合作的原则。

（一）突发公共卫生事件应急方针

突发事件应急工作，应当遵循预防为主，常备不懈的方针。这是减少各类突发事件的保证，是有效应对突发事件的前提。

1. 预防为主　这是我国卫生工作的基本原则，也是我们在许多工作中总结出来的成功经验。

2. 常备不懈　坚持时时抓，常抓不懈，才能奏效。

（二）突发公共卫生事件应急原则

应当遵循预防为主、常备不懈的方针，贯彻统一领导、分级负责、反应及时、措施果断、依靠科学、加强合作的原则。这一原则，是根据党中央、国务院在抗击非典型肺炎斗争中提出的要求加以规定的。

1. 统一领导、分级负责　根据突发公共卫生事件的范围、性质和危害程度，对突发公共卫生事件实行分级管理。各级人民政府负责突发公共卫生事件应急处理的统一领导和指挥，各有关部门按照预案规定，在各自的职责范围内做好突发公共卫生事件应急处理的有关工作。

2. 反应及时、措施果断　各级人民政府及其有关部门在突发事件发生后，及时作出反应，采取正确的、果断的措施，处理所发生的事件，不可优柔寡断、玩忽职守、贻误战机。应该积极主动地作出反应，立即了解情况，组织调查，采取必要的控制措施。

3. 依靠科学、加强合作　突发公共卫生事件应急工作要充分尊重和依靠科学，要重视开展防范和处理突发公共卫生事件的科研和培训，为突发公共卫生事件应急处理提供科技保障、各有关部门和单位要通力合作、资源共享，有效应对突发公共卫生事件。同时，要广泛组织、动员公众参与突发公共卫生事件的应急处理。

第二节　突发公共卫生事件的预防与应急准备

一、突发公共卫生事件应急预案的种类

应急预案按照制定主体进行划分，分为政府及其部门应急预案、单位和基层组织应急预案两大类。政府及其部门应急预案由各级人民政府及其部门制定，包括总体应急预案、专项应急预案、部门应急预案和联合应急预案等。

二、突发公共卫生事件应急预案的制定

《中华人民共和国突发事件应对法》规定，国家建立健全突发事件应急预案体系；国务院制定国家突发事件总体应急预案，组织制定国家突发事件专项应急预案；国务院有关部门根据各自的职责和国务院相关应急预案，制定国家突发事件部门应急预案。

为了提高政府保障公共安全和处置突发公共事件的能力，最大程度地预防和减少突发公共事件及其造成的损害，保障公众的生命财产安全，维护国家安全和社会稳定，促进经济社会全面、协调、可持续发展，2006 年 1 月 8 日国务院发布了《国家突发公共事件总体应急预案》（简称《总体预案》）。国家突发公共事件总体应急预案由国家专项应急预案、国务院部门应急预案和省级地方应急预案构成。《总体预案》包括四项公共卫生类突发公共事件专项应急预案，即《国家突发公共卫生事件应急预案》《国家突发公共事件医疗卫生救援应急预案》《国家突发重大动物疫情应急预案》《国家食品安全事故应急预案》（2011 年修订）。其中，《国家突发公共卫生事件应急预案》适用于突然发生，造成或者可能造成社会公众身心健康严重损害的重大传染病、群体性不明原因疾病、重大食物和职业中毒以及因自然灾害、事故灾难或社会安全等事件引起的严重影响公众身心健康的公共卫生事件的应急处理工作。

《突发公共卫生事件应急条例》规定，国务院卫生行政部门按照分类指导、快速反应的要求，制定全国突发事件应急预案，报请国务院批准。省自治区、直辖市人民政府根据全国突发事件应急预案，结合本地实际情况，制定本行政区域的突发事件应急预案。

为了有效预防、及时控制和消除公共卫生类突发公共事件及其危害，指导和规范相关应急处理工作，最大程度地减少对公众健康造成的危害，保障公众身心健康与生命安全，原卫生部根据《突发公共卫生事件应急条例》和《国家突发公共卫生事件应急预案》制定了《国家突发公共卫生事件医疗卫生救援应急预案》，以及许多相关的单项突发公共卫生事件应急预案，如《群体性不明原因疾病应急处置方案》《人感染高致病性禽流感应急预案》《国家鼠疫控制应急预案》《应对流感大流行准备计划与应急预案（试行）》《手足口病预防控制指南》等。

三、突发公共卫生事件应急预案的主要内容

突发事件应急预案应当包括以下主要内容。

突发事件应急处理指挥部的组成和相关部门的职责；突发事件的监测与预警；突发事件信息的收集、分析、报告、通报制度；突发事件应急处理技术和监测机构及其任务；突发事件的分级和应急处理工作方案；突发事件预防、现场控制，应急设施、设备、救治药品和医疗器械以及其他物资和技术的储备与调度；突发事件应急处理专业队伍的建设和培训。

突发事件应急预案应当根据突发事件的变化和实施中发现的问题及时进行修订、补充。

四、突发公共卫生事件应急预案的预防体系

《突发公共卫生事件应急条例》规定，国家建立统一的突发事件预防控制体系。

县级以上地方人民政府应当建立和完善突发事件监测与预警系统。县级以上各级人民政府卫生主管部门，应当指定机构负责开展突发事件的日常监测，并确保监测与预警系统的正常运行。

监测与预警工作应当根据突发事件的类别，制定监测计划，科学分析、综合评价监测数据。对早期发现的潜在隐患以及可能发生的突发事件，应当依照本《突发公共卫生事件应急条例》规定的报告程序和时限及时报告。

 知识链接

> 2010 年原卫生部《国家卫生应急队伍管理办法（试行）》规定，国家卫生应急队伍主要由卫生应急管理人员、医疗卫生专业人员和技术保障人员构成。

第三节　突发公共卫生事件应急处理

一、突发公共卫生事件应急预案的启动

突发公共卫生事件发生后，卫生行政部门应当组织专家对突发公共卫生事件进行综合评估，初步判断突发公共卫生事件的类型，提出是否启动突发公共卫生事件应急预案的建议。

在全国范围内或者跨省、自治区、直辖市范围内启动全国突发公共卫生事件应急预案，由国务院卫生行政部门报国务院批准后实施。

省、自治区、直辖市启动突发公共卫生事件应急预案，由省、自治区、直辖市人民政府决定，并向国务院报告。

启动应急预案的建议：突发公共卫生事件的类型和性质；突发公共卫生事件的影响面及严重程度；目前已采取的紧急控制措施及控制效果；突发公共卫生事件的未来发展趋势；启动应急处理机制是否需要。

二、突发公共卫生事件应急预案的应急处理措施

国务院卫生行政部门对新发现的突发传染病，根据危害程度、流行强度，依照《传染病防治法》的规定及时宣布为法定传染病。宣布为甲类传染病的，由国务院决定；乙类、丙类传染病病种，由国务院卫生行政部门决定并予以公布。

突发事件发生后，国务院有关部门和县级以上地方人民政府及其有关部门，应当保证突发事件应急处理所需的医疗救护设备、救治药品、医疗器械等物资的生产、供应；铁路、交通、民用航空行政主管部门应当保证及时运送。

根据突发事件应急处理的需要，突发事件应急处理指挥部有权紧急调集人员、储备的物资、交通工具以及相关设施、设备；必要时对人员进行疏散或者隔离，并可以依法对传染病疫区实行封锁；根据突发事件应急处理的需要，可以对食物和水源采取控制措施。对密切接触者根据情况采取集中或居家医学观察；对需要治疗和转诊的，依照规定执行。

三、突发公共卫生事件应急预案的医疗卫生机构职责

医疗卫生机构应当对传染病做到早发现、早报告、早隔离、早治疗，切断传播途径，防止扩散。具体包括以下内容：第一，对因突发事件致病的人员提供医疗救护和现场救援，对就诊病人必须接诊治疗，实行重症和普通病人分开管理，并书写详细、完整的病历记录。对需要转送的病人，应当按照规定将病人及其病历记录的复印件转送至接诊的或者指定的医疗机构。对疑似病人及时排除或确诊。第二，协助疾控机构人员开展标本的采集、流行病学调查工作。第三，采取卫生防护措施，做好医院内现场控制、消毒隔离、个人防护、医疗垃圾和污水处理工作，防止交叉感染和污染。第四，做好传染病和中毒病人的报告。对因突发公共卫生事件而引起身体伤害的病人，任何医疗机构不得拒绝接诊。第五，对群体性不明原因疾病和新发传染病做好病例分析与总结，积累诊断治疗的经验。重大中毒事件，按照现场救援、病人转运、后续治疗相结合的原则进行处置。

医疗机构收治传染病病人、疑似传染病病人，应当依法报告所在地的疾病预防控制机构。

四、突发公共卫生事件应急预案的公民职责

《突发公共卫生事件应急条例》规定，在突发事件中需要接受隔离治疗、医学观察措施的病人、疑似病人和传染病病人的密切接触者，在卫生行政部门或者有关机构采取医学措施时应当予以配合；拒绝配合的，由公安机关依法协助强制执行。

第四节　突发公共卫生事件的报告和信息发布

一、突发公共卫生事件应急报告

《突发公共卫生事件应急条例》规定，国家建立突发公共生事件应急报告制度。国务院卫生行政部门制定突发公共卫生事件应急报告规范，建立重大、紧急疫情信息报告系统。

根据《国家突发公共卫生事件应急预案》规定，任何单位和个人都有权向国务院卫生行政部门和地方各级人民政府及其有关部门报告突发公共卫生事件及其隐患，也有权向上级政府部门举报不履行或者不按照规定履行突发公共卫生事件应急处理职责的部门、单位及个人。

《突发公共卫生事件应急条例》规定，任何单位和个人不得隐瞒、缓报、谎报或者授意他人隐瞒、缓报、谎报突发公共卫生事件。

《突发公共卫生事件应急条例》规定，下列情形需要应急报告：发生或者可能发生传染病暴发、流行的；发生或者发现不明原因的群体性疾病的；发生传染病菌种、毒种丢失的；发生或者可能发生重大食物和职业中毒事件的。

二、突发公共卫生事件通报

1. 纵向通报　国务院卫生行政部门应当根据发生突发事件的情况，及时向国务院有关部门和各省、自治区、直辖市人民政府卫生行政部门通报。接到通报的省、自治区、直辖市人民政府卫生主管部门，必要时应当及时通知本行政区域内的医疗卫生机构。

2. 横向通报　国务院卫生行政部门应当根据发生突发事件的情况，及时向国务院有关部门以及军队有关部门通报。突发事件发生地的省、自治区、直辖市人民政府卫生主管部门，应当及时向毗邻省、自治区、直辖市人民政府卫生行政部门通报。县级以上地方人民政府有关部门，已经发生或者发现可能

引起突发事件的情形时，应当及时向同级人民政府卫生行政部门通报。

3. 跨境通报　对涉及跨境的疫情线索，由国务院卫生行政部门向有关国家和地区通报情况。

三、突发公共卫生事件举报

国家建立突发事件举报制度，公布统一的突发事件报告、举报电话。

任何单位和个人有权向人民政府及其有关部门报告突发事件隐患，有权向上级人民政府及其有关部门举报地方人民政府及其有关部门不履行突发事件应急处理职责，或者不按照规定履行职责的情况。接到报告、举报的有关人民政府及其有关部门，应当立即组织对突发事件隐患、不履行或者不按照规定履行突发事件应急处理职责的情况进行调查处理。

四、突发公共卫生事件信息发布

国家建立突发公共卫生事件的信息发布制度。国务院卫生行政部门负责向社会发布突发公共卫生事件的信息。必要时，可以授权省、自治区、直辖市人民政府卫生行政部门向社会发布本行政区域内突发公共卫生事件的信息。

信息发布应当及时、准确、全面。

第五节　法律责任

一、政府法律责任

1. 未履行报告职责的法律责任　县级以上人民政府及其卫生行政部门未依照《突发公共卫生事件应急条例》的规定履行报告职责，对突发事件隐瞒、缓报、谎报或者授意他人隐瞒、缓报、谎报的，对政府主要领导人及其卫生行政部门主要负责人，依法给予降级或者撤职的行政处分；造成传染病传播、流行或者对社会公众健康造成其他严重危害后果的，依法给予开除的行政处分；构成犯罪的，依法追究刑事责任。

2. 未履行应急处理的法律责任　县级以上各级人民政府有关部门拒不履行应急处理职责的，由同级人民政府或者上级人民政府有关部门责令改正、通报批评、给予警告；对主要负责人、负有责任的主管人员和其他责任人员依法给予降级、撤职的行政处分；造成传染病传播、流行或者对社会公众健康造成其他严重危害后果的，依法给予开除的行政处分；构成犯罪的，依法追究刑事责任。

3. 未履行调查、控制、医疗救治的法律责任　县级以上各级人民政府卫生行政部门和其他有关部门在突发公共卫生事件调查、控制、医疗救治工作中玩忽职守、失职、渎职的，由本级人民政府或者上级人民政府有关部门责令改正、通报批评、给予警告；对主要负责人、负有责任的主管人员和其他责任人员依法给予降级、撤职的行政处分；造成传染病传播、流行或者对社会公众健康造成其他严重危害后果的，依法给予开除的行政处分；构成犯罪的，依法追究刑事责任。

4. 未履行物资的生产、供应、运输和储备职责的法律责任　国务院有关部门、县级以上地方人民政府及其有关部门未依照《突发公共卫生事件应急条例》规定，完成突发事件应急处理所需要的设施、设备、药品和医疗器械等物资的生产、供应、运输和储备的，对政府主要领导人和政府部门主要负责人依法给予降级或者撤职行政处分；造成传染病传播、流行或者对社会公众健康造成其他严重危害后果的，依法给予开除的行政处分；构成犯罪的，依法追究刑事责任。

二、医疗机构违法责任

医疗卫生机构未依照规定及时采取控制措施的、未履行突发公共卫生事件监测职责的、拒绝接诊病人的、拒不服从突发公共卫生事件应急处理指挥部调度的，由卫生行政部门责令改正、通报批评、给予警告；情节严重的，吊销《医疗机构执业许可证》；对主要负责人、负有责任的主管人员和其他直接责任人员依法给予降级或者撤职的纪律处分；造成传染病传播、流行或者对社会公众健康造成其他严重危害后果，构成犯罪的，依法追究刑事责任。

三、公民法律责任

在突发事件应急处理中，有关单位和个人阻碍突发事件应急处理工作人员执行职务，拒绝国务院卫生行政部门或者其他有关部门指定的专业技术机构进入突发事件现场，或者不配合调查采样、技术分析和检验的，对有关责任人员依法给予行政处分或者纪律处分；触犯治安管理处罚法，构成违反治安管理行为的，由公安机关依法予以处罚；构成犯罪的，依法追究刑事责任。

目标检测

答案解析

一、选择题

【A 型题】

1. 突发公共卫生事件的主要特征不包括（　　）
    A. 突发性　　　　　　　　B. 特定性　　　　　　　　C. 危害性
    D. 复杂性　　　　　　　　E. 公共性

2. 突发公共卫生事件应急方针（　　）
    A. 统一领导、分级负责　　B. 依靠科学、加强合作　　C. 预防为主、常备不懈
    D. 反应及时、措施果断　　E. 预防为主、加强合作

3. 医疗机构对传染病应做到的"四早"不包括（　　）
    A. 早发现　　　　　　　　B. 早切断　　　　　　　　C. 早报告
    D. 早隔离　　　　　　　　E. 早治疗

4. 突发公共卫生事件的分级是（　　）
    A. 特别重大　　　　　　　B. 重大　　　　　　　　　C. 较大
    D. 一般　　　　　　　　　E. 较小

二、简答题

1. 简述突发公共卫生事件的含义及特征。
2. 简述突发公共卫生事件的原则。

三、护理职业角色训练

（一）角色训练理念

在突发公共卫生事件的救护活动中，护理工作起着不可估量的作用，护生更是未来护理队伍的储备力量，其对突发公共卫生事件应急救护知识、法律责任及应对技能的掌握程度将直接影响救护成效。因此，在学习期间有针对性地提高对突发公共卫生事件的认知，注重对应对能力的培养，才能肩负起维护

公共卫生安全、保护人民生命安全的责任，才能成为新时代合格的医务工作者。

（二）角色训练目标

通过组织护生进行一定形式的突发公共卫生事件角色训练，使护生认识到在突发公共卫生事件实践中，培养自己良好的职业道德品性和安全意识，提高自己在面对突发公共卫生事件时应具备的应急处理知识和应急处理能力，完成知与行的有机统一。

（三）角色训练计划

学习突发公共卫生事件应急处理法律制度，旨在要求护生总体上掌握突发公共卫生事件的特征、分级、方针及原则；了解突发公共卫生事件的通报制度及法律责任；明白护生在突发公共卫生事件中是直抵一线的人员，对知识储备、技术技能的掌握至关重要。职业角色训练方案围绕以上知识点进行编制。

1. 角色训练形式　计划组织一场"突发公共卫生事件我先行"为主题的实践比赛。老师给出如下指导性范围：①突发公共卫生事件知识你问我答；②重大传染病疫情救护模拟；③群体性不明原因疾病救护模拟；④重大食物中毒救护模拟。护生也可以在不偏离"主题"的情况下自选范围。

2. 角色训练要求　内容：提前安排布置，人人撰写问答知识题单或演练策划，800字以内。时间：根据授课班级知识掌握情况自行安排。操作：根据教学班实际人数划分小组，小组推荐小组长，小组长审核成员资料并选择其中一名同学的内容作为活动剧本，各成员扮演相应角色进行操作。

3. 成绩评定　此次比赛计入平时成绩。完成问答知识题单或演练策划的学生每人记入实践成绩1分；获得前1、2、3名的小组在前一项的基础上每名同学分别再加1分。

（四）角色训练小结

活动结束，教师根据同学们知识点掌握情况、应急能力、应急心理、规范程度等方面进行小结与点评。

（赵旭敏）

书网融合……

本章小结　　　　题库

第十六章　母婴保健法律制度

PPT

◎- 学习目标

知识目标：

通过本章学习，重点把握母婴保健法的适用范围及婚前保健、孕产期保健相关制度；母婴保健机构及监督管理制度；法律责任。

能力目标：

通过对母婴保健相关法律制度的学习，初步明确该法的适用范围及保健机构、保健人员的相关职责，具备将母婴保健工作制度化、法制化的规范思维方法。

思政目标：

学习母婴保健相关法律制度后，树立发展我国母婴保健事业，保障妇女儿童健康，提高人口出生素质，促进家庭幸福、民族兴旺和社会进步的护理使命。

　　保障母亲和儿童的健康权利是世界各国共同关心的社会问题，坚持"儿童优先，母亲安全"是我国妇幼卫生事业发展长期坚持的原则和方向。为了保障妇女儿童的健康，提高出生人口素质，我国于1994年10月27日颁布了《中华人民共和国母婴保健法》，并自1995年6月1日起实施。2001年6月20日国务院颁布了《中华人民共和国母婴保健法实施办法》。此外，国家还颁行了一系列专门的法规及规章。这些法律、法规和规范性文件组成了我国母婴保健的法律制度体系，它们的颁布与实施，对于发展我国母婴保健事业，使母亲和婴儿获得医疗保健服务有了法律保障。

≫ 情境导入

　　情境描述　2021年，王某至怀孕后一直在某县妇幼保健院做定期产前检查，同年12月，在该院产下一右腿不健全的婴儿。王某认为该妇幼保健院医生在做产前检查时未对她提出医学意见，未告知她孕后20周时应做一次B超检查，从而没能及时发现胎儿四肢存在的缺陷，因医生失职导致她生下右腿不健全的婴儿。王某遂将某县妇幼保健院起诉至该县人民法院，要求进行赔偿。

　　讨论　1. 请根据本案例分析什么是产前检查？

　　　　　2. 产前检查对生育健康婴儿的重要性有哪些？

第一节　概　述

一、母婴保健法的概念

（一）母婴保健

　　母婴保健（maternal and infant health care）是指医疗保健机构运用医学科学技术，为公民提供婚前保健、孕产期保健和婴儿保健服务，以保障母亲和婴儿健康、提高出生人口素质的一种活动。

母婴保健工作以保健为中心，以保障生殖健康为目的，实行保健和临床相结合，面向群体、面向基层和预防为主的方针。国家发展母婴保健事业，提供必要条件和物质帮助，使母亲和婴儿获得医疗保健服务。

（二）母婴保健法

母婴保健法（maternal and infant health care law）是调整保障母亲和婴儿健康，提高出生人口素质活动中产生的各种社会关系的法律规范的总称。泛指《中华人民共和国母婴保健法》《中华人民共和国母婴保健法实施办法》及与其相配套实施的法规、规章和规范性文件。

二、母婴保健法律体系

保障母亲和婴儿健康，提高出生人口素质，是母婴保健立法的根本目的。我国《宪法》规定："婚姻、家庭、母亲和儿童受国家的保护"。《中华人民共和国婚姻法》（《中华人民共和国民法典》自2021年1月1日起施行。《中华人民共和国婚姻法》同时废止。）《中华人民共和国妇女权益保障法》《中华人民共和国未成年人保护法》等法律中均规定了保护妇女儿童的专门条款。1994年10月27日，第八届全国人民代表大会常务委员会第十次会议通过了《中华人民共和国母婴保健法》。2009年8月27日第十一届全国人民代表大会常务委员会第十次会议第一次修正2017年11月4日第十二届全国人民代表大会常务委员会第三十次会议对《中华人民共和国母婴保健法》进行了修正。2001年6月20日，国务院颁布了《中华人民共和国母婴保健法实施办法》，并于2017年11月17日进行了修订。国务院卫生行政部门先后颁布了《产前诊断技术管理办法》《新生儿疾病筛查管理办法》《禁止非医学需要的胎儿性别鉴定和选择性别的人工终止妊娠的规定》等规章和《婚前保健工作规范》《孕前保健服务工作规范（试行)》《孕产期保健工作管理办法》《孕产期保健工作规范》《母婴保健医学技术鉴定管理办法》等规范性文件。一系列的法律规章，形成了母婴保健法律体系。

三、母婴保健法的适用范围

《中华人民共和国母婴保健法》适用范围包括以下内容。

1. 受法律保护的育龄妇女、孕产妇和新生儿 引导她们主动按医疗保健人员的建议自觉接受婚前保健、孕产期保健服务。

2. 医疗保健机构及其工作人员 这是法律适用范围的主体部分，《中华人民共和国母婴保健法》规定了医务人员的任务、职责、职能及应承担的法律责任。

3. 地方各级人民政府和卫生行政主管部门 《中华人民共和国母婴保健法》规定各级人民政府在母婴保健工作中的领导职责，确立了各级卫生主管部门是执法的管理机构。

四、母婴保健法的意义

《中华人民共和国母婴保健法》是新中国成立以来对母亲和婴儿保护的最重要立法，也是第一部保护妇女儿童健康的法律，是宪法对妇女儿童保护原则规定的具体化。

《中华人民共和国母婴保健法》将母婴保健工作制度化、法制化，为我国母婴保健工作的开展提供了法律保障。

《中华人民共和国母婴保健法》的颁布与实施，对我国发展母婴保健事业，保障妇女儿童健康，提高人口出生素质，促进家庭幸福、民族兴旺和社会进步，都具有重要意义。

第二节　婚前保健与孕产期保健制度

一、婚前保健制度

（一）婚前保健概述

《中华人民共和国母婴保健法》《中华人民共和国母婴保健法实施办法》规定，医疗保健机构应当为公民提供婚前保健服务。

《婚前保健工作规范》规定，婚前保健服务是对准备结婚的男女双方，在结婚登记前所进行的婚前医学检查、婚前卫生指导和婚前卫生咨询服务。

（二）婚前保健内容

婚前保健是母婴保健服务的重要工作内容，根据《中华人民共和国母婴保健法》《中华人民共和国母婴保健法实施办法》及相关法律、法规制定的《婚前保健工作规范》，为公民提供优质保健服务，提高生活质量和人口出生素质给予了有力保证。

《中华人民共和国母婴保健法》第七条规定：医疗保健机构应当为公民提供婚前保健服务。婚前保健服务包括以下内容。

1. 婚前卫生指导　婚前卫生指导是对准备结婚的男女双方进行的以生殖健康为核心，与结婚和生育有关的保健知识的宣传教育。

婚前卫生指导内容包括：有关性保健和性教育；新婚避孕知识及计划生育指导；受孕前的准备、环境和疾病对后代影响等孕前保健知识；遗传病的基本知识；影响婚育的有关疾病的基本知识；其他生殖健康知识。

婚前卫生指导方法包括：由省级妇幼保健机构根据婚前卫生指导的内容，制定宣传教育材料。婚前保健机构通过多种方法系统地为服务对象进行婚前生殖健康教育，并向婚检对象提供婚前保健宣传资料。宣教时间不少于 40 分钟，并进行效果评估。

2. 婚前卫生咨询　婚前卫生咨询是指婚检医师应针对医学检查结果发现的异常情况以及服务对象提出的具体问题进行解答、交换意见、提供信息，帮助受检对象在知情的基础上作出适宜的决定。

当医师在提出"不宜结婚""不宜生育"和"暂缓结婚"等医学意见时，应充分尊重服务对象的意愿，耐心、细致地讲明科学道理，对可能产生的后果给予重点解释，并由受检双方在体检表上签署知情意见。

3. 婚前医学检查　婚前医学检查是指对准备结婚的男女双方可能患影响结婚和生育的疾病进行的医学检查。

（1）婚前医学检查项目包括　询问病史，体格检查，常规辅助检查和其他特殊检查。

检查女性生殖器官时应做肛门腹壁双合诊，如需做阴道检查，须征得本人或家属同意后进行。除处女膜发育异常外，严禁对其完整性进行描述。对可疑发育异常者，应慎重诊断。

常规辅助检查应进行胸部透视，血常规、尿常规、梅毒筛查，血转氨酶和乙肝表面抗原检测、女性阴道分泌物滴虫、霉菌检查。

其他特殊检查，如乙型肝炎血清学标志检测、淋病、艾滋病、支原体和衣原体检查、精液常规、B型超声、乳腺、染色体检查等，应根据需要或自愿原则确定。

（2）婚前医学检查的主要疾病　严重遗传性疾病：由于遗传因素先天形成，患者全部或部分丧失自主生活能力，子代再现风险高，医学上认为不宜生育的疾病。

指定传染病：《中华人民共和国传染病防治法》中规定的艾滋病、淋病、梅毒以及医学上认为影响结婚和生育的其他传染病。

有关精神病：精神分裂症、躁狂抑郁型精神病以及其他重型精神病。

其他与婚育有关的疾病，如重要脏器疾病和生殖系统疾病等。

（3）婚前医学检查的转诊　婚前医学检查实行逐级转诊制度。对不能确诊的疑难病症，应由原婚前医学检查单位填写统一的转诊单，转至设区的市级以上人民政府卫生行政部门指定的医疗保健机构进行确诊。该机构应将确诊结果和检测报告反馈给原婚前医学检查单位。原婚前医学检查单位应根据确诊结果填写《婚前医学检查证明》，并保留原始资料。

对婚前医学检查结果有异议的，可申请母婴保健技术鉴定。

（4）婚前医学检查意见　《中华人民共和国母婴保健法实施办法》规定，婚前医学检查应当遵守《婚前保健工作规范》并按照婚前医学检查项目进行。经婚前医学检查，医疗、保健机构应当向接受婚前医学检查的当事人出具婚前医学检查证明。并应当列明是否发现下列疾病：在传染期内的指定传染病；在发病期内的有关精神病；不宜生育的严重遗传性疾病；医学上认为不宜结婚的其他疾病。

婚前医学检查意见一般包括：禁止结婚、暂缓结婚、可以结婚不宜生育、可以结婚。

（5）婚前医学检查的医疗机构　从事婚前医学检查的医疗、保健机构由当事人所在地县级以上妇幼保健院或经设区的市级以上卫生行政部门指定的医疗机构承担，不宜生育的严重遗传性疾病的诊断由省级卫生行政部门指定的医疗保健机构负责。医疗保健机构对婚前医学检查不能确诊的应当转诊，当事人也可以到卫生行政部门许可的医疗保健机构进行确诊。

> **知识链接**
>
> 《中华人民共和国母婴保健法》规定，经婚前医学检查，对患指定传染病在传染期内或者有关精神病在发病期内的，医师应当提出医学意见；准备结婚的男女双方应当暂缓结婚。

二、孕产期保健制度

（一）孕产期保健概述

《中华人民共和国母婴保健法》第十四条规定：医疗保健机构应当为育龄妇女和孕产妇提供孕产期保健服务。

孕产期保健，是指各级各类医疗保健机构为准备妊娠至产后42天的妇女及胎婴儿提供全程系列的医疗保健服务。《孕产期保健工作管理方法》规定，孕产期保健应当以保障母婴安全为目的，遵循保健与临床相结合的工作方针。

（二）孕产期保健服务内容

《中华人民共和国母婴保健法》第十四条规定，孕产期保健服务包括下列内容。

1. 母婴保健指导　对孕育健康后代以及严重遗传性疾病和碘缺乏病等地方病的发病原因、治疗和预防方法提供医学意见。

2. 孕妇、产妇保健　为孕妇、产妇提供卫生、营养、心理等方面的咨询和指导以及产前定期检查等医疗保健服务。主要包括：为孕产妇建立保健手册（卡），定期进行产前检查，检查结果记录等；为孕产妇提供卫生、营养、心理等方面的医学指导和咨询；对高危孕妇进行重点监护、随访和医疗保健服务；为孕产妇提供安全分娩技术服务；定期进行产后访视，指导产妇科学喂养婴儿；提供避孕咨询指导和技术服务；对产妇及其家属进行生殖健康教育和科学育儿知识教育；其他孕产期保健服务。

3. 胎儿保健　为胎儿生长发育进行监护，提供咨询和医学指导。

4. 新生儿保健　为新生儿生长发育、哺乳和护理提供医疗保健服务。主要包括：医疗保健机构应按照国家有关规定开展新生儿先天性、遗传性代谢疾病的筛查、诊断和监测；医疗、保健机构应对新生儿进行访视，建立儿童保健手册（卡），定期对其进行健康检查，提供有关疾病预防、合理用膳、促进智力发育等科学知识，做好婴儿多发病、常见病的防治等工作；医疗、保健机构应按照规定的程序和项目对婴儿进行预防接种；提倡和推行母乳喂养。医疗、保健机构应为实施母乳喂养提供技术指导。

（三）孕前保健服务

《孕前保健服务工作规范（试行）》规定，孕前保健是以提高出生人口素质，减少出生缺陷和先天残疾发生为宗旨，为准备怀孕的夫妇提供健康教育与咨询、健康状况评估、健康指导为主要内容的保健服务。孕前保健是婚前保健的延续，是孕产期保健的前移。主要内容如下。

1. 健康教育与咨询　热情接待夫妻双方，讲解孕前保健的重要性，介绍孕前保健服务内容及流程。通过询问、讲座及健康资料的发放等，为准备怀孕的夫妇提供健康教育服务。主要内容包括有关生理和心理保健知识；有关生育的基本知识（如生命的孕育过程等）；生活方式、孕前及孕期运动方式、饮食营养和环境因素等对生育的影响；出生缺陷及遗传性疾病的防治等。

2. 健康状况检查　通过咨询和孕前医学检查，对准备怀孕夫妇的健康状况做出初步评估。针对存在的可能影响生育的健康问题，提出建议。孕前医学检查（包括体格检查、实验室和影像学等辅助检查）应在知情选择的基础上进行，同时应保护服务对象的隐私。

3. 健康指导　根据一般情况了解和孕前医学检查结果对孕前保健对象的健康状况进行综合评估。遵循普遍性指导和个性化指导相结合的原则，对计划怀孕的夫妇进行怀孕前、孕早期及预防出生缺陷的指导等。

 知识链接

> 孕前期体格检查，包括对男女双方生殖系统的专业妇科及男科检查。

（四）婴儿保健服务

《中华人民共和国母婴保健法》第二十四条规定，医疗保健机构为产妇提供科学育儿、合理营养和母乳喂养的指导。

医疗保健机构对婴儿进行体格检查和预防接种，逐步开展新生儿疾病筛查、婴儿多发病和常见病防治等医疗保健服务。

（五）医学指导与检查

《中华人民共和国母婴保健法》第十五条规定，对患严重疾病或者接触致畸物质，妊娠可能危及孕妇生命安全或者可能严重影响孕妇健康和胎儿正常发育的，医疗保健机构应当予以医学指导。

《中华人民共和国母婴保健法实施办法》第十九条规定，医疗、保健机构发现孕妇患有下列严重疾病或者接触物理、化学、生物等有毒、有害因素，可能危及孕妇生命安全或者可能严重影响孕妇健康和胎儿正常发育的，应当对孕妇进行医学指导和下列必要的医学检查。①严重的妊娠合并症或者并发症。②严重的精神性疾病。③国务院卫生行政部门规定的严重影响生育的其他疾病。

 知识链接

> 严重缺陷主要包括：无脑畸形、脑积水、脊柱裂、脑脊柱膜膨出等；内脏膨出或内脏外翻；四肢短小畸形；其他严重的胎儿畸形。

（六）产前诊断与终止妊娠

1. 产前诊断 《中华人民共和国母婴保健法实施办法》第二十条规定，孕妇有下列情形之一的，医师应当对其进行产前诊断：羊水过多或者过少的；胎儿发育异常或者胎儿有可疑畸形的；孕早期接触过可能导致胎儿先天缺陷的物质的；有遗传病家族史或者曾经分娩过先天性严重缺陷婴儿的；初产妇年龄超过 35 周岁的。

2. 终止妊娠 《中华人民共和国母婴保健法》第十八条规定，经产前诊断，有下列情形之一的，医师应当向夫妻双方说明情况，并提出终止妊娠的医学意见：胎儿患严重遗传性疾病的；胎儿有严重缺陷的；因患严重疾病，继续妊娠可能危及孕妇生命安全或者严重危害孕妇健康的。

《中华人民共和国母婴保健法》规定施行终止妊娠或者结扎手术，应当经本人同意，并签署意见。本人无行为能力的，应当经其监护人同意，并签署意见。

（七）新生儿出生医学证明

《中华人民共和国母婴保健法》第二十三条规定，医疗保健机构和从事家庭接生的人员按照国务院卫生行政部门的规定，出具统一制发的新生儿出生医学证明；有产妇和婴儿死亡以及新生儿出生缺陷情况的，应当向卫生行政部门报告。《出生医学证明》由国家卫生健康委员会统一印发，是户口登记机关进行出生登记的重要依据。《出生医学证明》应当加盖接生单位"出生医学证明专用章"，未住院接生的，由乡（镇）卫生院出具。

（八）严禁非医学需要对胎儿进行性别鉴定

《中华人民共和国母婴保健法》第三十二条规定，医疗保健机构按照规定开展婚前医学检查、遗传病诊断、产前诊断以及施行结扎手术和终止妊娠手术的，必须符合国务院卫生行政部门规定的条件和技术标准，并经县级以上地方人民政府卫生行政部门许可。

严禁采用技术手段对胎儿进行性别鉴定，医学上确有需要的除外。

第三节　母婴保健机构管理制度

一、医疗保健机构

为了保障母亲和婴儿健康，提高出生人口素质和对妇女儿童医疗保健服务的水平，我国在各级卫生行政部门中设立妇幼保健组织机构，对本行政区域内的母婴医疗保健工作实施管理，同时设置了完整的妇幼医疗保健业务机构，配备相应卫生行政部门统一考核、取得相关合格证书的母婴医疗保健工作人员，共同完成母婴医疗保健工作。

（一）概念

医疗保健机构（medical care institution）是指各级妇幼保健院及经卫生行政部门批准并登记注册的医疗机构。

母婴保健机构（maternal and infant health care institutions），是指依据《中华人民共和国母婴保健法》开展母婴保健业务的各级妇幼保健机构以及其他开展母婴保健技术服务的机构。

（二）医疗保健机构许可

医疗保健机构开展母婴保健技术服务必须取得《母婴保健技术服务执业许可证》及相应的合格证书，并按照卫生行政部门制定的《妇幼卫生机构分级分类标准》和《妇幼卫生服务规范》，负责其职责范围内的母婴保健工作，建立母婴保健工作规范，提高医学技术水平，采取各种措施方便人民群众。

《中华人民共和国母婴保健法》规定，医疗保健机构依照本法规定开展婚前医学检查、遗传病诊断、产前诊断及施行结扎手术和终止妊娠手术的，必须符合国务院卫生行政部规定的条件和技术标准，并经县级以上地方人民政府卫生行政部门许可。

开展母婴保健技术服务的机构，必须同时具备：符合当地医疗保健机构设置规划；取得《医疗机构执业许可证》；符合《母婴保健专项技术服务基本标准》；符合审批机关规定的其他条件。

国家对开展婚前医学检查和产前诊断服务的机构做了具体规定。

1. 开展婚前医学检查的许可要求　分别设置专用的男女婚前医学检查室，配备常规检查和专科检查设备；设置婚前生殖健康宣传教育室；具有符合条件的进行男、女婚前医学检查的执业医师。经设区的市级以上卫生主管部门审批，取得母婴保健技术服务执业许可证。

2. 开展产前诊断的许可要求　设有妇产科诊疗科目；具有与所开展技术相适应的卫生专业技术人员；具有与所开展技术相适应的技术条件和设备；设有医学伦理委员会；符合《开展产前诊断技术医疗保健机构的基本条件》及相关技术规范。经省级卫生主管部门审批，取得《母婴保健技术服务执业许可证》。《母婴保健技术服务执业许可证》的有效期为 3 年，期满后继续开展母婴保健技术服务的，由原发证机关重新审核认可。

（三）医疗保健机构职责

《中华人民共和国母婴保健法》第三十一条规定，医疗保健机构按照国务院卫生行政部门的规定，负责其职责范围内的母婴保健工作，建立医疗保健工作规范，提高医学技术水平，采取各种措施方便人民群众，做好母婴保健服务工作。

省级人民政府卫生行政部门指定的母婴保健机构，即各省、自治区、直辖市妇幼保健院，负责本行政区域内的母婴保健监测和技术指导。

二、母婴保健人员

根据《中华人民共和国母婴保健法》第三十三条规定，从事本法规定的遗传病诊断、产前诊断的人员，必须经过省、自治区、直辖市人民政府卫生行政部门的考核，并取得《母婴保健技术考核合格证》；从事本法规定的婚前医学检查、施行结扎手术和终止妊娠手术的人员及从事家庭接生的人员，必须经过县级以上地方人民政府卫生行政部门的考核，并取得相应合格证书，方可从事母婴保健接生工作。

（一）母婴保健人员许可

《中华人民共和国母婴保健法实施办法》规定，母婴保健工作人员的许可包括：从事遗传病诊断、产前诊断的医疗、保健机构，须经省、自治区、直辖市人民政府卫生行政部门许可；从事婚前医学检查的医疗、保健机构，须经设区的市级人民政府卫生行政部门许可；从事助产技术服务、结扎手术和终止妊娠手术的医疗、保健机构须经县级人民政府卫生行政部门许可。

（二）母婴保健人员制证

考核发证负责部门包括①遗传病诊断和产前诊断人员的考核发证：由省、自治区、直辖市卫生主管部门负责。②婚前医学检查人员考核发证：由设区的市级以上地方卫生主管部门负责。③结扎手术和终止妊娠手术人员的考核发证：由县级以上的地方卫生主管部门负责。④从事家庭接生的人员的考核发证：由县级卫生主管部门负责。

以上各类许可证的有效期为 3 年，期满后继续开展母婴保健技术服务的，由原发证机关重新审核认可。

《中华人民共和国母婴保健法》规定，医疗、保健机构应当根据其从事的业务，配备相应的人员和医疗设备，对从事母婴保健工作的人员加强岗位业务培训和职业道德教育，并定期对其进行检查、考核。由于母婴医疗保健工作可能涉及医疗保健对象的个人隐私，为保护医疗保健对象的个人及家庭的合法利益，母婴医疗保健工作人员应当严格遵守职业道德，为当事人保守秘密。

第四节　母婴保健监督管理制度

一、母婴保健监管机构

（一）国务院卫生行政部门及其职责

《中华人民共和国母婴保健法》第四条规定，国务院卫生行政部门主管全国母婴保健工作，根据不同地区情况提出分级分类指导原则，并对全国母婴保健工作实施监督管理。其主要职责包括：制定母婴保健法及实施办法的配套规章和技术规范；按照分级分类指导原则制定全国母婴保健工作发展规划和实施步骤；组织推广母婴保健适宜技术；对母婴保健工作进行监督管理。

国务院其他有关部门在各自职责范围内，配合卫生行政部门做好母婴保健工作。

（二）县级以上地方人民政府卫生行政部门及其职责

《中华人民共和国母婴保健法》第二十九条规定，县级以上地方人民政府卫生行政部门管理本行政区域内的母婴保健工作。其主要职责包括：对从事母婴保健工作的机构和人员实施许可，并核发相应的许可证书；对《中华人民共和国母婴保健法》及《中华人民共和国母婴保健法实施办法》的执行情况进行监督检查；对违反《中华人民共和国母婴保健法》及《中华人民共和国母婴保健法实施办法》的行为，依法给予行政处罚；负责母婴保健工作监督管理的其他事项。

二、母婴保健监督员

为加强对母婴保健工作的监督管理，我国依据《中华人民共和国母婴保健法》，制定了《母婴保健监督员管理办法》，实行母婴保健监督员制度。

（一）母婴保健监督员资格

卫生行政管理人员或专业技术人员必须经母婴保健监督员资格考试合格，方可受聘为母婴保健监督员，具备下列条件者方可参加母婴保健监督员资格考试：具有良好的职业道德一定的专业技术和监督管理实践经验。主要包括：从事妇幼卫生行政管理工作，具有科员以上职务的国家公务员；从事妇幼卫生工作三年以上，已取得医（技）师以上资格的专业技术人员。取得经设区的市级以上地方人民政府卫生行政部门组织的《母婴保健法》知识培训合格证。

卫生行政管理人员或专业技术人员经母婴保健监督员资格考试合格后，由同级卫生行政部门审核、聘任方可成为母婴保健监督员，并报上一级卫生行政部门备案。

（二）母婴保健监督员任免

母婴保健监督员在县级以上地方人民政府卫生行政部门和妇幼保健机构中聘任。县级以上地方人民政府卫生行政部门可以根据母婴保健监督管理范围大小，确定母婴保健监督员聘任人数。一般县级为

5~7人，省和市（地）可以根据需要适当增加人数。

国务院卫生行政部门为完成特定的母婴保健监督任务可从全国聘任国家特派的母婴保健监督员。

县级以上地方人民政府卫生行政部门定期对所聘母婴保健监督员的业务水平，法律知识和执法情况进行考核。有下列情况之一者，可依法直接撤免或建议原聘任机关撤免：不符合规定聘任的人员；经资格考试，工作考核不合格的人员；不接受指定的业务培训或培训考试不合格的人员；在母婴保健监督管理工作中，有违纪违法行为并受过行政处分或刑事处分的人员。

离休、退休或调离妇幼卫生工作岗位的母婴保健监督员，由原聘任机关办理解聘手续。

被撤免和解聘的监督员由原聘任机关收回其监督员证件，并报上级卫生行政部门备案。

（三）母婴保健监督员职责

母婴保健监督员在法定范围内，根据卫生行政部门或相应的监督管理机构交付的任务，行使下列监督职权：监督检查《母婴保健法》和实施办法的执行情况；对违反《母婴保健法》和实施办法的单位和个人提出处罚意见；提出改进母婴保健工作的建议；完成卫生行政部门交给的其他监督检查任务；参与有关案件的处理。

母婴保健监督员必须熟练掌握和运用与本职工作有关的各项国家法律、法规、规章、国家标准，技术规范和工作程序等。具体要求包括：遵纪守法，廉洁奉公，作风正派，实事求是；忠于职守，有法必依，执法必严，违法必究；风纪严谨，证件齐全，文明执法，恪守职业道德；遵守监督执法程序、标准、规范和制度；取证及时、完善，方法科学，手段合法；执法文书书写规范，手续完备；履行相关法律、法规规定的保密义务；遇有与被监督者有直接利害关系或其他有碍公正执法情况时，应当回避。

第五节　法律责任

一、行政责任

（一）未取得母婴保健许可

《中华人民共和国母婴保健法》第三十五规定，未取得国家颁发的有关合格证书的，有下列行为之一，县级以上地方人民政府卫生行政部门应当予以制止，并可以根据情节给予警告或者处以罚款。①从事婚前医学检查、遗传病诊断、产前诊断或者医学技术鉴定的。②施行终止妊娠手术的。③出具本法规定的有关医学证明的。违法出具的有关医学证明无效。

《中华人民共和国母婴保健法实施办法》第四十条规定，医疗、保健机构或者人员未取得母婴保健技术许可，擅自从事婚前医学检查、遗传病诊断、产前诊断、终止妊娠手术和医学技术鉴定或者出具有关医学证明的，由卫生行政部门给予警告，责令停止违法行为，没收违法所得；违法所得5000元以上的，并处违法所得3倍以上5倍以下的罚款；没有违法所得或者违法所得不足5000元的，并处5000元以上2万元以下的罚款。

（二）出具虚假医学证明

《中华人民共和国母婴保健法》第三十七规定，从事母婴保健工作的人员违反规定，出具有关虚假医学证明的，由医疗保健机构或者卫生行政部门根据情节给予行政处分；情节严重的，依法取消执业资格。

《中华人民共和国母婴保健法实施办法》第四十一条规定，从事母婴保健技术服务的人员出具虚假医学证明文件的，依法给予行政处分；有下列情形之一的，由原发证部门撤销相应的母婴保健技术执业资格或者医师执业证书。①因延误诊治，造成严重后果的。②给当事人身心健康造成严重后果的。③造成其他严重后果的。

（三）非法胎儿性别鉴定

《中华人民共和国母婴保健法》第三十七规定，从事母婴保健工作的人员违反规定，进行胎儿性别鉴定的，由医疗保健机构或者卫生行政部门根据情节给予行政处分；情节严重的，依法取消执业资格。

《中华人民共和国母婴保健法实施办法》第四十二条规定，违反规定进行胎儿性别鉴定的，由卫生行政部门给予警告，责令停止违法行为；对医疗、保健机构直接负责的主管人员和其他直接责任人员，依法给予行政处分。进行胎儿性别鉴定2次以上的或者以营利为目的进行胎儿性别鉴定的，并由原发证机关撤销相应的母婴保健技术执业资格或者医师执业证书。

二、民事责任

母婴保健机构及其工作人员在提供母婴保健技术服务过程中，因诊疗护理过失，造成当事人死亡、残疾、组织器官损伤导致功能障碍，或虽未给当事人带来伤残、死亡的实际人身损害后果，但对当事人的精神和心理造成一定程度损害的，根据《中华人民共和国民法典》和有关法律法规承担相应的民事责任。

三、刑事责任

《中华人民共和国母婴保健法》第三十六条规定，未取得国家颁发的有关合格证书，施行终止妊娠手术或者采取其他方法终止妊娠，致人死亡、残疾、丧失或者基本丧失劳动能力的，依照刑法有关规定追究刑事责任。

《中华人民共和国刑法》第三百三十六条非法行医罪规定，未取得医生执业资格的人非法行医，情节严重的，处3年以下有期徒刑、拘役或者管制，并处或者单处罚金；严重损害就诊人身体健康的，处3年以上10年以下有期徒刑，并处罚金；造成就诊人死亡的，处10年以上有期徒刑，并处罚金。

目标检测

答案解析

一、选择题

【A型题】

1. 婚前保健服务的内容，不包括（ ）

    A. 健康指导   B. 婚前卫生指导   C. 婚前卫生咨询

    D. 婚前医学检查

2. 未取得医生执业资格的人非法行医，情节严重的，处（ ）年以下有期徒刑、拘役或者管制，并处或者单处罚金

    A. 1   B. 2   C. 3

    D. 4   E. 5

3. 婚前保健机构通过多种方法系统地为服务对象进行婚前生殖健康教育，并向婚检对象提供婚前保健宣传资料。宣教时间不少于（ ）分钟，并进行效果评估

A. 20   B. 30   C. 40

D. 50   E. 60

4. 从事家庭接生的人员的考核发证，由（　）负责

A. 县级卫生主管部门

B. 由省、自治区、直辖市卫生主管部门

C. 由设区的市级以上地方卫生主管部门

D. 由县级以上的地方卫生主管部门

二、简答题

1. 孕产期保健服务内容。

2. 简述母婴保健的法律责任。

三、护理职业角色训练

（一）角色训练理念

通过对母婴保健法律制度的学习，明确了作为护生在临床实践过程中为母亲和儿童提供必要条件和物质帮助、保障母婴健康应具备的基本要求和基本素质。在今后的职业活动中，始终做到知法懂法、技术规范、严谨细致、配合默契，成为保障母亲安全的可靠力量。

（二）角色训练目标

通过组织护生进行一定形式的护理职业角色训练，使护生认识到在护理职业实践中，培养自己良好的职业道德和提高母婴健康工作的处理能力，真正实现学以致用，知行合一。

（三）角色训练计划

护生通过对母婴保健法律制度的学习，初步明确《母婴保健法》及其实施办法等相关法律法规的适用范围及保健机构、保健人员的相关职责，具备将母婴保健工作制度化、法制化的思维方法。职业角色训练方案围绕以上知识目标进行编制。

1. 角色训练形式　计划组织一场"母婴保健，你知我知"为主题的模拟演练。老师给出如下指导性演练范围：①婚前卫生指导；②母婴保健指导；③孕前保健健康教育与咨询；④产后出血急救。学生也可以在不偏离"主题"的情况下自选范围。

2. 角色训练要求　内容：提前安排布置，人人撰写保健指导宣教材料或演练策划，800 字以内。时间：根据授课班级知识掌握情况自行安排。操作：根据教学班实际人数划分小组，小组推荐小组长，小组长审核成员资料并选择其中一名同学的内容作为演练剧本，各成员扮演相应角色进行演练。

3. 成绩评定　模拟演练计入平时成绩。完成保健宣教材料或演练策划的学生每人记入实践成绩 1 分；获得前 1、2、3 名的小组在前一项的基础上每名同学分别再加 1 分。

（四）角色训练小结

模拟演练活动结束，教师从同学们准备内容、规范程度、知识点掌握情况进行小结与点评。

（赵旭敏）

书网融合……

本章小结　　　　　　题库

第十七章　医疗损害法律制度

PPT

◎• 学习目标

知识目标：

通过本章学习，重点掌握医疗事故的概念及构成要件；医疗事故的处理方式；医疗事故技术鉴定的程序。

能力目标：

学会运用所学知识，具有医疗损害的认定；医疗事故的责任的能力。

思政目标：

通过本章学习，增强维护医患双方的合法权益的法律意识

>> 情境导入

情境描述　2020 年 1 月 20 日，北京某医院眼科发生暴力伤医事件，共有三名医护人员被砍伤，另有一位患者受伤，其中一名陶姓医生受伤最为严重，后脑勺、胳膊多处被砍伤。据现场一名目击者称，当时在门诊楼 7 层的眼科诊室内，眼科主任陶医生正在接诊，一名患者家属持刀将工作中的陶医生砍伤。陶医生身中数刀，从诊室跑出，该伤人者从 7 层追砍陶医生到 6 层，后被保安制服。同时，眼科还有两名医护人员在拉架过程中被砍伤。现场还有一名母亲带孩子看病被误伤。事发后，医院保安和民警陆续赶到，将伤人者当场控制，并将其送至派出所，最终伤人者将接受法律制裁。

讨论　请从医疗环境分析伤医事件产生的背景和原因。

第一节　概　述

一、医疗事故处理立法现状

1987 年 6 月 29 日国务院颁布了我国第一部处理医疗事故的专门法规《医疗事故处理办法》。1997 年 3 月 14 日第八届全国人民代表大会第五次会议修订通过的《中华人民共和国刑法》对发生严重医疗责任事故的医务人员作出了刑事处罚规定。2002 年 2 月 20 日国务院通过了新修订的《医疗事故处理条例》（以下称《条例》），该条例于 4 月 4 日正式公布，并于 9 月 1 日生效。2002 年 8 月，原卫生部又分别颁布了《医疗机构病历管理规定》《医疗事故技术鉴定暂行办法》《医疗事故分级标准（试行）》《医疗事故争议中尸检机构及专业技术人员资格认定办法》《中医、中西医结合病历书写基本规范（试行）》《重大医疗过失和医疗事故报告制度的规定》《医疗事故技术鉴定专家库学科专业组名录（试行）》等配套法规。

2018 年 8 月 31 日，《医疗纠纷预防和处理条例》正式对外公布，并于 10 月 1 日起施行。《医疗纠纷预防和处理条例》从源头预防和减少纠纷，平衡医患双方权利和义务，以及发挥人民调解在解决医疗纠纷中的主渠道作用等方面进行了充分阐释，倡导以柔性方式化解医疗纠纷。2021 年《中华人民共和

国民法典》实施后，第七编的第六章专章规定了医疗损害责任。2022 年 3 月开始施行的新《中华人民共和国医师法》也对医疗事故颁布了相应的条款，例如第五十五条第（五）项明确规定了医师的"医疗事故行政责任"。

二、医疗事故的概念及构成要件

（一）概念

医疗事故是指医疗机构及其医务人员在医疗活动中，违反医疗卫生管理法律、行政法规、部门规章和诊疗护理规范、常规，过失造成患者人身损害的事故。

（二）构成要件

1. 医疗事故是在医疗活动过程中发生的　既然是医疗事故，就必然要与医疗活动有关。诊疗护理是医疗活动的主要内容和形式。没有医疗活动内容的事故，不能称为医疗事故。所以事故是不是在医疗活动中发生的，是区分医疗事故和其他事故的关键。有鉴于此，日常工作中，应严格禁止医务人员在非紧急情况下和不合法的执业场所实施医疗活动，否则将涉嫌非法行医。

2. 医疗事故是违法违规的过失　医疗活动充满了风险，这个风险来自多方面。第一，来自于医学发展本身的阶段性、局限性。目前在医学上仍存在很多"盲区"和"误区"，对许多疾病还处在不断探索过程中。第二，来自于医务人员对疾病的认识。由于医护人员技术水平不一，采取医护措施的办法、时机、尺度等有异，医疗效果也就有可能不同。第三，来自于患者的疾病。疾病本身就是一种风险，诊疗护理实质上是在化解风险。基于上述原因，在化解风险的过程中又产生了新的风险。

医疗有风险是一个客观事实，但法律对这种风险性质有一个明确的界限，即合法的风险和非法的风险。所谓合法的风险，是指医疗管理法律、法规、规章和诊疗护理规范、常规允许的风险；非法的风险，则是指医疗管理法律、法规、规章和诊疗护理规范、常规不允许的风险。对合法的风险，医务人员不承担任何责任，实行责任豁免；对非法的风险，医务人员要承担相应的责任。

甄别合法风险和非法风险的标准就是在医疗活动中是否存在过失，也就是在诊疗护理中是否违反医疗管理法律、法规、规章和诊疗护理规范常规。法律、法规、规章一般是由不同的立法机构制定的见诸文字的规范性文件，而诊疗护理的规范、常规既包括由卫生行政部门以及全国性行业协（学）会基于维护公民健康权利的原则，在总结以往科学技术成果的基础上，针对本行业的特点，制定的具有技术性、规定性、可操作性，医务人员在执业活动中必须严格遵守，认真执行的各种标准、规程、规范、制度，又包括医疗机构制定的本机构医务人员在进行医疗、护理、检验、医技诊断治疗及医用物品供应等各项工作应遵循的工作方法、步骤。

3. 医疗事故是由医疗机构及其医务人员直接造成的　国家对有权开展医疗活动的医疗机构和有权从事医疗活动的医务人员规定了严格的许可制度。"医疗事故"的主体必须是依法取得执业许可或执业资格的医疗机构及其工作人员。未取得《医疗机构执业许可证》的单位和组织，未取得执业医师或护士资格的人，他们只能是非法行医的主体。非法行医造成患者身体健康损害的，不属于医疗事故，而是一般的过失人身伤害。当然，患者由于自己的过错造成的不良后果，也不能认定为医疗事故。

4. 医疗事故给患者造成了人身损害的严重后果　在医疗活动中，由于各种原因难免会出现一些不良后果，有些不良后果在不同程度上给患者的健康带来了影响、痛苦，有的甚至造成了人身损害。所以，为了保护患者利益，《条例》将造成患者死亡、残废组织器官损伤导致功能障碍以及明显的人身损害的其他后果的，定为医疗事故，并对造成医疗事故的责任人规定了明确的处罚。应该强调的是，这里的严重后果只能是过失违法行为的后果。所谓过失是指行为人行为时的主观心理不是故意伤害患者，即行为人在作出行为时，决不希望或追求损害结果的发生，但由于自己的行为违法，造成了人身损害后果。

5. 医疗过失行为和患者的人身损害后果之间存在直接必然的因果关系 过失行为和损害后果之间存在的因果关联是判定医疗事故成立的重要因素。在某些时候，虽然医务人员存在过失行为，甚至也的确存在损害结果，但该损害结果与过失行为之间并不存在因果关联，医疗事故因而也就不能成立。此外，因果关系的判定，还涉及追究医疗机构及医务人员的法律责任以及确定对患者的具体赔偿数额等重要问题。

三、不属于医疗事故的情形

根据《条例》，有六种情形不属于医疗事故，包括：①在紧急情况下为抢救垂危患者生命而无法按照常规采取的急救措施造成不良后果的；②在诊疗过程中由于病情异常或者患者体质特殊而发生医疗意外的；③现有医学科学技术无法预料、防范的不良后果的；④无过错输血感染造成的不良后果的；⑤因患方原因延误诊疗导致不良后果的；⑥因不可抗力造成不良后果的。

《民法典》第 1224 条也规定了，患者在诊疗活动中受到损害，有下列情形之一的，医疗机构不承担赔偿责任：（一）患者或者其近亲属不配合医疗机构进行符合诊疗规范的诊疗；（二）医务人员在抢救生命垂危的患者等紧急情况下已经尽到合理诊疗义务；（三）限于当时的医疗水平难以诊疗。前款第一项情形中，医疗机构或者其医务人员也有过错的，应当承担相应的赔偿责任。

四、医疗事故的分级

根据《条例》，将医疗事故分为四级。

一级医疗事故，是指造成患者死亡、重度残疾的医疗事故。

二级医疗事故，是指造成患者中度残疾、器官组织损伤导致严重功能障碍的医疗事故。

三级医疗事故，是指造成患者轻度残疾、器官组织损伤导致一般功能障碍的医疗事故。

四级医疗事故，是指造成患者明显人身损害的其他后果的医疗事故。

五、医疗事故的预防与处置

（一）医疗事故的预防

医疗机构及其医务人员在医疗活动中，必须严格遵守医疗卫生管理法律、行政法规、部门规章和诊疗护理规范、常规，恪守医疗服务职业道德。医疗机构应当对其医务人员进行医疗卫生管理法律、行政法规、部门规章和诊疗护理规范、常规的业务培训和医疗服务职业道德教育。医疗机构应当设置医疗服务质量监控部门或者配备专（兼）职人员，具体负责监督本医疗机构的医务人员的医疗服务工作，检查医务人员执业情况，接受患者对医疗服务的监督投诉，向其提供咨询服务。医疗机构应当制定防范、处理医疗事故的预案，预防医疗事故的发生，减轻医疗事故的损害。

（二）有关病历资料等的规定

1. 病历资料的书写与保管 医疗机构应当按照国务院卫生行政部门规定的要求，书写并妥善保管病历资料。因抢救急危患者，未能及时书写病历的，有关医务人员应当在抢救结束后 6 小时内据实补记，并加以注明。严禁涂改、伪造、隐匿、销毁或者抢夺病历资料。

2. 病历资料的复制 患者有权复印或者复制其门诊病历、住院志、体温单、医嘱单、化验单（检验报告）、医学影像检查资料、特殊检查同意书、手术同意书、手术及麻醉记录单、病理资料、护理记录以及国务院卫生行政部门规定的其他病历资料。患者按规定复印或者复制病历资料的，医疗机构应当提供复印或者复制服务并在复印或者复制的病历资料上加盖证明印记。复印或者复制病历资料时，应当有患者在场。医疗机构应患者的要求，为其复印或者复制病历资料，可以按照规定收取工本费。

3. 病历资料和现场实物的封存

（1）病历资料的封存 发生医疗事故争议时，死亡病例讨论记录、疑难病例讨论记录、上级医师查房记录、会诊意见、病程记录应当在医患双方在场的情况下封存和启封。封存的病历资料可以是复印件，由医疗机构保管。

（2）现场实物的封存 疑似输液、输血、注射、药物等引起不良后果的，医患双方应当共同对现场实物进行封存和启封，封存的现场实物由医疗机构保管；需要检验的，应当由双方共同指定的、依法具有检验资格的检验机构进行检验；双方无法共同指定时，由卫生行政部门指定。疑似输血引起不良后果，需要对血液进行封存保留的，医疗机构应当通知提供该血液的采供血机构派员到场。

（三）尸检及尸体的处理

1. 尸检 患者死亡，医患双方当事人不能确定死因或者对死因有异议的，应当在患者死亡后 48 小时内进行尸检；具备尸体冻存条件的，可以延长至 7 日。尸检应当经死者近亲属同意并签字。尸检应当由按照国家有关规定取得相应资格的机构和病理解剖专业技术人员进行。承担尸检任务的机构和病理解剖专业技术人员有进行尸检的义务。医疗事故争议双方当事人可以请法医病理学人员参加尸检，也可以委派代表观察尸检过程。拒绝或者拖延尸检，超过规定时间，影响对死因判定的，由拒绝或者拖延的一方承担责任。

2. 尸体的处理 患者在医疗机构内死亡的，尸体应当立即移放太平间。死者尸体存放时间一般不得超过 2 周。逾期不处理的尸体，经医疗机构所在地卫生行政部门批准，并报经同级公安部门备案后，由医疗机构按照规定进行处理。

（四）医疗事故报告制度

1. 内部报告制度 医务人员在医疗活动中发生或者发现医疗事故、可能引起医疗事故的医疗过失行为或者发生医疗事故争议的，应当立即向所在科室负责人报告，科室负责人应当及时向本医疗机构负责医疗服务质量监控的部门或者专（兼）职人员报告；负责医疗服务质量监控的部门或者专（兼）职人员接到报告后，应当立即进行调查、核实，将有关情况如实向本医疗机构的负责人报告，并向患者通报、解释。

2. 向卫生行政部门报告 发生医疗事故的，医疗机构应当按照规定向所在地卫生行政部门报告。发生下列重大医疗过失行为的，医疗机构应当在 12 小时内向所在地卫生行政部门报告：①导致患者死亡或者可能为二级以上的医疗事故；②导致 3 人以上人身损害后果；③国务院卫生行政部门和省、自治区、直辖市人民政府卫生行政部门规定的其他情形。

3. 防止损害扩大 发生或者发现医疗过失行为，医疗机构及其医务人员应当立即采取有效措施，避免或者减轻对患者身体健康的损害，防止损害扩大。

第二节 医疗事故的技术鉴定

一、医疗事故鉴定主体及职责分工

根据《医疗纠纷预防和处理条例》规定，医疗纠纷人民调解委员会调解医疗纠纷，需要进行医疗损害鉴定以明确责任的，由医患双方共同委托医学会或者司法鉴定机构进行鉴定，也可以经医患双方同意，由医疗纠纷人民调解委员会委托鉴定。

二、医疗事故鉴定专家库的建立

医学会或者司法鉴定机构接受委托从事医疗损害鉴定，应当由鉴定事项所涉专业的临床医学、法医学等专业人员进行鉴定；医学会或者司法鉴定机构没有相关专业人员的，应当从本条例第三十五条规定的专家库中抽取相关专业专家进行鉴定。

医学会或者司法鉴定机构开展医疗损害鉴定，应当执行规定的标准和程序，尊重科学，恪守职业道德，对出具的医疗损害鉴定意见负责，不得出具虚假鉴定意见。医疗损害鉴定的具体管理办法由国务院卫生、司法行政部门共同制定。鉴定费预先向医患双方收取，最终按照责任比例承担。

医疗损害鉴定专家库由设区的市级以上人民政府卫生、司法行政部门共同设立。专家库应当包含医学、法学、法医学等领域的专家。聘请专家进入专家库，不受行政区域的限制。

1. 医疗损害鉴定的内容　医学会、司法鉴定机构作出的医疗损害鉴定意见应当载明并详细论述下列内容：①是否存在医疗损害以及损害程度；②是否存在医疗过错；③医疗过错与医疗损害是否存在因果关系；④医疗过错在医疗损害中的责任程度。

2. 医疗损害鉴定应当回避的情形　咨询专家、鉴定人员有下列情形之一的，应当回避，当事人也可以以口头或者书面形式申请其回避：①是医疗纠纷当事人或者当事人的近亲属；②与医疗纠纷有利害关系；③与医疗纠纷当事人有其他关系，可能影响医疗纠纷公正处理。

第三节　医疗事故处理的方式

一、医疗事故争议的非诉讼解决

（一）协商解决

发生医疗事故的赔偿等民事责任争议，医患双方可以协商解决。双方当事人协商解决医疗事故的赔偿等民事责任争议的，应当制作协议书。协议书应当载明双方当事人的基本情况和医疗事故的原因、双方当事人共同认定的医疗事故等级以及协商确定的赔偿数额等，并由双方当事人在协议书上签名。

（二）调解解决

1. 行政调解　发生医疗事故的赔偿等民事责任争议，医患双方不愿意协商或者协商不成时，可以向卫生行政部门提出调解申请。已确定为医疗事故的，卫生行政部门应医疗事故争议双方当事人请求，可以进行医疗事故赔偿调解。调解时，应当遵循当事人双方自愿原则，并应当依据本条例的规定计算赔偿数额。经调解，双方当事人就赔偿数额达成协议的，制作调解书，双方当事人应当履行；调解不成或者经调解达成协议后一方反悔的，卫生行政部门不再调解。

2. 人民调解　人民调解的概念及特征包括以下内容。

（1）概念　医疗纠纷人民调解是指在医疗纠纷人民调解委员会的主持下，依据法律法规、规章、政策以及社会公德、公序良俗等，对涉及民事权利义务的医疗纠纷，在查明事实、分清是非的基础上，通过说服教育和规劝疏导的方法、促使当事人在自愿平等和互相谅解的前提下，达成调解协议，解决医疗纠纷的活动，其所针对的纠纷是发生在医疗机构和患者之间涉及民事权利与义务的各类纠纷。

考虑到司法体制尚不完善，医患纠纷案件审理耗时长，成本高，而医疗机构与卫生行政部门的隶属关系致使行政调解缺乏信任的基础，由此客观、公正、中立的第三方介入更显其现实价值。

2010年2月原国家卫生部等五部委联合发布的《关于公立医院改革试点的指导意见》提出建立医

患纠纷的人民调解机制。各地先后成立医疗纠纷人民调解委员会作为完全独立的第三方参与医疗损害赔偿争议的解决。

医疗纠纷人民调解作为诉讼外的纠纷解决机制，效率高、程序简便、公信度高，可以让相当数量的医疗纠纷不用进入人民法院的诉讼程序就可以得到及时有效解决，以妥协而不是对抗的方式解决纠纷，允许医患当事人根据自主和自律原则选择适用的规范如地方惯例、行业习惯和标准等解决纠纷。有利于维护需要长久维系的医患关系和社会的稳定，提升了医疗纠纷的化解率，减轻政府机关以及人民法院的行政成本，节约了政府资源、减少了诉累，减轻了社会民众的负担，成为缓解各级政府维护社会秩序职责压力的有力措施。

（2）特征 人民调解是解决医疗纠纷的重要方法之一，对于我国依法维护医患合法权益，构建和谐医疗环境具有重要的实践价值。其主要的特征包括了以下几点。

①人民性：医疗纠纷人民调解员是较强专业知识和较高调解技能、热心调解事业的离退休医学专家、法官、检察官、警官，以及律师、公证员、法律工作者组成，是经过人民群众选举或接受聘任的；调解的对象是医疗纠纷；调解的依据是国家的政策法规和社会公德；调解的目的是平息医患之间的纷争，维护医患双方合法权益，维护社会稳定，保障正常医疗秩序。

②自治性：医疗纠纷人民调解必须坚持自愿、平等、合法的原则，调解必须建立在双方当事人自愿的基础上，表现出明显的当事人主义。医疗纠纷人民调解委员会无权强迫任何一方当事人接受调解或者履行义务，更无权对当事人的人身或者财产采取强制性措施，当然也不能违反国家的法律法规、规章制度以及方针政策，也不能和社会道德风俗相违背。对于医疗纠纷人民调解的协议，当事人应当履行，但是如果任何一方当事人反悔，双方当事人都可以向人民法院提起司法诉讼加以解决，即医疗纠纷人民调解协议没有强制执行的法律效力，这体现了医疗纠纷人民调解的自治性。此外，医疗纠纷人民调解员在调解医疗纠纷时可以运用疏导规劝、说服教育、协商和解的方法，这也是自治性的体现。

③准司法性：医疗纠纷人民调解必须在医疗纠纷人民调解委员会主持下进行，和群众自发组织的协调和解行为是不同的，更具有组织性。作为诉讼外的医疗纠纷解决机制，人民调解员必须有相应的工作方式、工作程序以及工作纪律，这些均是由国家法律法规进行规范的。医疗纠纷人民调解组织一方面分担了国家权力组织的一部分工作，同时也承担了国家权力组织的权威，使得人民调解工作具有较高的社会公信力。医疗纠纷人民调解还要接受司法行政部门和人民法院的监督和指导。

 知识链接

美国医疗纠纷解决委员会

1997年，由美国仲裁协会、美国医师协会和美国律师协会三大组织联合发起和资助成立了医疗纠纷解决委员会（Commission on Health Care Dispute Resolution，CHCDR），专题研究并形成了医疗纠纷解决规范化程序议定书，推荐了一系列解决医疗纠纷的替代性解决方式，主要有监察人制度、调查、会商、调解、仲裁和综合性ADR方法。医疗纠纷的仲裁是纠纷被提交给一个或多个中立的仲裁员，由仲裁员根据预先制定的程序做出具有约束力的最终裁决。仲裁过程中涉及的法律依据和仲裁程序与法院审判基本相同，但仲裁先例不作为仲裁依据。仲裁结果具有法律效力。

④独立性：医疗纠纷人民调解和行政调解在主持部门上有明显区别。前者由于是一种群众性自治行为，具有民间调解的性质。调解组织从归属上并不隶属卫生行政部门，脱离了医疗卫生系统，也不代表当事人任何一方，在医疗纠纷调解过程中具有完全独立第三方的性质。调解工作的独立性在工作方式、

工作纪律和工作程序等方面予以保证，例如调解过程中的回避制度。调解工作为独立性开展，所作出的调解协议为第三方所作出，调解结论具有独立性。医疗纠纷行政调解是在医疗卫生系统内开展的调解工作，是在卫生行政部门的监督和指导进行，并且从本质上代表了医疗机构的利益，调解工作不具有第三方性质。因此，只有医疗纠纷人民调解具有独立性。

⑤便利性：医疗纠纷人民调解方式便利，速度较快，效果较好。在城市，由于组成调解委员会的多半是一些管理工作者或者专业技术人员，其素质普遍较高，如退休法官、退休检察官等，其法律意识、个人素质、工作经验较好，并且有较高的社会信任度。所以对于调处一些争议不大、事故责任明确、标的较小、伤害轻微的医患纠纷，能及时解决问题，如果调解得当，可以减轻医院压力，减少患者及家属的痛苦和来回奔波。同时，医疗纠纷人民调解委员会是社会公益性组织，社会及经济成本较低，其调解不以营利为目的，调解医疗纠纷不收取费用，调解工作经费由政府保障，有利于减轻医患双方的经济负担。

3. 仲裁　《条例》对于医疗纠纷的处理并没有仲裁途径的规定。但是根据1994年8月31日第八届全国人民代表大会常务委员会第九次会议通过的《中华人民共和国仲裁法》的规定，平等主体的公民、法人和其他组织之间发生的合同纠纷和其他财产权益纠纷可以仲裁。其中第三条列举了不能仲裁的情形，包括婚姻、收养、监护、扶养、继承纠纷和依法应当由行政机关处理的行政争议，尽管并没有明确禁止医疗纠纷仲裁的规定，但是由仲裁来处理医疗纠纷仍需要法律进一步明确。

2006年12月8日，天津市仲裁委员会医疗纠纷调解中心正式挂牌成立，天津市仲裁委员会医疗纠纷调解中心制定了《天津市仲裁委员会医疗纠纷调解规则》，根据该规则，中心只受理事实清楚、责任明确、当事人仅对赔偿方案有争议的医疗纠纷。医疗纠纷仲裁调解坚持当事人自愿原则，医疗纠纷的双方当事人如果达成协议将纠纷提交调解中心调解，即可以向调解中心提出申请，并提交协议、调解申请书、申请人主体资格的证明。调解中心收到当事人提交的调解申请书等相关资料后2日内，将受理符合条件的申请，并通知当事人。当事人在收到调解受理通知书5日内，在调解员名册中共同选定调解员成立调解庭，调解庭将在10天内开庭，开庭3天前将通知当事人开庭日期和地点。医疗纠纷的调解期限为20天，自调解庭第一次开庭之日起计算，但双方当事人同意延长的可以适当地延长。

二、医疗事故争议的诉讼解决

发生医疗事故的赔偿等民事责任争议，医患双方不愿意协商、调解或者协商、调解不成的，可以直接向人民法院提起民事诉讼。但当事人申请卫生行政部门或者医疗纠纷人民调解委员会等组织进行调解的，对调解结果不服，不能向人民法院提起行政诉讼，而只能按照民事诉讼法规定，向人民法院提起民事诉讼。医疗事故争议的诉讼解决是用司法程序解决医疗事故争议是最具强制力的一种解决途径，也是解决医疗事故争议的最终途径。

第四节　医疗事故的责任

一、行政责任

卫生行政部门接到医疗机构关于重大医疗过失行为的报告后未及时组织调查的；接到医疗事故争议的处理申请后，未在规定时间内审查或移送上一级政府卫生行政部门处理的；未将应当进行医疗事故技术鉴定的重大医疗过失行为或者医疗事故争议移交医学会组织鉴定的；未依法逐级将当地发生的医疗事故以及依法对发生医疗事故的医疗机构和医务人员的行政处理情况上报的以及未依法审核医疗事故技术鉴定书，由上级卫生行政部门给予警告并责令限期改正，情节严重的，对负有责任的主管人员和其他直接责任人员依法给予行政处分。

医疗机构发生医疗事故的，由卫生行政部门根据医疗事故的等级和情节，给予警告。情节严重的，责令限期停业整顿直至由原发证部门吊销执业许可证。对负有责任的医务人员依法给予行政处分或纪律处分，对发生医疗事故的有关医务人员，卫生行政部门还可以责令暂停 6 个月以上 1 年以下执业活动，情节严重的，应吊销其执业证书。

如果医疗机构未如实告知患者病情、医疗措施和医疗风险的；没有正当理由，拒绝为患者提供复印或者复制病历资料的；未按国务院卫生行政部门规定的要求书写和妥善保管病历资料的；未在规定时间内补记抢救工作病历内容的，未依法封存、保管和启封病历资料和实物的；未设置医疗服务质量监控部门或配备专（兼）职人员的；未制定有关医疗事故防范和处理预案的；未在规定时间内向卫生行政部门报告重大过失医疗行为的；未依法向卫生行政部门报告医疗事故以及未按规定进行尸检和保存、处理尸体的，卫生行政部门将责令其改正，情节严重的，对负有责任的主管人员和其他直接责任人员依法给予行政处分或纪律处分。

医疗机构或者其他有关机构，如应由其承担尸检任务又无正当理由而拒绝进行尸检的以及涂改、伪造、隐匿、销毁病历资料的，由卫生行政部门责令改正，给予警告，对负有责任的主管人员和其他直接责任人员依法给予行政处分或纪律处分，情节严重的，由原发证部门吊销其执业许可证或资格证书。

二、民事责任

医疗事故的损害后果，是对自然人生命健康权的侵害，生命健康权是公民的一项基本权利，也是享有其他一切权利的基础，对公民生命健康权的损害赔偿是针对损伤公民健康权所造成的财产损失的赔偿，其实质是一种财产责任。

根据《条例》，确定医疗事故赔偿具体数额有三个基本原则。

1. 医疗事故赔偿数额应当与具体案件的医疗事故等级相适应　医疗事故的等级体现了患者人身遭受损害的实际程度，是对受害人身致伤、致残及其轻重程度的客观评价。医疗事故具体赔偿数额与医疗事故等级相适应，体现了我国民法在民事赔偿上的实际赔偿原则，体现了赔偿的公平性和合理性。

2. 医疗事故赔偿数额应当与医疗行为在医疗事故损害后果中的责任程度相适应　医疗事故与医疗过失责任程度相适应的原则，是说在医疗方所承担的赔偿份额，应当与其过错行为对损害后果的作用相一致。首先必须确定医疗行为本身是否有过错，有过错也不意味着承担全部责任，还要看过错行为对损害方损害结果所占的责任程度的大小，有多大责任就承担多大的赔偿责任。责任程度原则，使医疗事故直接损害的基本原则更加科学化、规范化。这样规定既符合法律的基本原则，也符合医学的基本原则，有利于医患双方的合法权益。一方面避免在确定为医疗事故后就判定医疗主体承担全部损失的责任，使医疗主体承受起超过其实际致害行为责任程度的赔偿义务，合法权益受到损害。另一方面也避免对医疗过失责任程度较小的损害后果，在鉴定中不能确定为医疗事故，使患方应当得到的补偿，不能得到。因此，责任程度原则是一个较合理的赔偿适用规则。

3. 应客观考虑医疗事故损害后果与患者原有疾病状况之间的关系　这一原则要求确定医疗事故赔偿时，应当实事求是，客观地分析患者原有疾病状况对医疗事故损害后果的影响因素以及其与损害结果之间关系，免除医疗主体不应承担的赔偿成分，体现了法律的公平性，以及责任方应承担责任份额时以事实为根据以法律为准绳的法治原则。

三、刑事责任

卫生行政部门的工作人员在处理医疗事故的过程中违反法律的规定，利用职务上便利收受他人财物或者其他利益，滥用职权，玩忽职守，或发现违法行为不予查处，造成严重后果的，依照《中华人民共和国刑法》关于受贿罪、滥用职权罪、玩忽职守罪或者其他有关罪的规定，依法追究刑事责任。

医疗机构发生情节严重的医疗事故的，对负有责任的医务人员依照《中华人民共和国刑法》第335条关于医疗事故罪的规定，依法追究刑事责任。参加医疗事故鉴定的人员违反纪律的规定，接受申请鉴定双方或一方当事人的财物或者其他利益，出具虚假医疗事故技术鉴定书，造成严重后果的，依照《中华人民共和国刑法》关于受贿罪的规定，依法追究刑事责任。以医疗事故为由，寻衅滋事，抢夺病历资料，扰乱医疗机构正常医疗秩序和医疗事故技术鉴定工作，依照《中华人民共和国刑法》关于扰乱社会秩序罪的规定，依法追究刑事责任。非法行医，造成患者人身损害，不属于医疗事故，构成犯罪的，依法追究刑事责任。

第五节　医疗损害法律制度

一、医疗损害责任的概念

民法中的损害一词，是指一种事实状态，因一定的行为或事件使某种合法权益遭受某种不利的影响。损害具体表现为各种形式的财产损失、人身伤亡、精神痛苦等。广义而言，医疗损害一般是指医疗机构及其医务人员的故意或过失（即医疗过错）的医疗行为介入（非因疾病本身）而导致的伤害，或者是指医疗行为产生的负面结果，包括身体上或精神上的损害结果。仅从民法角度，医疗损害是指医疗机构及其医务人员在诊疗活动中因过失致患者遭受的损害，或因使用有缺陷的医疗产品和不合格血液引起的患者损害。

二、医疗损害过错责任的认定

（一）医疗机构应承担赔偿责任的情形

根据《中华人民共和国民法典》第六章"医疗损害责任"中的规定，医疗机构在下列情形中承担赔偿责任。

1. 患者在诊疗活动中受到损害，医疗机构或者其医务人员有过错的，由医疗机构承担赔偿责任。

2. 医务人员在诊疗活动中应当向患者说明病情和医疗措施。需要实施手术、特殊检查、特殊治疗的，医务人员应当及时向患者具体说明医疗风险、替代医疗方案等情况，并取得其明确同意；不能或者不宜向患者说明的，应当向患者的近亲属说明，并取得其明确同意。

3. 医务人员未尽到前款义务，造成患者损害的，医疗机构应当承担赔偿责任。

4. 因抢救生命垂危的患者等紧急情况，不能取得患者或者其近亲属意见的，经医疗机构负责人或者授权的负责人批准，可以立即实施相应的医疗措施。

5. 医务人员在诊疗活动中未尽到与当时的医疗水平相应的诊疗义务，造成患者损害的，医疗机构应当承担赔偿责任。

（二）医疗机构不承担赔偿责任的情形

根据《中华人民共和国民法典》第六章"医疗损害责任"中的规定，患者有损害，因下列情形之一的，医疗机构不承担赔偿责任。

1. 患者或者其近亲属不配合医疗机构进行符合诊疗规范的诊疗。

2. 医务人员在抢救生命垂危的患者等紧急情况下已经尽到合理诊疗义务。

3. 限于当时的医疗水平难以诊疗。

（三）医疗损害侵权的防范措施

1. 因抢救生命垂危的患者等紧急情况，不能取得患者或者其近亲属意见的，经医疗机构负责人或者授权的负责人批准，可以立即实施相应的医疗措施。

2. 医疗机构及其医务人员应当对患者的隐私保密。

3. 医疗机构及其医务人员应当按照规定填写并妥善保管住院志、医嘱单、检验报告、手术及麻醉记录、病理资料、护理记录、医疗费用等病历资料。患者要求查阅、复制前款规定的病历资料的，医疗机构应当提供。

4. 医疗机构及其医务人员不得违反诊疗规范实施不必要的检查。

5. 医疗机构及其医务人员在执业过程中要严格依照卫生管理的法律法规、部门规章以及诊疗护理常规，做好医患沟通。

三、医疗损害赔偿的范围

《医疗事故处理条例》规定，医疗事故赔偿项目包括医疗费、误工费、住院伙食补助费、陪护费、残疾生活补助费、残疾用具费、丧葬费、被扶养人生活费、交通费、住宿费、精神损害抚慰金。参加医疗事故处理的患者近亲属所需交通费、误工费、住宿费，参照有关规定计算，计算费用的人数不超过 2 人。医疗事故造成患者死亡的，参加丧葬活动的患者的配偶和直系亲属所需交通费、误工费、住宿费，参照有关规定计算，计算费用的人数不超过 2 人。

根据《中华人民共和国民法典》中损害赔偿部分的相关规定，侵害他人造成人身损害的，应当赔偿医疗费、护理费、交通费、营养费、住院伙食补助费等为治疗和康复支出的合理费用，以及因误工减少的收入。造成残疾的，还应当赔偿辅助器具费和残疾赔偿金；造成死亡的，还应当赔偿丧葬费和死亡赔偿金。

因同一侵权行为造成多人死亡的，可以以相同数额确定死亡赔偿金。被侵权人死亡的，其近亲属有权请求侵权人承担侵权责任。被侵权人为组织，该组织分立、合并的，承继权利的组织有权请求侵权人承担侵权责任。被侵权人死亡的，支付被侵权人医疗费、丧葬费等合理费用的人有权请求侵权人赔偿费用，但是侵权人已经支付该费用的除外。侵害他人人身权益造成财产损失的，按照被侵权人因此受到的损失或者侵权人因此获得的利益赔偿；被侵权人因此受到的损失以及侵权人因此获得的利益难以确定，被侵权人和侵权人就赔偿数额协商不一致，向人民法院提起诉讼的，由人民法院根据实际情况确定赔偿数额。

侵害自然人人身权益造成严重精神损害的，被侵权人有权请求精神损害赔偿。因故意或者重大过失侵害自然人具有人身意义的特定物造成严重精神损害的，被侵权人有权请求精神损害赔偿。

我国对医疗事故受害者实行一次性结算经济赔偿原则。经确定为医疗事故的，由医疗机构按照医疗事故等级、造成医疗事故的情节和患者的情况等，给予受害者一次性经济赔偿。由于部分医疗事故的受害者存在后续治疗及其费用问题，法院不能解决尚未发生的损失作出赔偿判决，因此，在处理这部分患者的相关费用时，应综合、客观地予以考虑。

目标检测

答案解析

一、选择题

【A 型题】

1. 我国《医疗事故处理条例》属于（　　）
    A. 卫生行政规章　　　　　　B. 卫生标准　　　　　　C. 卫生法律
    D. 卫生行政法规　　　　　　E. 卫生自治条例

2. 某医院医生为一位 16 岁的少女开抗癫痫药品时，错把一周注射一次写成一日注射一次，结果因剂量过大，导致患者不幸于 10 天死亡。对于该少女的病历资料，下列各项除哪项外被严禁（　　）
    A. 隐匿　　　　　　　　　　B. 涂改　　　　　　　　C. 伪造
    D. 出错　　　　　　　　　　E. 抢夺

3. 医疗机构应患者要求为患者复印或者复制病历资料时，应当有下列谁在场（　　）
    A. 护士　　　　　　　　　　B. 患者　　　　　　　　C. 医生
    D. 医院领导　　　　　　　　E. 无利害关系的第三人

4. 下列说法不正确的是（　　）
    A. 因抢救生命垂危的患者等紧急情况，不能取得患者或者其近亲属意见的，经医疗机构负责人或者授权的负责人批准，可以立即实施相应的医疗措施
    B. 医疗机构及其医务人员应当对患者的隐私保密
    C. 医疗机构及其医务人员应当按照规定填写并妥善保管住院志、医嘱单、检验报告、手术及麻醉记录、病理资料、护理记录、医疗费用等病历资料。患者要求查阅、复制前款规定的病历资料的，医疗机构应当提供
    D. 医疗机构及其医务人员不得违反诊疗规范实施不必要的检查
    E. 实施手术、特殊检查、特殊治疗的，医务人员只需要向患者家属说明医疗风险、替代医疗方案等情况，并取得其书面同意

二、简答题

1. 简述医疗事故的概念和构成要件。
2. 简述医疗事故技术鉴定的工作原则。
3. 简述医疗事故处理的途径。
4. 简述医疗机构可以不承担赔偿责任的情形。

（朱晓卓）

书网融合……

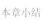

本章小结

题库

附　录

附录一　护士条例

2008年1月31日中华人民共和国国务院令第517号公布，根据2020年3月27日《国务院关于修改和废止部分行政法规的决定》修订。

第一章　总则

第一条　为了维护护士的合法权益，规范护理行为，促进护理事业发展，保障医疗安全和人体健康，制定本条例。

第二条　本条例所称护士，是指经执业注册取得护士执业证书，依照本条例规定从事护理活动，履行保护生命、减轻痛苦、增进健康职责的卫生技术人员。

第三条　护士人格尊严、人身安全不受侵犯。护士依法履行职责，受法律保护。

全社会应当尊重护士。

第四条　国务院有关部门、县级以上地方人民政府及其有关部门以及乡（镇）人民政府应当采取措施，改善护士的工作条件，保障护士待遇，加强护士队伍建设，促进护理事业健康发展。

国务院有关部门和县级以上地方人民政府应当采取措施，鼓励护士到农村、基层医疗卫生机构工作。

第五条　国务院卫生主管部门负责全国的护士监督管理工作。

县级以上地方人民政府卫生主管部门负责本行政区域的护士监督管理工作。

第六条　国务院有关部门对在护理工作中做出杰出贡献的护士，应当授予全国卫生系统先进工作者荣誉称号或者颁发白求恩奖章，受到表彰、奖励的护士享受省部级劳动模范、先进工作者待遇；对长期从事护理工作的护士应当颁发荣誉证书。具体办法由国务院有关部门制定。

县级以上地方人民政府及其有关部门对本行政区域内做出突出贡献的护士，按照省、自治区、直辖市人民政府的有关规定给予表彰、奖励。

第二章　执业注册

第七条　护士执业，应当经执业注册取得护士执业证书。

申请护士执业注册，应当具备下列条件：

（一）具有完全民事行为能力；

（二）在中等职业学校、高等学校完成国务院教育主管部门和国务院卫生主管部门规定的普通全日制3年以上的护理、助产专业课程学习，包括在教学、综合医院完成8个月以上护理临床实习，并取得相应学历证书；

（三）通过国务院卫生主管部门组织的护士执业资格考试；

（四）符合国务院卫生主管部门规定的健康标准。

护士执业注册申请，应当自通过护士执业资格考试之日起3年内提出；逾期提出申请的，除应当具备前款第（一）项、第（二）项和第（四）项规定条件外，还应当在符合国务院卫生主管部门规定条件的医疗卫生机构接受 3 个月临床护理培训并考核合格。

护士执业资格考试办法由国务院卫生主管部门会同国务院人事部门制定。

第八条 申请护士执业注册的，应当向拟执业地省、自治区、直辖市人民政府卫生主管部门提出申请。收到申请的卫生主管部门应当自收到申请之日起 20 个工作日内做出决定，对具备本条例规定条件的，准予注册，并发给护士执业证书；对不具备本条例规定条件的，不予注册，并书面说明理由。

护士执业注册有效期为 5 年。

第九条 护士在其执业注册有效期内变更执业地点的，应当向拟执业地省、自治区、直辖市人民政府卫生主管部门报告。收到报告的卫生主管部门应当自收到报告之日起 7 个工作日内为其办理变更手续。护士跨省、自治区、直辖市变更执业地点的，收到报告的卫生主管部门还应当向其原执业地省、自治区、直辖市人民政府卫生主管部门通报。

第十条 护士执业注册有效期届满需要继续执业的，应当在护士执业注册有效期届满前 30 日向执业地省、自治区、直辖市人民政府卫生主管部门申请延续注册。收到申请的卫生主管部门对具备本条例规定条件的，准予延续，延续执业注册有效期为 5 年；对不具备本条例规定条件的，不予延续，并书面说明理由。

护士有行政许可法规定的应当予以注销执业注册情形的，原注册部门应当依照行政许可法的规定注销其执业注册。

第十一条 县级以上地方人民政府卫生主管部门应当建立本行政区域的护士执业良好记录和不良记录，并将该记录记入护士执业信息系统。

护士执业良好记录包括护士受到的表彰、奖励以及完成政府指令性任务的情况等内容。护士执业不良记录包括护士因违反本条例以及其他卫生管理法律、法规、规章或者诊疗技术规范的规定受到行政处罚、处分的情况等内容。

第三章　权利和义务

第十二条 护士执业，有按照国家有关规定获取工资报酬、享受福利待遇、参加社会保险的权利。任何单位或者个人不得克扣护士工资，降低或者取消护士福利等待遇。

第十三条 护士执业，有获得与其所从事的护理工作相适应的卫生防护、医疗保健服务的权利。从事直接接触有毒有害物质、有感染传染病危险工作的护士，有依照有关法律、行政法规的规定接受职业健康监护的权利；患职业病的，有依照有关法律、行政法规的规定获得赔偿的权利。

第十四条 护士有按照国家有关规定获得与本人业务能力和学术水平相应的专业技术职务、职称的权利；有参加专业培训、从事学术研究和交流、参加行业协会和专业学术团体的权利。

第十五条 护士有获得疾病诊疗、护理相关信息的权利和其他与履行护理职责相关的权利，可以对医疗卫生机构和卫生主管部门的工作提出意见和建议。

第十六条 护士执业，应当遵守法律、法规、规章和诊疗技术规范的规定。

第十七条 护士在执业活动中，发现患者病情危急，应当立即通知医师；在紧急情况下为抢救垂危患者生命，应当先行实施必要的紧急救护。

护士发现医嘱违反法律、法规、规章或者诊疗技术规范规定的，应当及时向开具医嘱的医师提出；必要时，应当向该医师所在科室的负责人或者医疗卫生机构负责医疗服务管理的人员报告。

第十八条 护士应当尊重、关心、爱护患者，保护患者的隐私。

第十九条 护士有义务参与公共卫生和疾病预防控制工作。发生自然灾害、公共卫生事件等严重威胁公众生命健康的突发事件，护士应当服从县级以上人民政府卫生主管部门或者所在医疗卫生机构的安排，参加医疗救护。

第四章 医疗卫生机构的职责

第二十条 医疗卫生机构配备护士的数量不得低于国务院卫生主管部门规定的护士配备标准。

第二十一条 医疗卫生机构不得允许下列人员在本机构从事诊疗技术规范规定的护理活动：

（一）未取得护士执业证书的人员；

（二）未依照本条例第九条的规定办理执业地点变更手续的护士；

（三）护士执业注册有效期届满未延续执业注册的护士。

在教学、综合医院进行护理临床实习的人员应当在护士指导下开展有关工作。

第二十二条 医疗卫生机构应当为护士提供卫生防护用品，并采取有效的卫生防护措施和医疗保健措施。

第二十三条 医疗卫生机构应当执行国家有关工资、福利待遇等规定，按照国家有关规定为在本机构从事护理工作的护士足额缴纳社会保险费，保障护士的合法权益。

对在艰苦边远地区工作，或者从事直接接触有毒有害物质、有感染传染病危险工作的护士，所在医疗卫生机构应当按照国家有关规定给予津贴。

第二十四条 医疗卫生机构应当制定、实施本机构护士在职培训计划，并保证护士接受培训。

护士培训应当注重新知识、新技术的应用；根据临床专科护理发展和专科护理岗位的需要，开展对护士的专科护理培训。

第二十五条 医疗卫生机构应当按照国务院卫生主管部门的规定，设置专门机构或者配备专（兼）职人员负责护理管理工作。

第二十六条 医疗卫生机构应当建立护士岗位责任制并进行监督检查。

护士因不履行职责或者违反职业道德受到投诉的，其所在医疗卫生机构应当进行调查。经查证属实的，医疗卫生机构应当对护士做出处理，并将调查处理情况告知投诉人。

第五章 法律责任

第二十七条 卫生主管部门的工作人员未依照本条例规定履行职责，在护士监督管理工作中滥用职权、徇私舞弊，或者有其他失职、渎职行为的，依法给予处分；构成犯罪的，依法追究刑事责任。

第二十八条 医疗卫生机构有下列情形之一的，由县级以上地方人民政府卫生主管部门依据职责分工责令限期改正，给予警告；逾期不改正的，根据国务院卫生主管部门规定的护士配备标准和在医疗卫生机构合法执业的护士数量核减其诊疗科目，或者暂停其6个月以上1年以下执业活动；国家举办的医疗卫生机构有下列情形之一、情节严重的，还应当对负有责任的主管人员和其他直接责任人员依法给予处分：

（一）违反本条例规定，护士的配备数量低于国务院卫生主管部门规定的护士配备标准的；

（二）允许未取得护士执业证书的人员或者允许未依照本条例规定办理执业地点变更手续、延续执业注册有效期的护士在本机构从事诊疗技术规范规定的护理活动的。

第二十九条 医疗卫生机构有下列情形之一的，依照有关法律、行政法规的规定给予处罚；国家举办的医疗卫生机构有下列情形之一、情节严重的，还应当对负有责任的主管人员和其他直接责任人员依法给予处分：

（一）未执行国家有关工资、福利待遇等规定的；

（二）对在本机构从事护理工作的护士，未按照国家有关规定足额缴纳社会保险费用的；

（三）未为护士提供卫生防护用品，或者未采取有效的卫生防护措施、医疗保健措施的；

（四）对在艰苦边远地区工作，或者从事直接接触有毒有害物质、有感染传染病危险工作的护士，未按照国家有关规定给予津贴的。

第三十条 医疗卫生机构有下列情形之一的，由县级以上地方人民政府卫生主管部门依据职责分工责令限期改正，给予警告：

（一）未制定、实施本机构护士在职培训计划或者未保证护士接受培训的；

（二）未依照本条例规定履行护士管理职责的。

第三十一条 护士在执业活动中有下列情形之一的，由县级以上地方人民政府卫生主管部门依据职责分工责令改正，给予警告；情节严重的，暂停其 6 个月以上 1 年以下执业活动，直至由原发证部门吊销其护士执业证书：

（一）发现患者病情危急未立即通知医师的；

（二）发现医嘱违反法律、法规、规章或者诊疗技术规范的规定，未依照本条例第十七条的规定提出或者报告的；

（三）泄露患者隐私的；

（四）发生自然灾害、公共卫生事件等严重威胁公众生命健康的突发事件，不服从安排参加医疗救护的。

护士在执业活动中造成医疗事故的，依照医疗事故处理的有关规定承担法律责任。

第三十二条 护士被吊销执业证书的，自执业证书被吊销之日起 2 年内不得申请执业注册。

第三十三条 扰乱医疗秩序，阻碍护士依法开展执业活动，侮辱、威胁、殴打护士，或者有其他侵犯护士合法权益行为的，由公安机关依照治安管理处罚法的规定给予处罚；构成犯罪的，依法追究刑事责任。

第六章 附则

第三十四条 本条例施行前按照国家有关规定已经取得护士执业证书或者护理专业技术职称、从事护理活动的人员，经执业地省、自治区、直辖市人民政府卫生主管部门审核合格，换领护士执业证书。

本条例施行前，尚未达到护士配备标准的医疗卫生机构，应当按照国务院卫生主管部门规定的实施步骤，自本条例施行之日起 3 年内达到护士配备标准。

第三十五条 本条例自 2008 年 5 月 12 日起施行。

附录二　护士守则

2008 年 5 月 12 日中华护理学会组织制定

第一条 护士应当奉行救死扶伤的人道主义精神，履行保护生命、减轻痛苦、增进健康的专业职责。

第二条 护士应当对患者一视同仁，尊重患者，维护患者的健康权益。

第三条 护士应当为患者提供医学照顾，协助完成诊疗计划，开展健康指导，提供心理支持。

第四条 护士应当履行岗位职责，工作严谨、慎独，对个人的护理判断及执业行为负责。

第五条 护士应当关心、爱护患者，保护患者的隐私。

第六条 护士发现患者的生命安全受到威胁时，应当积极采取保护措施。

第七条　护士应当积极参与公共卫生和健康促进活动，参与突发事件时的医疗救护。

第八条　护士应当加强学习，提高执业能力，适应医学科学和护理专业的发展。

第九条　护士应当积极加入护理专业团体，参与促进护理专业发展的活动。

第十条　护士应当与其他医务工作者建立良好关系，密切配合、团结协作。

参考文献

[1] 张绍翼，王秀红. 护理伦理与法规 [M]. 北京：中国医药科技出版社，2013.

[2] 尹梅. 护理伦理学 [M]. 北京：人民卫生出版社，2009.

[3] 曹志平. 护理伦理学 [M]. 2 版. 北京：人民卫生出版社，2011.

[4] 秦敬民. 医学伦理学 [M]. 北京：人民卫生出版社，2009.

[5] 姜小鹰. 护理伦理学 [M]. 北京：人民卫生出版社，2007.

[6] 田荣荣. 医学伦理学 [M]. 北京：人民卫生出版社，2004.

[7] 何登极. 医学伦理学 [M]. 四川：四川科技出版社，1998.

[8] 何宪平. 护理伦理学 [M]. 北京：高等教育出版社，2007.

[9] 杜惠群. 护理伦理学 [M]. 北京：中国协和医科大学出版社，2003.

[10] 丛亚丽. 护理伦理学 [M]. 北京：北京大学医学出版社，2008.

[11] 瞿晓敏. 护理伦理学 [M]. 上海：复旦大学出版社，2007.

[12] 王卫红. 护理伦理学 [M]. 北京：清华大学出版社，2006.

[13] 赵增福. 医学伦理学 [M]. 北京：高等教育出版社，2007.

[14] 王锦蓉. 临床护理典型案例分析研究 [M]. 甘肃：甘肃科学技术出版社，2010.

[15] 冯泽永. 医学伦理学 [M]. 3 版. 北京：科学出版社，2012.

[16] 雷良荣，张金梅. 社区伦理学 [M]. 2 版. 西安：第四军医大学出版社，2012.

[17] 张家忠. 护理伦理学 [M]. 江苏：江苏科学技术出版社，2012.

[18] 朱启华. 护理伦理学 [M]. 北京：人民军医出版社，2011.

[19] 李中琳. 医学伦理学 [M]. 郑州：郑州大学出版社，2012.

[20] 丘祥兴. 医学伦理学 [M]. 北京：人民卫生出版社，2013.

[21] 王明旭，赵明杰. 医学伦理学 [M]. 5 版. 北京：人民卫生出版社，2018.

[22] 陈秋云. 护理伦理与法规 [M]. 北京：中国医药科技出版社，2015.

[23] 马国平、何求. 护理学导论 [M]. 北京：人民卫生出版社，2016.

[24] 达庆东、曹文妹、田侃. 卫生法学纲要 [M]. 3 版. 上海：复旦大学出版社，2004.

[25] 朱晓卓. 卫生法律实务 [M]. 南京：东南大学出版社，2013.

[26] 张新庆，刘奇. 护理伦理学 [M]. 5 版. 北京：中国协和医科大学出版社，2022.

[27] 牛经纬，田华. 护理伦理与法律法规 [M]. 北京：人民卫生出版社，2022.